MICHELLE KELLY

DAS BISSCHEN *Mord*

KRIMINALROMAN

Aus de

Ul

atb aufbau taschenbuch

Die Originalausgabe unter dem Titel
Murder at the Yoga Café
erschien 2017 bei Minotaur Books, New York.

MIX
Papier aus verantwortungsvollen Quellen
FSC® C083411
www.fsc.org

ISBN 978-3-7466-3377-0

Aufbau Taschenbuch ist eine Marke
der Aufbau Verlag GmbH & Co. KG

1. Auflage 2017

Umschlaggestaltung © U1berlin, Patrizia Di Stefano
unter Verwendung mehrerer Motive von iStockphoto
Gesetzt aus der Whitman durch Greiner & Reichel, Köln
Druck und Binden CPI books GmbH, Leck, Germany
Printed in Germany

www.aufbau-verlag.de

Für Alfie,
mein kleines Wunder

Danksagungen

Allen, die dazu beigetragen haben, die Idee zu Keeleys Geschichte in die Wirklichkeit umzusetzen: Isabel Atherton von Creative Authors, Anne Brewer und Jennifer Letwack bei Thomas Dunne Books, und all denen, die mir während des Schreibens mit Tassen Kaffee und Worten der Ermutigung geholfen haben, ein ganz aufrichtiges Dankeschön.

Kapitel 1

Erdbeeren und Mitgefühl. Keeley hatte festgestellt, dass die gut zusammenpassen.

Keeley reichte eine Schale besagter Erdbeeren mit Sahne auf pflanzlicher Basis über die Theke und lächelte ihren Kunden mit dem erforderlichen Mitgefühl an. Duane war in den letzten Wochen zum Stammgast im Yoga-Café geworden, weil er seit seinem jüngsten Herzschmerz nicht mehr so recht wusste, wohin mit sich.

»Ich kann einfach nicht glauben, dass sie mich für *den* verlassen hat«, sagte er gerade etwa zum zwanzigsten Mal an diesem Morgen. Keeley warf ihm ein höfliches, inzwischen nicht mehr ganz so mitfühlendes Lächeln zu. Duane schien der Einzige in ganz Belfrey zu sein, der nicht begriffen hatte, was für eine Goldgräbermentalität seine inzwischen Ex-Freundin Raquel Philips besaß. Glamourös, verzogen, dazu noch Keeleys Nemesis aus der Oberschule, hatte Raquel schon immer einen wachen Blick für ältere Herren mit Geld gehabt. Als sie kürzlich Duane nach ein paar Monaten verlassen hatte, um sich dem Bürgermeister zuzuwenden, fand Keeley folglich, dass das ein für sie ganz typisches Verhalten war.

Duane, dem attraktiven Fitnesslehrer, machte jedoch Raquels Entscheidung eindeutig schwer zu schaffen. Keeley konnte den Grund verstehen. Duane war sich seines guten Aussehens und seines gestählten Körpers mehr als bewusst und neigte zu der Annahme, dass alle Frauen seiner näheren Umgebung nur auf ihn warteten. Keeley hatte ihm vor seinem Verhältnis mit Raquel selbst schon einen Korb gegeben, konnte sich also gut vorstellen, welchen Schlag Duanes Ego nun erlitten hatte.

Trotzdem war Keeley, nachdem sie wochenlang nichts anderes gehört hatte, dieses Thema allmählich ein wenig leid. Sie versuchte, interessiert zu schauen, als Duane sich mit seinen Erdbeeren an einen Tisch setzte und gleich wieder zu einem Monolog über seine verlorene Liebe anhob. Keeley schaute zur Tür, betete um einen plötzlichen Ansturm von Kunden, eine Ausrede, einfach nicht mehr hinzuhören. Dann bekam sie Gewissensbisse. Sie hatte schließlich gut reden. Ihre noch ganz neue Beziehung zu Detective Constable Ben Taylor ließ sich gut an. Mehr als gut. Tatsächlich hatte Keeley manchmal das Bedürfnis, sich zu kneifen, weil es ihr noch wie ein Traum vorkam, dass ein Mann wie Ben sie nicht nur wollte, sondern sogar behandelte, als wäre sie die einzige Frau auf der Welt. Ganz zu schweigen davon, dass sie in der Oberschule total für Ben geschwärmt hatte und er ihr damals unerreichbar erschienen war. Wenige Monate, nachdem Keeley nach zehnjähriger Abwesenheit wieder nach Belfrey gezogen war, um ihren Traum zu verwirklichen und den alten Fleischerladen ihres Vaters in ein vegetarisches Café zu verwandeln, hatten sie und Ben endlich zusammengefunden. Keeleys Ankunft in Belfrey war mit einem schrecklichen Mord zusammengefallen, und völlig unerwartet hatte sie im Zentrum des Geschehens gestanden.

Noch dazu als Verdächtige. Ihr Wiedersehen mit dem Gegenstand ihrer Teenager-Schwärmerei war eher eine Befragung über ihren Aufenthalt zur Tatzeit gewesen als ein Wiederaufflammen alter Begierden. Und doch musste sie dann irgendwann feststellen, dass sie sich wieder über beide Ohren in Ben Taylor verliebt hatte, der damals der bestaussehende Junge der Schule und heute, zumindest ihrer bescheidenen Meinung nach, der bestaussehende Mann der Stadt war.

Nicht dass es allein sein Aussehen war, das sie anzog. Wenn sie nur einen hübschen Typen hätte haben wollen, wäre sie wahrscheinlich bei Duane gelandet und hätte ihn damit vor seinem gegenwärtigen Herzschmerz bewahrt, den ihm die wunderschöne, aber ebenso bösartige Raquel verursacht hatte. Wenn überhaupt, dann hatten Bens wie gemeißelt aussehende Wangenknochen, sein voller Mund, seine mühelose körperliche Stärke Keeley eher abgeschreckt. Ihre erste unglückliche Liebe hatte ihr das Herz gebrochen, so dass sie nun zögerte, noch einmal einem Mann mit so offensichtlichen Reizen Vertrauen zu schenken. Nein, was sie überzeugt hatte, waren Bens Mut, seine Loyalität und Anständigkeit gewesen. Dafür, dachte sie, konnte man in Kauf nehmen, dass er ab und zu ein bisschen knurrig war und dazu neigte, zwei verschiedene Socken zu tragen.

Keeley konnte es sich also leisten, ein wenig mehr Geduld mit dem armen Duane zu haben. Sie atmete lange und tief ein, versuchte, Mitgefühl in sich heraufzubeschwören, schenkte sich eine Tasse Pfefferminztee ein und setzte sich Duane gegenüber an den Tisch.

»Ich fand, dass wir perfekt zueinander passten«, sagte der gerade und schob seine Erdbeeren mit dem Löffel in der Schale herum. »Ich hatte echt tolle Pläne für ihr Bistro, weißt du? Wir haben sogar daran gedacht, die Speisekarte umzustellen, gesünderes Essen anzubieten, sogar vegetarische Speisen …« Duane unterbrach sich mitten im Satz, nachdem ihn Keeley, deren Mitgefühl rasch dahinschmolz, mit hochgezogenen Augenbrauen angeschaut hatte. Raquel war die Besitzerin des Bistros um die Ecke, gleich beim Busbahnhof, und hatte aus ihren Gefühlen darüber, dass Keeley ein neues Café so nahe bei ihrem eröffnete, keinen Hehl gemacht. Trotz Keeleys Einwand, dass sie doch sehr unterschiedliche Geschmacksrichtungen ansprechen wollten, weil das Bistro eher traditionelle englische Landküche anbot, hatte Raquel sie weiterhin als Rivalin betrachtet. Dass sie darüber hinaus ein Auge auf Ben geworfen hatte, half wahrscheinlich auch nicht gerade; in ihren weniger freundlichen Augenblicken hatte Keeley sich oft gedacht, dass Raquel sich zunächst nur auf Duane eingelassen hatte, weil sie irrigerweise glaubte, damit könne sie Keeley ärgern. Nun war Keeley doch ein bisschen verletzt, weil Duane tatsächlich vorgehabt hatte, mit Raquel zusammen eine Speisekarte zu planen, die ihrer sicherlich Konkurrenz machen sollte. Obwohl Keeley ihm einen Korb gegeben hatte, hatte sie angenommen, dass Duane ihr Freund war, zumal er ihr dazu verholfen hatte, im Freizeitzentrum von Belfrey Yoga-Kurse anzubieten. Außerdem hatte sie sich mit Duanes Cousine Megan sehr angefreundet, die vor Ort einen New-Age-Laden betrieb.

»Verstehe«, sagte Keeley knapp. Duane hatte zumindest den Anstand, beschämt dreinzuschauen.

»Sie war ziemlich neidisch auf deinen Erfolg, weißt du. Sie hat immer gesagt, ein vegetarisches Café in dieser Gegend sei eine blödsinnige Idee; und als sie dann gesehen hat, dass du so prima ankamst, da wollte sie einfach ihr Bistro ein bisschen erweitern.«

»Verstehe«, wiederholte Keeley. Duane verstummte, zweifellos, weil er begriffen hatte, dass er mit seinen Beschwichtigungsversuchen die Sache nur noch schlimmer machte. Trotzdem sollte sie sich eigentlich geschmeichelt fühlen. Viele Leute am Ort hatten deutliche Zweifel geäußert, ob es klug wäre, in einem traditionellen Bauernort ein vegetarisches Café zu eröffnen, noch dazu ausgerechnet im alten Fleischerladen ihres Vaters. Aber die ersten paar Monate hatten bewiesen, dass das Café zwar kein Bombenerfolg, aber auch keine Bauchlandung war. Keeley machte bereits bescheidene Gewinne, und im heutigen Wirtschaftsklima für kleine Unternehmen war das mehr, als sie sich erhofft hatte. Wichtiger noch als die Finanzen war für sie, dass das Café sich rasch zu dem Ort entwickelte, wo man in Belfrey hinging, wenn einem der Sinn nach frischem Essen und freundlichen Gesichtern stand. Keeleys Pläne, in der Wohnung über dem Laden Yoga-Kurse anzubieten, waren bisher noch dadurch behindert, dass sie nach den makabren Ereignissen in dem von ihr angemieteten Rose Cottage im Frühling selbst in die Wohnung ziehen musste. Aber all ihre Träume für das Yoga-Café waren Wirklichkeit geworden. Selbst ihre Mutter würde keinen Grund zu Beschwerden haben.

Keeley dachte an ihre Mutter und verzog das Gesicht, änderte in dem Punkt noch einmal ihre Meinung. Denn Darla Carpenter fand immer etwas, über das sie sich beschweren konnte, besonders wenn es etwas mit ihrer Tochter zu tun hatte. Tatsächlich war die einzige dunkle Wolke an Keeleys Himmel der bevorstehende Besuch ihrer Mutter. Die Erinnerung daran ließ allen Ärger über Raquel oder Duane verblassen. Verglichen mit Darla war Raquel beinahe freundlich, selbst wenn Darla ausnahmsweise mal einen ihrer netteren Tage hatte.

In Wahrheit hatte sich Keeley nie gut genug für ihre ultrakritische und stets makellos gepflegte Mutter gefühlt. Keeley war ein übergewichtiges, schüchternes Kind gewesen und hatte stets die Enttäuschung in Darlas Augen gesehen, wenn die ihre Tochter anschaute. Obwohl die anbetende Liebe ihres Vaters den Mangel an mütterlicher Wärme wettgemacht hatte, hatte sein Tod vor zehn Jahren Mutter und Tochter nur noch weiter voneinander entfernt. Nach einer schmerzlichen Liebesgeschichte war Keeley nach Indien und dann Amerika aufgebrochen. Sie war als erfolgreiche Yoga-Lehrerin zurückgekehrt, sonnengebräunt und schlank, aber ihre Mutter vermittelte ihr immer noch im Handumdrehen das Gefühl, wieder ein molliger Teenager zu sein. Obwohl sie wusste, dass es ein unrealistischer Traum war, Lob von ihrer Mutter zu erwarten, hoffte sie doch, dass Darla davon beeindruckt sein würde, was sie aus dem Laden ihres Vaters gemacht hatte. Keeley schaute sich im Raum um und gestattete sich ein wenig Besitzerstolz. Der Linoleumfußboden und die große Fleischtheke waren verschwunden, ebenso wie der schreckliche Geruch nach frischem Schweinefleisch. Stattdessen waren da nun helle Holzdielen, dazu passende Tische und Stühle, eine kleine Theke, bunte Vorhänge, die mit den Bildern an den Wänden harmonierten, die zumeist Bilder von Früchten in hellen, frischen Farben waren, die beinahe aussahen, als könne man sie essen. In der hinteren Ecke standen eine Salatbar und eine Maschine zum Zubereiten von Smoothies. In den

Fenstern und auf den Tischen prangten frische Blumen. Das Yoga-Café sollte nicht nur etwas für den Geschmackssinn, sondern auch für das Auge bieten, und Keeley glaubte, dass sie dieses Ziel erreicht hatte. Einfach war es nicht gewesen, denn als sie in Belfrey ankam, war das Ladengeschäft nach einem Brand vom Rauch schwer mitgenommen und zudem mit Tatortband der Polizei abgesperrt, weil man wegen Brandstiftung und einem schaurigen Mord ermittelte.

Wenn sie erwartet hatte, das Leben auf dem Land würde ruhig werden, dann waren jedenfalls die ersten paar Monate alles andere als das gewesen. Inzwischen hatten aber ihre Tage einen angenehmen Rhythmus bekommen. Sie hatte zwar jede Menge zu tun, doch die Arbeit war sehr befriedigend. Ihre Tage waren angefüllt mit dem Café, den Yoga-Kursen, Ben und ihren Freunden.

Die Glocke an der Tür bimmelte. Keeley blickte auf und sah eine ihrer Freundinnen mit fliegenden Dreadlocks hereinkommen. Megan grinste ihr entgegen und eilte zu ihr, um sie in eine nach Patschuli duftende Umarmung zu schließen. Keeley drückte ihre Freundin genauso herzlich an sich, schaute ihr dann über die Schulter und auf die beiden Leute, die mit ihr gekommen waren. Eine junge Frau mit rosa Stachelhaaren und tätowierten Sternchen auf einer Wange hing am Arm eines Mannes, der es in puncto blendendes und gesundes Aussehen locker mit Duane aufnehmen konnte. Er lächelte Keeley an, und die Frau rückte sofort näher an ihn heran, als wolle sie Keeley warnen. Die schaute Megan mit hochgezogener Augenbraue an.

»Keeley, das sind Suzy und Christian. Sie wohnen während des Kunstfestivals bei mir. Ich wollte dich da auch noch um einen Gefallen bitten.« Megan schaute sie mit weit aufgerissenen, hoffnungsvollen Augen an, und Keeley musste sich ein Lächeln verkneifen. Sosehr sie Megan mochte, so waren doch einige ihrer Ansichten und einige ihrer Freunde, gelinde gesagt, ein bisschen schräg. Keeley hatte nie vergessen, wie sie einmal ins Café gekommen war und auf dem Hinterhof Megan und ein paar ihrer New-Age-Freunde angetroffen hatte, die versuchten, das Café »von negativer Energie« zu reinigen. Der »kleine Gefallen«, den Megan erwähnte, bestand vielleicht darin, dass sie das Café für eine Séance nutzen oder Keeley dazu überreden wollte, an einem Wünschelrutengang teilzunehmen.

»Du weißt doch, dass es beim Festival gewöhnlich einen Kunstspaziergang gibt. Daran beteiligen sich viele Einwohner, die den Künstlern ihre Häuser öffnen, so dass die dort ihre Werke präsentieren können? Wir dachten, es wäre eine gute Idee, auch ein paar von den Geschäften in der Stadt mit einzubeziehen. Und da habe ich überlegt, ob du nicht einige von Suzys Arbeiten hier zeigen möchtest?«

Keeley schaute zu Suzy, deren Gesichtsausdruck man nur als feindselig bezeichnen konnte. Sie war schwer in Versuchung, nein zu sagen; irgendwas an dieser Frau mit den stacheligen pinken Haaren ging ihr auf die Nerven. Doch dann hatte sie sofort Gewissensbisse, weil sie so wenig hilfreich war. Außerdem wurde das Kunstfestival von Belfrey schon seit Jahren immer an dem langen Augustwochenende mit dem Bankfeiertag abgehalten, und es brachte viele Besucher von außerhalb in die Stadt. Wenn sie das Café aufmachte und einige von Suzys Arbeiten zeigen würde, dann konnte ihr das eine Menge Kundschaft bringen, und sie hatte ja bisher keine Pläne für dieses lange Wochenende. Ben musste, wie immer, arbeiten. Als der einzige Kriminalbeamte in Belfry und den drei Städtchen der Umgebung hatte er sehr viel mehr zu tun, als man bei einem Kleinstadtpolizisten erwarten würde. Und außerdem war er auf eine Beförderung zum Detective Sergeant aus.

Keeley öffnete gerade den Mund, um zu sagen, sie wolle darüber nachdenken, als Megans nächste Worte ihr die Entscheidung abnahmen.

»Christian zeigt seine Sachen schon bei Raquel, das Bistro wird also auch geöffnet haben.«

Keeley schaute Megan mit verkniffenem Mund an. Die hatte ein spitzbübisches Funkeln in den Augen. Normalerweise versuchte Keeley ihr Möglichstes, um die Rivalität zwischen Raquel und sich nicht zu verstärken, weil sie glaubte, dass auf der High Street für sie beide Platz war. Aber Duanes Bericht über Raquels Pläne, auch eine vegetarische Speisekarte anzubieten, hatte in ihr einen Funken Kampfgeist entfacht.

»Okay, klar, das mache ich gern.« Megan und Christian strahlten sie an, während Suzy ihr nur ein mürrisches Lächeln schenkte, das, dachte Keeley bei sich, eher zu einer Dreizehnjährigen als zu einer erwachsenen Frau passte. Trotzdem versuchte sie, freundlich zu sein. Vielleicht war Suzy einfach nur verlegen, wenn sie neue Leute kennenlernte.

»Was für eine Art von Kunst machst du?«, fragte sie höflich, nachdem sie zu spät begriffen hatte, dass sie sich bereiterklärt hatte, die Arbeiten dieser Frau auszustellen, ehe sie sich auch nur erkundigt hatte, um was es sich handelte.

»Ich arbeite in Acryl«, antwortete Suzy und reckte das Kinn vor. Ihre dunklen Augen hatten eine Intensität, die ihre schrillen Haare und die bonbonfarben tätowierten

Sterne noch betonte. Unter ihrem schrägen Aussehen war Suzy, bemerkte Keeley, atemberaubend schön, sie hatte perfekte Gesichtszüge und einen Schmollmund. Genauso attraktiv wie Christian, obwohl er mit seiner gebräunten Haut und dem leicht wuscheligen hellbraunen Haar ein wenig kerniger aussah. Beide hatten dieselben vollen Lippen und hohen Wangenknochen, und Keeley fragte sich, ob sie vielleicht Geschwister waren und kein Paar.

»Christian arbeitet in Kohle. Wir haben uns an der Kunsthochschule kennengelernt«, teilte ihr Suzy mit, ehe sie auch noch ihren anderen Arm um Christians Oberkörper schlang, der nun ein wenig peinlich berührt dreinschaute. Also eindeutig ein Paar.

»Du kennst Raquel?«, meldete sich nun Duane, der errötete, als sich ihm vier verblüffte Gesichter zuwandten. »Du hast gesagt, dass du deine Arbeiten im Bistro ausstellst«, erklärte er.

»Nein, ich bin nur kurz vorbeigegangen, habe ihr von meinen Bildern erzählt, und sie hat angeboten, die auszustellen. Sie scheint sehr nett zu sein«, antwortete Christian und erntete dafür böse Blicke von Suzy und Duane. Keeley zog eine Augenbraue in die Höhe und schaute Megan an, die mit einem Schulterzucken antwortete. Sie konnte sich gut vorstellen, dass Raquel sich begeistert auf den gutaussehenden jungen Künstler gestürzt hatte; vielleicht klammerte sich Suzy jetzt deswegen an ihn, als wäre er ihr Rettungsring. Keeley konnte sich des Gedankens nicht erwehren, dass die beiden ein seltsames Paar waren: Suzy mit ihrem pinken Haar, ihren Tätowierungen und ihren zerrissenen Jeans war das totale Kontrastprogramm zu Christians ungekünstelter Attraktivität und sportlichem Körper, den

Blue Jeans und dem schlichten weißen T-Shirt, das seine Sonnenbräune noch betonte. Es war eine natürlich wirkende Bräune und nicht das Sonnenbank-Orange, das Duane oft hatte. Im Gegensatz dazu war Suzy porzellanblass. Auf den ersten Blick schienen auch ihre Persönlichkeiten kaum zueinander zu passen. Christian machte einen warmherzigen und unkomplizierten Eindruck, während Suzy, vorsichtig formuliert, ziemlich anspruchsvoll zu sein schien.

Keeley tadelte sich dafür, dass sie so voreingenommen war, und schenkte der rosahaarigen Künstlerin ein freundliches Lächeln, das aber nur mit einem noch grimmigeren Blick erwidert wurde.

»Ist wohl ’ne Freundin von dir, was?«, blaffte Suzy. »Diese Frau im Bistro?«

Keeley zögerte. »Eher eine Bekannte«, sagte sie und überhörte Megans kaum unterdrücktes Prusten. Ihre Freundin und Raquel konnten einander nicht ausstehen; und Megan hatte aus ihrem Missfallen über die Beziehung zwischen Raquel und Duane keinen Hehl gemacht, obwohl Keeley gefunden hatte, dass die beiden gut zueinander passten.

»Sie war meine Freundin«, sagte Duane in leidvollem Ton. Megan schaute Keeley an und verdrehte die Augen. Suzy blickte jedoch zu ihm hin, den Kopf leicht schräg gelegt, die Augen zusammengekniffen. Sie sieht aus wie ein Greifvogel, der gleich zuschlagen wird, dachte Keeley.

»War?«

»Suzy«, mahnte Christian, aber Duane beantwortete diese Frage nur zu gern.

»Ja, sie hat mich verlassen. Alles habe ich ihr gegeben. Ich habe wirklich geglaubt, wir hätten eine Zukunft, weißt du? Wir hatten Pläne, auch für ihr Bistro …« Er bemerkte Keeleys Blick und schaute schuldbewusst weg. »… und gemeinsame Ziele, weißt du. Dann hat sie das alles weggeworfen, für einen alten Mann.« Bei den letzten Worten verzog er das Gesicht, und seine Stimme hatte einen bitteren Unterton, den Keeley bei ihm noch nie gehört hatte. Vielleicht sollten sie und Megan Duanes Herzschmerz nicht so leichthin abtun, überlegte Keeley mit einem Anflug von Mitgefühl. Er schien mehr zu leiden, als sie wahrgenommen hatte.

»Das ist hart, Mann«, erwiderte Christian, befreite sich von Suzys Klammergriff und nahm auf dem Stuhl Duane gegenüber Platz. Keeley war froh, dass Duane nun einen Gesprächspartner hatte, und wandte sich wieder Suzy und Megan zu.

»Also, wie viele Gemälde möchtest du hier zeigen, Suzy?«

Suzy spitzte die Lippen und schaute sich kritisch im Raum um. Was Keeley sofort an ihre Mutter erinnerte.

»Viel Platz ist ja nicht«, sagte die Künstlerin, »aber ich könnte ein paar von den kleineren Sachen an die Wände hängen, denke ich. Und ich würde gern eine größere Arbeit für das Fenster machen. Die würde ich erst am Tag des Festivals enthüllen.«

»Das klingt interessant. Was wäre das Thema?« Keeley hoffte, dass sie das richtige Wort gewählt hatte; sie hatte nicht viel Ahnung von Kunst. Suzy schaute sie an und blinzelte langsam.

»Na, das weiß ich doch jetzt noch nicht«, erwiderte sie in einem seltsamen Singsang. »Kommt drauf an, wohin mich die Muse entführt.«

»Aha«, meinte Keeley. Sie blickte Megan verdattert an, aber ihre Freundin nickte begeistert.

»Du solltest dir von mir ein Kristall holen«, sagte Megan. »Es gibt jede Menge Kristalle, die Kreativität und Inspiration fördern.«

Keeley entschuldigte sich, ging hinter die Theke und begann, daran herumzuwischen, obwohl sie schon sauber glänzte. Sosehr sie Megan mochte, so fehlte ihr doch manchmal das Verständnis für einige Ansichten ihrer Freundin. Andererseits, überlegte sie, hatten wohl viele Einwohner von Belfrey, vor allem die älteren, ähnlich über Yoga und vegetarische Ernährung gedacht.

»Sollen wir gleich was essen, wenn wir schon mal hier sind?«, fragte Christian Suzy, die gelangweilt mit den Schultern zuckte.

»Oh, das solltet ihr unbedingt!«, rief Megan und reichte Suzy die Speisekarte. »Keeleys Eiskrem-Smoothies sind köstlich, und sie hat einen wunderbaren Sommereintopf auf der Karte, wenn ihr was Sättigendes wollt.«

Keeley musste über die spontane Werberede ihrer Freundin lächeln, obwohl Suzy es tatsächlich schaffte, ihr feines Näschen noch mehr zu rümpfen.

»Ich nehme nur einen Kräutertee, bitte. Wir haben keinen Hunger.«

»Eigentlich«, wandte Christian ein, schenkte Keeley ein freundliches Lächeln und ignorierte Suzys bösen Blick, »würde ich sehr gern deinen Sommereintopf probieren. Was ist alles drin?«

»Oh, eine Mischung verschiedener Gemüse, hauptsächlich Kürbis und Zucchini, gewürzt mit Basilikum, Oregano und Knoblauch«, sagte Keeley mit einigem Stolz. Sie hatte das Gericht vor einem Monat auf die Speisekarte gesetzt, und es kam gut an.

»Das klingt lecker, das probiere ich mal«, sagte Christian und warf Keeley noch ein freundliches Lächeln zu. Wenn sie nicht mit Ben zusammen wäre, so hätte sie sich zu diesem jungen Mann gewiss hingezogen gefühlt. Sie begriff, warum Suzy sich so besitzergreifend aufführte; Christian bezauberte wohl unbewusst die Frauen, wohin er auch ging.

Keeley goss Suzys Tee auf und zog sich dann in die Küche zurück, um sich um Christians Eintopf zu kümmern. Sie hörte, wie Duane seinen vertrauten Monolog über Raquel hielt, während Christian ab und zu mitfühlende Laute murmelte. Megan schien den Versuch zu unternehmen, mit Suzy ein Gespräch zu führen, von der aber nur wenig zurückkam. Keeley fragte sich, ob Megan die beiden kannte und ob die junge Frau immer so mürrisch war, ob das irgendwie ihr »Künstlertemperament« war oder ob sie hier eine Schau abzog. Vielleicht hatte sie einfach nur einen schlechten Tag.

Dann wurde Keeley durch lautes Rufen draußen auf der Straße aus ihren Gedanken gerissen. Sie rannte mit dem Teller voll Eintopf aus der Küche und sah, dass ihre Freunde auf ein Paar starrten, das vor dem Fenster in einen hitzigen Streit geraten war. Die schrille Stimme der Frau war nicht zu verkennen. Es war Raquel, die so glamourös aussah wie immer, aber mindestens genauso wütend. Sie schrie den gehetzt wirkenden Gerald Buxby an, der am Ort Bürgermeister war und zudem der Mann, der dem untröstlichen Duane Raquel ausgespannt hatte. Duane war aufgesprungen und wollte schon zur Tür laufen, als Megan ihm die Hand auf den Arm legte.

»Halt dich da raus«, sagte sie in bestimmtem Tonfall zu ihrem Cousin. Keeley trat ans Fenster, wollte die Jalousie herunterziehen, begann sich dann aber beinahe gegen ihren Willen für den Streit zu interessieren. Die Tür zum Café stand ein wenig offen, und als Gerald nun mit seiner barschen Stimme zurückschrie, konnte man ihn gut hören.

»Du willst immer nur mehr, mehr, mehr, von morgens bis abends. Geb ich dir noch immer nicht genug?«

Raquel schaute wütend, ihr Gesicht war gerötet, und ihre dunklen Augen funkelten wie heiße Kohlen. Gerald musste wirklich zornig sein, wenn er so mit ihr redete, dachte Keeley, die aus eigener Erfahrung wusste, wie furchterregend Raquel sein konnte, wenn man sie reizte. Geralds Worte riefen allerdings nicht den Schwall von Beleidigungen hervor, die Keeley erwartet hatte; vielmehr wurde Raquel ganz steif und warf Gerald dann einen hochmütigen Blick zu. Keeley konnte ihre nächsten Worte nicht verstehen, aber der höhnische Gesichtsausdruck ließ keinen Zweifel daran, dass sie giftig waren. Was immer sie gesagt hatte, Geralds gewöhnlich rosiges Gesicht wurde kreidebleich. Er machte den Mund auf und zu wie ein Goldfisch, während sich Raquel auf ihren teuren Absätzen umdrehte und wegstöckelte. Dabei schaute sie auf das Café, bemerkte die Gäste am Fenster und warf ihnen einen so bösen Blick zu, dass Keeley unwillkürlich zurückwich. Raquel blieb stehen, und Keeley glaubte, sie würde vielleicht zu ihnen hereinkommen und ihnen die Meinung sagen, als Gerald etwas hinter ihr herrief, das ihre Aufmerksamkeit vom Café ablenkte.

»Du bist nichts als ein verzogenes Blag. Ein Miststück, das nur aufs Geld aus ist!«, schrie der Bürgermeister. Raquel schien zu zögern, ging dann aber rasch fort, ohne sich noch einmal umzuschauen. Selbst von der anderen Straßenseite aus konnte Keeley sehen, dass Raquels Gesicht flammend rot war. Sie merkte, wie sich jemand an ihr vorbeischob, und sah, dass Duane aus der Tür und über die Straße rannte, hinter Raquel her, die sich umdrehte, mit dramatischer Geste in seine Arme sank und an seiner Schulter in Schluchzen ausbrach.

»Krokodilstränen«, schnaubte Megan. Keeley wandte sich ab, fühlte sich schlecht, weil sie gegafft hatte. Da warf Gerald in einer Geste der Verärgerung die Arme in die Höhe und ging in die entgegengesetzte Richtung, entfernte sich von Duane und der nun verzweifelten Raquel. Aus irgendeinem Grund schaute Keeley noch einmal zu den beiden hin, und da erblickte sie über Duanes Schulter hinweg Raquels Gesicht. In diesem Moment sah es gar nicht so aus, als weine die oder sei bestürzt, sondern als schaute sie dem sich entfernenden Gerald mit einem eisigen Blick nach, der Keeley Schauer über den Rücken jagte.

»Na«, sagte Christian verwirrt, »das kam ja ziemlich unerwartet. Geht es hier immer so dramatisch zu?«

»Kaum«, sagte Keeley, während Megan gleichzeitig begeistert nickte.

»Oh, hier in Belfrey geht wirklich was ab«, erklärte Megan Christian, und Keeley wand sich vor Verlegenheit. »Im April hat Keeley einen Mord aufgeklärt, wisst ihr. Der ist hier oben über dem Café geschehen, wo sie jetzt wohnt.« Megan übersah den Blick, den Keeley ihr zuwarf. Suzy starrte mit deutlich gewachsenem Interesse auf Keeley.

»Echt? Faszinierend. Ich hätte nicht gedacht, dass du so interessant bist.«

»Ich habe den Mord eigentlich nicht aufgeklärt«, sagte Keeley und überging die gehässige Bemerkung der jungen Frau. »Ich war eher zur falschen Zeit am falschen Ort.«

»Sie ist viel zu bescheiden«, protestierte Megan. »Keeley ist der Mörderin selbst entgegengetreten; sie war in schrecklicher Gefahr. Gott sei Dank ist Detective Constable Taylor rechtzeitig aufgetaucht. Er ist jetzt Keeleys Freund. Ach, das ist so romantisch.«

Suzy und Christian sahen Keeley nun mit gespannter Aufmerksamkeit an. Keeley entschuldigte sich und floh in die Küche, weil sie keine Lust hatte, noch einmal über die grausigen Ereignisse des vergangenen Aprils zu reden, obwohl die sie vor Ort zu einer Art Heldin gemacht hatten, ganz zu schweigen davon, dass sie den Umsatz am Eröffnungstag des Yoga-Cafés gewaltig gesteigert hatten.

In Wahrheit fühlte sie sich immer noch ein bisschen wackelig auf den Beinen, wenn sie an den Tag zurückdachte, als sie beinahe selbst zum Opfer der Mörderin geworden wäre, wenn Ben sie nicht in letzter Sekunde gerettet hätte. Dazu kam noch, dass sie aufgrund der Umstände gezwungen war, in die Wohnung über dem Café einzuziehen, die sie eigentlich für private Yoga-Kurse nutzen wollte und die zudem der Tatort war, wo man Terry Smith, einen Geschäftsmann aus Belfrey, umgebracht hatte, der auch Keeleys Eltern gekannt hatte. Manchmal, wenn Keeley spätnachts aufwachte, weil Füchse bellten oder Kirchenglocken läuteten, meinte sie, seine Anwesenheit noch spüren zu können. Das war natürlich blödsinnig, sie glaubte nicht an Gespenster, aber wenn man in den frühen Morgenstunden allein war, fiel einem das logische Denken schwer. Nur Ben wusste von ihrem Unbehagen, und deswegen hatten sie öfter die Nacht miteinander verbracht, entweder in seinem Haus in der Nähe des Wasserparks oder oben in ihrer beengten Wohnung. Sie wagte nicht, mit Megan darüber zu reden; ihre Freundin meinte es gut, würde aber wahrscheinlich eine Art Exorzismus oder sonst etwas Schräges vorschlagen.

»Keeley, alles in Ordnung mit dir?« Megan war ihr in die Küche gefolgt. Keeley lächelte ihre Freundin an, schüttelte sich innerlich, um ihre makabren Gedanken loszuwerden. Es war ein wunderschöner Tag, und sie konnte sich auf heute Abend und auf Ben freuen.

»Natürlich. Ich wüsste zu gern, was mit Raquel und Gerald war?«

Megan zuckte die Achseln. »Wer weiß? Es klang ganz so, als wäre Raquel wie immer und als hätte Gerald sie endlich durchschaut. Ich würde sagen, es geschieht ihr recht, aber jetzt hängt sie sich bestimmt wieder wie eine Klette an den armen Duane.«

»Er scheint sie sehr zu mögen«, sagte Keeley in neutralem Ton. Megan verdrehte die Augen.

»Die sind beide gleich selbstverliebt, das ist es. Wahrscheinlich glotzen sie sich nur in die Augen, um darin ihr eigenes Spiegelbild zu sehen.«

Keeley biss sich auf die Lippe, um nicht loszulachen. Stattdessen deutete sie mit dem Kopf auf den anderen Raum, wo Suzy darauf wartete, dass Christian seinen Eintopf aufaß.

»Was ist mit diesen beiden? Kennst du sie vom College?«

Megan schüttelte den Kopf. »Christian ist aus Bakewell, genau wie ich. Unsere Mütter sind befreundet; na ja, sie waren es. Seine ist vor einiger Zeit nach Nottingham gezogen. Er hatte auch eine Schwester. Christian hat Kunst studiert und ist vor ein paar Jahren mit Suzy im Schlepptau aufgetaucht. Sie ist brillant, ihre Arbeiten sind fantastisch.«

»Sie ist sehr ernsthaft«, sagte Keeley diplomatisch.

Megan grinste und erwiderte: »Künstlertemperament, was? Man sagt ja, dass Genies alle ein bisschen verrückt sind. Sie hinterlässt eine wirklich düstere Aura; ich werde mein Cottage mit Salbei reinigen müssen, wenn die beiden weg sind.«

»Ja«, sagte Keeley und überlegte, wie um alles in der Welt man mit Salbei reinigte, wollte es aber eigentlich doch lieber nicht wissen. »Christian scheint nicht so zu sein.«

»Christian ist echt nett, aber lass dich nicht von seinen treuen Hundeaugen täuschen. Er entwickelt eine große Leidenschaft bei seiner Arbeit.«

Sie verstummten, als Christian seinen leeren Teller in die Küche brachte.

»Das war sehr lecker, Keeley, hat mir wirklich geschmeckt. Das musst du beim Kunstfestival unbedingt anbieten.«

Keeley lächelte über das Lob, verspürte das warme Gefühl der Zufriedenheit, das ihr ein erfolgreiches Rezept immer schenkte.

»Deine Mutter taucht wohl noch vor dem Festival hier auf, nicht?« Megan schaute ein wenig ängstlich. Sie hatte Darla Carpenter noch nicht kennengelernt, aber Keeley hatte ihrer Freundin so viel von ihr erzählt, dass Megan sich Sorgen machte.

»Ja, ich glaube, sie kommt Ende der Woche.«

»Das wird nicht zu viel für dich, oder?«

Keeley schüttelte den Kopf. Wenn überhaupt, dann würde es eine willkommene Abwechslung von Darlas ständiger Anwesenheit sein, für das Kunstfestival zu kochen. Hoffentlich würde ihre Mutter, die nie selbst Speisen zubereitete, wenn sie jemand dafür anstellen konnte, nicht versuchen, sich während ihres Aufenthalts in die Geschäfte des Cafés einzumischen.

»Na ja, wir machen uns dann mal auf den Weg. Ich habe versprochen, Suzy und Christian Belfrey zu zeigen.« Megan drückte Keeley fest, ehe sie wegging. Keeley folgte Megan aus der Küche und winkte ihr hinterher. Christian lächelte sie wieder an, Suzys Abschiedsgruß dagegen war ein säuerliches Murmeln ohne Blickkontakt. Keeley schluckte ihre Verärgerung über die Unhöflichkeit der jungen Frau herunter. Wenn man bedachte, dass Suzy ja immerhin im Yoga-Café ihre Arbeiten ausstellen wollte, hätte sie zumindest einen Anschein von Freundlichkeit erwartet. Vielleicht war Suzy nur schüchtern und versuchte das hinter ihrem Teenager-Verhalten zu verbergen.

Keeley machte sich ans Aufräumen und drehte das Schild an der Tür auf GESCHLOSSEN. Sie hatte heute Abend keine Kurse zu unterrichten, also würde sie Zeit für ihre eigenen Yoga-Übungen und ein entspannendes Bad haben, ehe sie sich fertig machte, um zu Ben zu gehen.

Der Gedanke an Ben ließ sie das Festival, Suzy und sogar ihre Mutter vergessen. Es war ein paar Tage her, seit sie einander zuletzt gesehen hatten, und sie hatte ihn vermisst. Sie freute sich auch auf eine Nacht in seinem großen Doppelbett anstatt auf dem schmalen Bett in ihrer Wohnung oben.

Sie beugte sich gerade über die Schublade, um Kochutensilien wegzuräumen, als sie hörte, wie die Tür aufging und Stöckelabsätze über den Boden klapperten. Dieses Geräusch brachte sie immer mit Raquel in Verbindung, und so richtete sie sich auf und erwartete, ihre Möchtegern-Rivalin zu sehen.

Stattdessen stand vor ihr eine völlig andere, makellos gepflegte Frau. Die professionell geschminkten Augen sahen sich mit einer derart hochmütigen Verachtung im Café um, die selbst Raquel kaum aufgebracht hätte. Dann musterten diese Augen Keeley mit gleicher Geringschätzung von Kopf bis Fuß.

»Hallo, Liebes«, sagte ihre Mutter.

Kapitel 2

Genauso ein enttäuschter Blick ihrer Mutter hatte Keeley vor Jahren dazu bewogen, nach Indien zu reisen und Yoga zu lernen. Sie war allerdings nicht mit der Absicht dorthin gegangen, selbst Yoga-Lehrerin zu werden, sie wollte einfach weg. Weg von Darla und weg vom Herzschmerz ihrer ersten Liebesenttäuschung.

Beim ersten Rendezvous mit Brad hatte sie ihr Glück kaum fassen können. Er war so attraktiv, so charmant und, wie ihre Mutter ihr sogleich verkündete, für sie so völlig unerreichbar. Sie hatten sich im Fitness-Studio kennengelernt, nachdem Keeley beschlossen hatte, endlich etwas gegen ihren »Babyspeck« zu tun, wegen dem ihr Darla ständig in den Ohren lag. Dort hatte Keeley ihre Leidenschaft für Yoga und gesunde Ernährung entdeckt. Nach dem Tod ihres geliebten Vaters hatte sie aufgehört, Fleisch zu essen. Sie hatten ihn nämlich damals nach seinem Herzinfarkt inmitten der geschlachteten Tiere, die er als Fleischer verarbeitete, tot aufgefunden.

Brad hatte die schüchterne, unbeholfene Keeley im Sturm erobert und ihr, sehr zur Darlas Entzücken, innerhalb eines Jahres einen Heiratsantrag gemacht. Ihre Mutter hatte sie mit Warnungen und Ratschlägen überhäuft, wie sie »ihn halten könnte«. Setz dich gerade hin, diese krumme Haltung ist so unattraktiv. Zeig nicht so viele Zähne, wenn du lächelst. Halte ihn um Gottes willen fest, Keeley, so eine

Chance bekommst du nie wieder. Die Warnungen ihrer Mutter hatten ihr jedes Mal, wenn sie mit Brad zusammen war, in den Ohren geklungen, und sie war stets verzweifelt bemüht gewesen, die perfekte Freundin und, was vielleicht noch wichtiger war, die perfekte Tochter zu sein.

Rückblickend wusste Keeley, dass Darla nach dem Tod ihres Mannes noch kritischer geworden war; zweifellos war das ihre Art, mit dem Verlust fertigzuwerden. Ihre Mutter war nicht der Typ Frau, der weinte; Keeley hatte nie beobachtet, dass sich ihre Mutter in der Öffentlichkeit ihre Trauer über den Tod ihres Ehemannes anmerken ließ. Erst nach einem aufschlussreichen Telefongespräch im Frühjahr dieses Jahres, nämlich während der Vorbereitungen zur Eröffnung des Yoga-Cafés, hatte Darla offen über den Tod von Keeleys Vater geredet und eingestanden, dass es ein schmerzlicher Verlust für sie gewesen war. Doch damals hatte sie sich hinter eine eisige Fassade zurückgezogen und Keeley mit ihrer Trauer alleingelassen. Brad war für Keeley, so dachte sie nun, wohl eine Art Fels in der Brandung gewesen. Sie war ihm so jämmerlich dankbar dafür gewesen, dass er ihr seine Liebe erklärt hatte, sie war so versessen darauf gewesen, die Frau zu werden, die er und ihre Mutter anscheinend in ihr sehen wollten, dass sie die Augen vor all den Dingen verschlossen hatte, die ihr eigentlich hätten auffallen sollen. Die Nachrichten von anderen jungen Frauen auf dem Anrufbeantworter, die er nie richtig erklärte, der Duft nach einem ungewohnten Parfum, die Abende, an denen er plötzlich ohne Erklärung ihre Verabredungen absagte. Sie hatte nicht gewagt, sich ihrer Mutter anzuvertrauen, denn sie hatte nicht zugeben wollen, dass sie Brad verlieren würde, genau wie ihre Mutter es ihr immer vorausgesagt hatte.

Als sie ihn schließlich bei einem Seitensprung erwischte, obwohl sie sich redlich Mühe gegeben hatte, alles zu ignorieren, was vor ihren Augen ablief, hatte die Reaktion ihrer Mutter sie mehr verletzt als die von Brad. Der hatte zunächst versucht, sein Verhalten herunterzuspielen, und es dann mit einem Achselzucken und der Bemerkung abgetan, »das wäre mit uns sowieso nie gut gegangen«. Eine Woche, nachdem ihm Keeley seinen Ring zurückgegeben hatte, hatte er sich mit einer anderen jungen Frau verlobt.

Als Keeley Darla davon erzählte, hatte die sie mit einer Mischung aus unendlicher Geringschätzung und einer Art enttäuschter Resignation angeschaut.

»Ich nehme an«, hatte sie gesagt und in ihrer Stimme die Erinnerung an alle Enttäuschungen mitschwingen lassen, die Keeley ihr bereitet hatte, »das war zu erwarten. Zu hoffen, dass so jemand bei *dir* bleiben würde, war einfach zu viel.« Die Betonung auf dem Wort »dir« hatte Keeley bis ins Mark getroffen. Wieder einmal hatte sie in den Augen ihrer Mutter als Versagerin dagestanden.

Innerhalb eines Monats war sie nach Indien gereist, und nachdem sie sich eingehend mit Yoga und Ernährung beschäftigt hatte, war sie mit einer Freundin nach New York weitergezogen und hatte dort ein erfolgreiches Unternehmen aufgebaut, das Yoga-Kurse für die Reichen und Schönen anbot. Die Kontakte zu ihrer Mutter waren auf verkrampfte Ferngespräche und noch verkrampftere Besuche zu Weihnachten zusammengeschrumpft. Dann hatte Darla verkündet, sie habe die Absicht, George Carpenters altes Fleischergeschäft zu verkaufen, und Keeley war mit siebenundzwanzig, zehn Jahre nach ihrem Wegzug nach dem Tod ihres Vaters, wieder in Belfrey gelandet. Ihre Heimkehr hatte sich außerordentlich dramatisch gestaltet, wenn sie an den Mord an Terry Smith und die darauf folgenden Ereignisse dachte, in die sie ohne ihr Zutun hineingeraten war. Für kurze Zeit hatten gewisse Enthüllungen Keeley in der Illusion gewiegt, sie und Darla könnten ihre Beziehung vielleicht neu aufbauen. Doch als sie jetzt wieder einmal Darlas eisiges Missfallen zu spüren bekam, begriff sie, dass sie einerseits immer noch begierig auf die Anerkennung ihrer Mutter war und andererseits immer noch weit davon entfernt, die je zu bekommen.

»Nun, das ist ja … originell«, sagte Darla und streifte das Café mit einem Panoramablick. Keeley straffte die Schultern und versuchte, ihre Mutter anzulächeln.

»Ich dachte, du würdest erst nächste Woche kommen.«

»Ich wollte dich überraschen«, erwiderte ihre Mutter und spazierte mit der Miene einer Inspektorin vom Gesundheitsamt in die Küche. Keeley hätte fast erwartet, dass sie mit dem Finger über die Oberflächen wischen und sie auf Staub überprüfen würde.

»Wie war deine Reise?«, fragte sie, um Höflichkeit bemüht, und zuckte ein wenig zusammen, als sie ihren eigenen mürrischen Tonfall wahrnahm.

»Einfach schrecklich«, antwortete Darla, als sie aus der Küche zurückkam und eine ihrer makellosen Augenbrauen in die Höhe zog. »Du weißt doch, wie sehr ich Zugreisen hasse.« Als wäre Keeley persönlich für alle Unannehmlichkeiten des öffentlichen Verkehrsnetzes in Großbritannien verantwortlich.

»Ist es hier immer so ruhig?«, fragte Darla, und ihre Worte waren eine offene Anschuldigung. »Ich dachte, du hättest gesagt, die Geschäfte gingen gut.«

»Sie gehen auch gut«, antwortete Keeley und versuchte, sich nicht über die Worte ihrer Mutter zu ärgern. »Ich habe nur für heute Feierabend gemacht. Deswegen steht auf dem Schild an der Tür auch GESCHLOSSEN.«

»Den Sarkasmus kannst du dir sparen, meine Liebe, der passt wirklich nicht zu dir. Wo schlafe ich? Hol bitte mein Gepäck, ja? Ich bin völlig erschöpft. Jetzt wären eine Tasse Tee und ein Nickerchen gerade recht.«

Keeley versuchte, nicht vor Wut zu schäumen, als sie das Gepäck ihrer Mutter die Treppe hinauf in die Wohnung schleppte. Die war wirklich beengt, nur ein Zimmer mit einem Bett, einem schmalen Wohnbereich und einer kleinen Küchenzeile. Oben an der Treppe gab es noch ein Badezimmer mit einer Dusche über der Badewanne, die so kurz war, dass man darin die Beine nicht ausstrecken konnte.

»Das ist ja winzig!«, rief ihre Mutter entsetzt. Keeley seufzte. »Ich habe dir doch gesagt, es wäre beengt. Auf der anderen Straßenseite gibt es eine wunderbare Frühstückspension mit ganz vernünftigen Preisen, wenn dir das lieber ist.« Sie hielt die Luft an, fragte sich, warum sie daran nicht viel früher gedacht hatte.

»Auf gar keinen Fall«, blaffte Darla und zertrümmerte Keeleys aufkeimende Hoffnung. »Ich bleibe hier. Du wirst das Sofa nehmen müssen, denke ich mal. Von mir kannst du das unmöglich verlangen, bei meinem Rücken.«

Keeley hörte zum ersten Mal, dass ihre Mutter, die erst siebenundvierzig und topfit war, Probleme mit dem Rücken hatte, aber sie wollte das lieber auf sich beruhen lassen und seufzte resigniert. Schließlich war es ja nur für ein paar Tage. Sie würde schon damit klarkommen. Sie schloss die Augen und atmete ein paarmal tief ein und aus, durch die

Nase ein, durch den Mund aus, hielt zwischen den Atemzügen kurz inne, spürte, wie ihr Brustkorb und ihr Bauch sich weiteten und wieder entspannten. Es war eine grundlegende Atemübung, die sie sonst sofort beruhigte, aber heute hatte sie einfach nicht die gewünschte Wirkung. Keeley öffnete die Augen und sah, dass Darla sie neugierig anstarrte.

»Was um alles in der Welt machst du da?«

»*Pranayama.* Eine Atemübung. Wunderbar zum Stressabbau und für das Immunsystem.« Keeley antwortete ganz automatisch und war überrascht, als sie im Gesicht ihrer Mutter echtes Interesse wahrnahm.

»Weißt du, vielleicht versuche ich es mal mit einem deiner Yoga-Kurse. Meine Freundin in London schwört drauf, weil es sie geschmeidig und ihren Blutdruck niedrig hält.«

»Das wäre toll«, erwiderte Keeley mit einiger Vorsicht in der Stimme.

»Du bist hoffentlich entsprechend qualifiziert und versichert? Schließlich hast du das alles ja im Ausland gelernt.«

»Ja, Mutter«, sagte Keeley, die wusste, dass »Ausland« alles umfasste, was nicht England und folglich mit Misstrauen zu beäugen war.

»Na, dann setze mal das Teewasser auf. Oder muss ich mir den Tee selbst machen? Ehrlich, ich habe die weite Reise auf mich genommen, und du bietest mir nicht mal was zu trinken an. Ich sehe schon, du bist immer noch so egoistisch wie früher.« Die letzten Worte sprach sie mit einem klingenden kleinen Lachen aus, als könne sie damit dieser Aussage den bösen Stachel nehmen. Oder es vielmehr Keeley unmöglich machen, sich zu beschweren, ohne dass ihre Mutter ihr vorhielt, sie wäre ebenso überempfindlich wie egoistisch oder was immer gerade der Kritikpunkt des Tages sein mochte. Als Keeley sich zur Küchenzeile zurückzog, spürte sie, wie der Ärger in ihr hochkochte, darunter stumpf pochend der Schmerz auftauchte. Darla hier zu Besuch zu haben, das würde all die mühselig erworbene heitere Gelassenheit, die ihr zehn Jahre Yoga geschenkt hatten und die an einem schlechten Tag immer noch schwer zu erreichen war, auf eine schwere Probe stellen.

Sie bereitete für ihre Mutter eine Tasse English Breakfast Tea zu, achtete darauf, zweieinhalb Löffel Zucker entgegen dem Uhrzeigersinn darin zu verrühren. Trotzdem verzog Darla das Gesicht, als sie daran nippte.

»Wie willst du ein Café betreiben, Keeley, wenn du immer noch keinen anständigen Tee kochen kannst?« Wieder dieses glockenhelle Lachen. Keeley knirschte mit den Zähnen.

»Soll ich dir eine neue Tasse machen?«, fragte sie und versuchte, sich vorzustellen, ihre Mutter wäre eine schwierige Kundin und nicht der Fluch, der auf ihrem Leben lastete.

»Nein, es geht schon«, sagte Darla mit überdeutlicher Abscheu, ehe sie sich auf dem Sofa niederließ, die Pumps von den Füßen schleuderte, die schlanken Beine übereinanderschlug.

»Also, was unternehmen wir heute Abend? Es muss hier doch ein nettes Restaurant geben. Ich habe gehört, dass sich Belfrey herausgemacht hat, seit wir weggezogen sind. Das war weiß Gott auch nötig.«

Keeley spürte, wie sie der Mut verließ, als sie sich daran erinnerte, dass sie andere Pläne hatte. Ben.

»Ich gehe heute Abend schon aus.«

»Oh? Am ersten Abend, den ich hier bin?«

»Mum, ich wusste nicht, dass du heute kommst«, erwiderte Keeley und betete, dass ihre Mutter ausnahmsweise einmal vernünftig reagieren würde.

»Na, da kann ich doch sicher mitgehen.« Das war eher eine Forderung als eine Bitte.

»Ich gehe zu Ben. Zum Abendessen. Einem romantischen Abendessen für zwei«, erklärte sie, ehe Darla noch einmal vorschlagen konnte, mitzugehen. Der Gedanke daran, Ben und Darla miteinander bekanntzumachen, erfüllte sie mit Angst; obwohl sie sich nicht denken konnte, was Darla an Ben auszusetzen haben mochte, wusste sie sehr gut, dass Darla immer etwas finden würde.

»Wie nett. Das ist doch Ben Taylor, ja?«

»Ja.« Keeley nickte und verspürte einen Funken Hoffnung. Als sie jünger war, hatte in Belfrey jeder jeden gekannt, und Bens Vater, einen pensionierten Colonel, würde Darla vielleicht tatsächlich gutheißen.

»Na, dann versuch mal, den nicht wieder zu verlieren, nicht wahr, meine Liebe«, sagte Darla, ehe sie eine Einrichtungszeitschrift aus ihrer Designer-Handtasche zog und es sich damit in der Sofaecke gemütlich machte. Keeley war entlassen. Sie schluckte ihren Ärger herunter, ging hinüber in den kleinen Schlafbereich und rollte neben dem Bett ihre Yogamatte aus. Während einer Reihe von Sonnengrüßen, fließenden Bewegungsabläufen, die den Körper aufwärmen und alle Muskeln mit Energie versorgen sollten, entging ihr nicht, dass ihre Bewegungen heute kräftiger als sonst waren, als würden sie von den unguten Gefühlen angetrieben, die ihre Mutter in ihr provoziert hatte. Sie versuchte, Atemrhythmus und Bewegungen in Einklang zu bringen, aber der Frieden, der sich sonst selbst nach der kürzesten Übung einstellte, wollte heute nicht kommen. Wie sehr sie auch versuchte, sich im Augenblick zu verlieren, sie war sich der Anwesenheit ihrer Mutter, ein paar Meter entfernt im selben Zimmer, nur zu bewusst, meinte sogar, Darlas ständige Missbilligung zu spüren, die von ihr ausströmte wie eine greifbare, unabhängige Substanz.

Keeleys Yoga-Übungen waren eine Konstante in ihrem Tag. Sie versuchte es auf jeweils mindestens zwanzig Minuten am Morgen und nach der Arbeit zu bringen, dazu kamen noch eine kurze Meditation und Atemübungen vor dem Schlafengehen. Wenn sie Zeit hatte, machte sie morgens eine Stunde Yoga, und natürlich unterrichte sie auch noch ihre Kurse, im Augenblick drei Stunden pro Woche im Freizeitzentrum und ein paar Einzelstunden in ihrer Wohnung. Yoga war ein Teil ihres Alltags geworden, ein komplettes System für Körper, Geist und Seele, das ihr half, gesund und ausgeglichen zu bleiben, sogar manchmal vollständig im Frieden mit sich selbst und ihrer Umgebung zu sein. Für Keeley, die ein schüchterner, unbeholfener Teenager gewesen war, die ständig ihren Platz in der Welt hinterfragt hatte, war es eine wirkliche Veränderung.

Doch nach einigen wenigen wohlgesetzten Worten ihrer Mutter fühlte sie sich wieder wie dieses mollige junge Mädchen.

Sie beendete ihre Yoga-Sitzung mit einer kurzen *Savasana*-Übung, bei der man auf dem Rücken lag und beinahe wie tot aussah und die gewöhnlich eine tiefe Entspannung bewirkte. Doch ein bedeutungsvolles Hüsteln von Darla brachte Keeley dazu, heute ihre Zeit auf der Matte abzukürzen.

»Das sieht alles sehr seltsam aus; ich glaube, ich will das lieber nicht probieren«, meinte Darla, schüttelte den Kopf über ihre Tochter, ehe sie ihre Aufmerksamkeit wieder der

Zeitschrift zuwandte, irgendeinem Hochglanzheft über Häuser und Gärten. Keeley antwortete nicht; stattdessen gönnte sie sich eine kurze Dusche, versuchte sich dabei vorzustellen, dass das Wasser all ihren Ärger wegspülte. Etwas ruhiger geworden, zog sie sich an. Sie wählte ein knielanges geblümtes Kleid aus, von dem sie wusste, dass es Ben gefiel, und ließ ihr Haar an der Luft in lockeren Wellen trocken. Sie vermied es, ihre Mutter anzusehen, die die Zeitschrift immer wieder sinken ließ, um sie zu beobachten, und ab und zu leise seufzte, zweifellos vor Enttäuschung.

»Es ist noch Eintopf im Kühlschrank, den kannst du dir warm machen«, sagte sie zu ihrer Mutter, während sie sich eine Sommerjacke aus Jeansstoff überzog. Darla lächelte dünnlippig.

»Ich finde es wirklich ziemlich selbstsüchtig, dass du darauf bestehst, ausgerechnet heute Abend auszugehen, aber wenn du musst, dann musst du. Grüß Ben von mir, Liebes.«

»Mach ich«, erwiderte Keeley und hatte gegen ihren Willen Schuldgefühle. »Ich komme früher heim, ja? Ich bleibe nur zum Abendessen.« Sie zuckte innerlich zusammen, als sie den quengeligen Ton in ihrer Stimme hörte. Sie hatte sich so sehr auf die Zeit mit Ben heute Abend gefreut, und er würde natürlich erwarten, dass sie über Nacht bliebe, aber Darlas Überraschungsbesuch hatte diese Pläne platzen lassen. Doch davon hatte ihre Mutter ja nichts ahnen können. Mit plötzlichen Gewissensbissen, deren Grund sie nicht kannte, beugte Keeley sich herunter und küsste ihre Mutter auf die Wange, ehe sie sich auf den Weg machte.

»Du siehst hübsch aus«, sagte Darla. Keeley blickte über die Schulter zurück, wollte schon ein überraschtes, gerührtes »Danke« von sich geben, als ihre Mutter fortfuhr: »Ich bin mir allerdings nicht sicher, ob du so kurze Röcke tragen solltest. Ich habe bemerkt, dass du noch immer ein bisschen Organgenhaut hast.«

Das Lächeln gefror Keeley auf dem Gesicht, sie murmelte nur ein leises »Tschüs« und ging mit flammend roten Wangen eilig die Treppe hinunter. Warum, fragte sie sich, als ihr plötzlich Tränen in den Augen brannten, warum konnte ihre Mutter nicht einfach *nett* sein, nur ein einziges Mal?

Der Spaziergang zur Bens Haus, das nur wenige Straßen entfernt lag, beruhigte sie. Belfrey war wirklich wunderschön im Dämmerlicht, mit dem Kopfsteinpflaster der High Street und seinen idyllischen Cottages. Einige davon hatten Giebel und erinnerten Keeley immer an Lebkuchenhäuser. Ringsum, wohin man auch blickte, war das Städtchen von sanft welligen Hügeln umgeben. Ein Sommernebel kam von dort herabgezogen, brachte angenehme Kühlung, streichelte ihr sanft die fiebrigen Wangen. Keeley verlangsamte ihre Schritte und atmete die Abendluft ein, merkte, wie sich die Ruhe, die ihr in der Wohnung unmöglich gewesen war, nun auf sie herabsenkte. Als sie sich Bens Haus näherte, verspürte sie das übliche kleine Kribbeln der Aufregung tief im Magen.

Sie waren nun schon ein paar Monate ein Paar, trotzdem wurde ihr beim Gedanken an ihn immer noch ganz leicht im Kopf. Ben Taylor hatte etwas Starkes und doch im Grunde Zärtliches, das sie schon vor Jahren in der Schule völlig aus dem Häuschen gebracht hatte und das sie immer noch faszinierte. Als sie ihm im vergangenen April an ihrem ersten Tag in Belfrey unter ziemlich ungünstigen Umständen wieder begegnet war, hatte sie sich große Mühe gegeben, ihn als arroganten Trottel abzutun. Genauso einen wie Brad. Besonders als er sie mit Misstrauen behandelt hatte, wie das bei der Hauptverdächtigen in einem Mordfall angebracht war.

Jetzt aber konnte sie sich ein Leben ohne ihn nicht mehr vorstellen.

Ben öffnete ihr Sekunden nach ihrem Klopfen die Tür, und sie sah sich einige köstliche Augenblick an ihm satt, ehe er sie an sich zog und küsste. Sein dunkles Haar musste mal wieder geschnitten werden und war attraktiv verwuschelt, er trug wie immer, wenn er nicht im Dienst war, ein schlichtes weißes T-Shirt und Blue Jeans. Sie merkte, wie ein breites Lächeln auf ihr Gesicht trat.

»Du, Keeley Carpenter, siehst zum Anbeißen aus«, sagte er, während er ihr sanft übers Haar strich und dabei die Tür hinter ihr zudrückte.

»Danke gleichfalls«, murmelte sie und berührte leicht seinen Mund mit dem ihren. Er küsste sie zurück, aber viel härter, und ein paar Augenblicke lang vergaß sie ihre Mutter, eigentlich so ungefähr alles außer, wie er sich anfühlte, wie er schmeckte, wie er roch. Als er sie losließ, grinsten sie einander an.

»Ich habe die Laken aus ägyptischer Baumwolle gekauft, von denen du immer redest«, sagte er und runzelte die Stirn, als Keeley niedergeschlagen schaute. »Was ist los?«

»Ich kann heute Nacht nicht bleiben«, sagte sie mit einem Seufzer. »Meine Mutter ist gerade angekommen.«

»Schon?«, erwiderte Ben mit einem Stirnrunzeln, während er sie ins Esszimmer führte. »War das nicht erst für nächste Woche geplant?«

»Sie hat beschlossen, mich zu überraschen«, sagte Keeley

trocken. Ben zog eine Augenbraue in die Höhe und wirkte halb verwundert, halb besorgt.

»Und geht's dir gut damit?«

»Jetzt, da ich bei dir bin, schon«, sagte sie und küsste ihn noch einmal, ehe sie ihre Jacke auszog und sich an den Tisch setzte, den Ben bereits gedeckt hatte. »Was gibt's zu essen?«

»Pizza vom Lieferdienst«, sagte Ben und brachte sie mit diesen Worten zum Lachen. »Ich bin erst spät vom Dienst nach Hause gekommen, und, na ja, du weißt doch, dass Kochen nicht gerade meine Lieblingsbeschäftigung ist.«

Keeley schüttelte den Kopf und kicherte, als er ihr das Faltblatt des Pizzadienstes hinschob.

»Na dann, vegetarische Pizza.«

Als Ben ihr ein Glas Wein einschenkte, erkundigte er sich nach ihrem Tag, war dabei ängstlich darauf bedacht, das Thema Mutter zu meiden. »Interessanter als meiner war er bestimmt. Ich habe die meiste Zeit Schreibkram erledigen müssen.«

Verdattert merkte Keeley, dass sie nach der Ankunft ihrer Mutter die Ereignisse des Tages beinahe vergessen hatte. Sie erzählte Ben von Suzy und Christian und davon, dass sie sich bereiterklärt hatte, am Kunstfestival mitzuwirken, dann von Raquels und Geralds Streit in aller Öffentlichkeit. Sie hatte leichte Gewissensbisse, weil sie tratschte, wusste aber, dass die Nachricht ohnehin bis zum nächsten Morgen in ganz Belfrey die Runde gemacht haben würde.

Ben reichte ihr den Wein und setzte sich, streichelte ihr beinahe unbewusst den Unterarm. Sie lächelte ihn an und legte ihm die Füße in den Schoß, und bei seiner bloßen Berührung wichen alle Sorgen des Tages von ihr.

»Ich bin sicher, das haben die beiden bis morgen früh wieder geklärt«, sagte Ben diplomatisch und zog dann die Stirn in Falten. »Duane hat also wieder im Café rumgehangen?«

»Nur weil er über Raquel jammern wollte.« Keeley fragte sich, ob Ben immer noch ein bisschen eifersüchtig war, weil sie ganz zu Anfang mal ein ziemlich verunglücktes Rendezvous mit dem Fitness-Trainer gehabt hatte. Aber er verzog keine Miene. Sie lächelte ein wenig schief, während sie am Wein nippte. Sie war auch nicht immun gegen Eifersuchtsanfälle, besonders angesichts der Tatsache, dass Ben und Raquel einmal miteinander gegangen waren, wenn auch vor langer Zeit im College. »Vielleicht kommen die beiden wieder zusammen, nachdem er rausgerannt ist, um sie zu trösten.«

»Das bezweifle ich. Er hat nicht annähernd genug Geld, um Raquel den Lebensstil zu ermöglichen, den sie gewöhnt ist. Obwohl sie ihn vielleicht als Tröster benutzt, wenn Gerald sie nicht zurücknimmt. Ich wüsste zu gern, worüber sie gestritten haben. Es muss was Ernstes gewesen sein, wenn er gerufen hat, dass sie nur aufs Geld aus ist; so viel Boshaftigkeit sieht Gerald gar nicht ähnlich.«

Keeley dachte darüber nach. Sie war nicht so überzeugt davon, dass sich hinter der jovialen und polternden Art des Bürgermeisters nicht doch eine gemeinere Seite verbarg. Im Frühjahr hatte sie ihn sogar verdächtigt, der Mörder von Terry Smith zu sein, und er war ziemlich garstig geworden, als sie ihn damit konfrontiert hatte. Allerdings nicht so garstig wie seine alte Haushälterin Edna, die man nicht unterschätzen durfte. Keeley glaubte, dass sogar Darla Angst vor ihr hatte.

»Das war jetzt wirklich genug von den beiden«, sagte Ben und beugte sich vor, um sich einen weiteren Kuss abzuholen, den Keeley ihm nur zu gern gab. Später lagen sie im trägen Nachleuchten der Liebe oben auf dem Bett, aßen vegetarische Pizza, von der Keeley insgeheim dachte, dass sie nicht mal annähernd so gut wie ihre war. Und sie redeten endlich über Darla.

»Sie bleibt nicht lange«, prophezeite Ben, »und wenn sie dir zu viel wird, kannst du hier wohnen, Keeley. Sie ist eine erwachsene Frau, sie braucht keinen Babysitter.«

»Ich weiß, aber ich kann sie doch nicht einfach allein lassen.«

»Es ist ja nicht so, als würde sie sich in Belfrey nicht auskennen«, fügte Ben hinzu. »Sie hat jahrelang mit deinem Vater hier gelebt. So sehr hat es sich nicht verändert. Ich sage ja nur, wenn du mal eine Pause brauchst, dann kannst du hierherkommen; ich mag es, wenn du hier bist. Ich lasse dir einen Schlüssel machen.« Den letzten Satz sagte er so, als wäre das nichts als ein praktischer Vorschlag, doch als Keeley sich in seine Armbeuge schmiegte, fragte sie sich, ob damit eine neue Phase in ihrer Beziehung angefangen hatte. Sie hatten noch nicht über die Möglichkeit gesprochen, einmal zusammenzuziehen, obwohl sie immer öfter bei Ben übernachtete, und wenn auch nur, weil es da sehr viel bequemer war als in ihrer beengten Wohnung.

»Das fände ich schön«, sagte sie beinahe förmlich. Ben küsste sie leicht auf den Kopf.

»Das ist also abgemacht. Ich gehe morgen zum Schlüsseldienst.«

Sie lagen noch eine Weile in gemütlichem Schweigen da, bis Keeley auf die Uhr schaute und merkte, dass es bereits zehn Uhr war und draußen Dunkelheit herrschte. Sie setzte sich mit einem Seufzer auf.

»Ich gehe jetzt besser. Ich habe Mom versprochen, dass ich nicht zu spät nach Hause komme«, sagte sie und fühlte sich wie ein unartiges Schulmädchen, das länger weggeblieben war, als die Eltern erlaubt hatten. Ben schaute enttäuscht drein, nickte aber.

»Ich komme morgen im Café vorbei und besuche dich. Vielleicht könnte ich dich und deine Mutter am Abend zum Essen ausführen? Damit sie mich kennenlernt.«

»Das ist ein guter Plan«, sagte Keeley und küsste ihn auf die Nasenspitze, zuckte dann aber innerlich zusammen, als sie sich vorstellte, wie dieser Abend wahrscheinlich verlaufen würde. »Sie wird dich ganz bestimmt mögen, und zweifellos bedeutet das, dass sie sich den ganzen Abend laut fragen wird, wie ich es bloß geschafft habe, dich zu angeln.«

Ben lachte und warf sie wieder aufs Bett.

»Du hast mich geangelt, Keeley Carpenter«, sagte er, berührte sanft die kitzlige Stelle zwischen ihrem Hals und dem Schlüsselbein und brachte sie zum Lachen, »weil du lustig und sexy und mitfühlend bist und das beste Fruchtsorbet machst, das ich je gegessen habe.«

»Oh, du liebst mich also nur wegen meines Sorbets«, neckte ihn Keeley. Ben lehnte sich zurück und schaute sie mit ernsten grünen Augen an.

»Ich liebe dich, weil du du bist«, sagte er und beugte sich zu ihr hinunter, um sie zu küssen, diesmal ganz langsam. Keeley schlang die Arme um ihn und wollte sich gerade wieder in ihm verlieren, als das schrille Klingeln seines Telefons sie beide aufschrecken ließ. Fluchend richtete sich Ben auf und langte nach seinem Handy. »DC Taylor«, meldete er sich knapp.

Dann veränderte sich sein Gesichtsausdruck, und seine

Körperhaltung wurde ganz starr. Keeley setzte sich auf und beobachtete ihn, wusste sofort, dass es schlechte Nachrichten waren.

»Ich komme, so schnell ich kann«, sagte Ben, klappte sein Handy zu und schaute Keeley mit einem grimmigen Gesichtsausdruck an, den sie sofort wiedererkannte.

»Jemand ist gestorben, nicht wahr?«, fragte sie, und es lief ihr eiskalt über den Rücken.

»Ja. Es sieht ganz so aus, als würden Gerald und Raquel doch nicht wieder zusammenkommen. Der Bürgermeister wurde gerade ermordet in seinem Wohnzimmer gefunden.«

Savasana

Auch als Totenstellung bekannt. Eine entspannende, die Energie erneuernde Pose, die man gewöhnlich am Ende einer Yoga-Sitzung einnimmt und sonst jederzeit, wenn man an einem hektischen Tag eine Pause benötigt.

Anleitung

- Lege dich in einem warmen, gut gelüfteten Raum auf den Rücken. Schließe die Augen und liege mit leicht gespreizten Beinen und vom Körper ein wenig entfernten Armen mit den Handflächen nach oben.
- Gestatte deinen Fingern eine natürliche Krümmung.
- Beginne alle Muskeln im Körper anzuspannen, von den Füßen bis zum Kopf hinauf, einschließlich der Kiefermuskeln, der Gesäßmuskeln und der Fäuste. Halte den gesamten Körper eine Weile so angespannt, so fest du kannst.
- Entspanne alle Muskeln während eines Ausatmens auf einmal. Bleibe mindestens fünf Minuten auf dem Rücken liegen, atme dabei tief durch die Nase. Versuche, dich nicht von deinen Gedanken ablenken zu lassen, sondern lausche nur auf den Rhythmus deines Atems und gestatte deinem Körper, sich zu entspannen. Stell dir vor, dass dein Körper in den Boden unter dir einsinkt und dass du sicher und wohlgeschützt bist.
- Wenn du bereit bist, öffne die Augen und ziehe die Knie an die Brust, umfange sie, als umarmtest du dich. Rolle dich auf die Seite und stehe langsam auf.

Nutzen

Wunderbar gegen Stress. Entspannt das zentrale Nervensystem. Fördert die Entspannung des gesamten Körpers. Kann auch bei Schlafstörungen und Kopfschmerzen helfen.

Kontraindikationen

Wenn du Probleme mit dem unteren Rücken hast, frage deinen Arzt um Rat, ehe du diese Pose versuchst. Ein Kissen oder Polster unter der unteren Lendenregion könnte hier helfen. Wenn du mehr als drei Monate schwanger bist, lege dich stattdessen in der Embryonalstellung auf die Seite. Wenn du dir Sorgen machst, du könntest einschlafen, dann stelle dir einen Timer, der dich mit einem sanften Geräusch wieder weckt.

Kapitel 3

Keeley wachte auf und fragte sich, warum sich ihr Nacken so steif anfühlte und das Bett plötzlich so ungeheuer unbequem geworden war, als das leise Schnarchen ihrer Mutter sie daran erinnerte, dass sie ja auf dem Sofa schlief. Sie setzte sich auf, rieb sich den Nacken und räkelte sich. Als sie sich an die Ereignisse des Vorabends erinnerte, sprang sie auf die Füße. Sie ging leise zur Küchenzeile, um ihre Mutter nicht zu stören, und begann eine Kanne Zitronentee zuzubereiten, starrte dabei aus dem Fenster auf den Hinterhof, ohne eigentlich etwas zu sehen.

Gerald Buxby, der Bürgermeister von Belfrey, Matlock und Ripley, war tot. Ermordet. Mehr hatte Ben ihr nicht erzählen können; er hatte sie ins Café zurückgebracht und war dann davongerast, hatte nur eine Stunde später kurz angerufen, um ihr mitzuteilen, dass man Gerald erstochen hatte – und sie zu bitten, das für sich zu behalten – und dass er vielleicht bezüglich des öffentlichen Streits des Bürgermeisters mit Raquel eine Aussage von ihr brauchen würde. Keeley fragte sich, ob Raquel wohl die Hauptverdächtige wäre; schließlich waren die Partner meist die Ersten, die man mit Misstrauen betrachten musste. Es hatte eine Zeit gegeben, als Keeley Raquel durchaus einen Mord zugetraut hatte, aber nun war sie sich da nicht mehr so sicher.

Sie grübelte noch über das Schicksal des armen Gerald nach, während sie ihren Tee austrank, ihre morgendliche

Dusche genoss und dann ihre Yoga-Matte ausrollte, wieder sorgsam darauf bedacht, Darla nicht aufzuwecken, die noch immer auf dem Rücken lag und mit einer seidenen Augenmaske beinahe ihr gesamtes Gesicht verdeckt hatte.

Mit ein paar tiefen Atemzügen versuchte Keeley, ihren Kopf klarzubekommen, und durchlief danach ein paarmal den Sonnengruß und einige Übungen im Stand. Doch Bilder von Gerald und seinem wütenden Gesicht vom Vortag traten ihr immer wieder ungebeten vor Augen. Als sie wegen ihrer störrischen Gedanken bei der einbeinigen Baumübung ins Wanken geriet, gab sie diese anstrengende Pose auf und ließ sich auf der Matte nieder, um ein paar Beugungen nach vorn und eine Drehung im Sitzen zu machen, sich dann in die Dehnung zu lehnen und sich vorzustellen, dass all ihre Sorgen aus ihr herausströmten und ihr den Kopf für den kommenden Tag klar werden ließen, was immer er auch bringen mochte.

»Du siehst aus wie eine Brezel«, hallte Darlas schrille Stimme durch die kleine Wohnung.

»Es ist gut für die Verdauung«, murmelte Keeley und schloss die Augen.

»Frühstück wäre noch besser«, blaffte Darla, stand auf und ging zu der Küchenzeile, wo sie geräuschvoll Türen aufzog und mit Geräten klapperte. »Hast du keinen Kaffee?«

»In der Kanne ist Zitronentee«, sagte Keeley und beugte sich in der Kobrapose nach hinten, versuchte Geduld und Toleranz einzuatmen.

»So was trinke ich nicht. Das riecht wie Spülmittel. Ehrlich, Keeley, du weißt doch, dass ich morgens Kaffee trinke.«

»Mum, ich lebe seit acht Jahren nicht mehr bei dir«, erwiderte Keeley. Resigniert gab sie den Gedanken an ihre

Yoga-Sitzung auf, beendete sie mit einigen Augenblicken in der Kindspose und stand auf, ein wenig verlegen, weil sie die Augen ihrer Mutter auf sich spürte. Erst als sie ihre Yoga-Matte aufrollte und Darla vorsichtig nun doch an einer Tasse Zitronentee nippte, fiel ihr ein, dass ihre Mutter Gerald wahrscheinlich auch gekannt hatte. Der Bürgermeister hatte ja immer in den höchsten Tönen von ihren Eltern gesprochen.

»Gestern Nacht wurde Gerald Buxby tot aufgefunden, Mum. Die Polizei glaubt, dass er ermordet wurde.«

Darla stand reglos wie eine Statue da, schauderte dann ein wenig, als müsse sie sich innerlich schütteln. Ihre fein gezeichneten Augenbrauen schossen in die Höhe. »Großer Gott! Bist du sicher?«

Keeley nickte. »Ich war bei Ben, als er den Anruf bekommen hat.«

»Na«, sagte Darla, tatsächlich einmal sprachlos, »wie schrecklich.«

Keeley nickte wieder, schaute durch das vordere Fenster auf die High Street von Belfrey mit ihrem Kopfsteinpflaster und ihren Geschäften, angefangen vom altmodischen Friseur bis hin zum Schlüsseldienst und dem Pub, dem Tavern, der verwahrlost und schäbig und irgendwie ein Schandfleck in dieser malerischen Straße war. Belfrey sah früh am Morgen heiter aus, wie ein Ort, an dem derlei Dinge einfach nicht vorkamen. Und doch war das in den wenigen Monaten seit Keeleys Heimkehr nun schon der zweite Mord an einem Einwohner. Sie konnte das makabre Gefühl nicht loswerden, dass irgendwie ein Fluch auf ihr lastete.

Sie machte sich schweigend fertig und beobachtete Darla, die in der kleinen Wohnung herumhuschte, immer wieder missbilligend mit der Zunge schnalzte, weil so wenig Platz war und Keeley so gar keine Ordnung hielt. Sie hatte anscheinend den Schock über die grausige Nachricht bereits überwunden.

»Was hast du heute vor, Mum? Ich bin bis drei Uhr im Café.«

»Na, ich habe gedacht, ich helfe dir ein bisschen. Du hast doch letzte Woche gesagt, du könntest jemanden brauchen.«

»Danke«, antwortete Keeley, überrascht und ziemlich erfreut. Darla hatte recht; Keeley brauchte tatsächlich ein paar helfende Hände, weil im Yoga-Café ständig mehr los war. Megan, die das Crystals and Candles öffnete, wann immer sie Lust hatte, kam oft und half aus, wenn sie im Gegenzug eine kostenlose Mahlzeit und endlose Tassen Kamillentee bekam, aber Keeley wollte sie nicht ausnutzen und wusste außerdem, dass sie früher oder später wirklich jemanden einstellen musste.

»Na, ich brauch doch was zu tun«, sagte Darla knapp.

Keeley sollte schon bald bereuen, dass sie das Hilfsangebot ihrer Mutter dankbar angenommen hatte, als Darla das Dekor des Cafés kritisierte, sich weigerte, ihr Haar aus dem Gesicht zu binden – »Schätzchen, ich habe gestern ein Vermögen für diesen schicken Bob bezahlt« –, und die Nase über Keeleys Frühstückskarte rümpfte. Keeley merkte, wie jeglicher Funken Toleranz in ihr schnell erlosch und in der Gegenwart ihrer Mutter durch das vertraute Gefühl kompletter Unzulänglichkeit ersetzt wurde. Aber sie biss die Zähne zusammen und versuchte, die gehässigen Bemerkungen zu überhören, bis Darla das Fass zum Überlaufen brachte, indem sie laut und missbilligend schnalzte, weil der Tisch neben dem Fenster staubig war – angeblich, denn Keeley konnte beim besten Willen keinen Staub darauf ausmachen.

»Du musst hier schon mehr Ordnung halten, meine Liebe. Wir wollen ja nicht, dass das Gesundheitsamt vorbeikommt.«

Keeley explodierte, ehe sie sich versah.

»Warum musst du immer so sein, Mum? Warum versuchst du mir ständig einzureden, ich wäre nicht gut genug?«

Darla, die sich über den besagten Tisch beugte, wurde sehr, sehr ruhig, ehe sie sich aufrichtete und umdrehte, um Keeley mit einem seltsamen Gesichtsausdruck anzuschauen. Diese Miene kannte sie an Darla so gar nicht, überlegte Keeley. Sie meinte beinahe Schuldgefühle darin zu sehen. Ihre Mutter rang das Poliertuch in den Händen. Sie war wirklich betroffen, begriff Keeley.

»Mum, es tut mir leid …«, wollte sich Keeley gerade entschuldigen und schwieg dann schockiert, als Darla ihr das Wort abschnitt.

»Nein, meine Liebe, du hast wahrscheinlich recht. Ich bin manchmal zu streng mit dir. Ich will einfach nur dein Bestes, das ist alles. Ich möchte, dass du all das bekommst, was ich nicht hatte.«

Ehe die verdatterte Keeley reagieren konnte, hatte sich Darla wieder über den Tisch gebeugt und polierte weiter.

»Mum«, hob Keeley an, aber Darla schnalzte bereits missbilligend mit der Zunge wegen der ein wenig schlapp wirkenden Margeriten in einer Vase auf dem Fensterbrett. Mit einem Seufzen gab Keeley auf und ließ ihre Mutter weitermachen, die nun Servietten neu faltete und die Blumen genau mitten auf die Tische stellte. Sie war seltsam gerührt. Näher war sie einer Entschuldigung von Seiten ihrer Mutter nie gekommen, und sie fragte sich, ob sie ihrerseits nicht auch zu hart mit Darla ins Gericht ging. Ihrer Mutter war es nie leichtgefallen, Gefühle zu zeigen; sie hatte an ihrem Ehemann herumgekrittelt und mit ihm gemeckert, aber der joviale George hatte das gelassen hingenommen. Keeley holte tief Luft und bereitete weiter das Frühstück vor.

Um acht Uhr machte sie das Café auf und wartete. Zuerst kamen die wochentäglichen Stammgäste: Ethel, die Besitzerin des Kunstgewerbeladens um die Ecke, erschien und holte sich wie immer einen Scone und selbstgemachte Marmelade, und Lucy, der der Kindergarten gehörte, kam vor der Arbeit vorbei und bestellte das übliche Omelett. Keeley war begeistert, dass sie jetzt Stammgäste hatte, dass ihr Café nicht nur ein gutgehendes Unternehmen, sondern eine Gemeinschaft geworden war.

Sie schaute auf die Uhr. Am Dienstag war nicht ihr geschäftigster Morgen, aber die Nachricht von Geralds Ableben würde inzwischen in Belfrey die Runde machen, und schon bald würden die Klatschtanten in Scharen auftauchen.

Sie musste nicht lange warten. Um 8:34 Uhr erschienen Norma und Maggie. Die beiden Frauen mittleren Alters sah man beinahe immer nur im Doppelpack. Sie waren stadtweit gefürchtete Klatschtanten. Obwohl Keeley gar nicht gern das Schlimmste über die Leute dachte, bewies ihr die Tatsache, dass die beiden, die sonst kaum mal ins Yoga-Café kamen, sondern treue Fans von Raquels Bistro waren, heute hier eindeutig mehr als nur einen Smoothie zum Frühstück wollten.

»Haben Sie's schon gehört? Ist das nicht entsetzlich?«, fragte Norma gleich beim Eintreten. Ihre Augen waren schreckensweit, aber der Eifer in ihrer Stimme strafte sie Lügen.

»Entsetzlich«, wiederholte Maggie. »Der arme Gerald. Das war bestimmt diese Frau, mit der er sich eingelassen hat, das könnt ihr mir glauben.«

»Raquel?«, fragte Keeley und staunte, wie schnell die beiden eine Schuldige gefunden hatten und wie rasch aus Raquel, einer normalen Einwohnerin von Belfrey, die diesen beiden bestens bekannt war, »diese Frau« geworden war.

»Na klar, wer sonst? Das Bistro ist auch nicht geöffnet. Ich überlege, ob man sie wohl schon verhaftet hat.« Norma schaute Keeley an, die wusste, dass die Frage an sie gerichtet war. Als Freundin des Kriminalbeamten vor Ort war Keeley es gewöhnt, dass man versuchte, von ihr Einzelheiten zu allen möglichen Dingen zu erfahren, die in Belfrey so geschahen. Als würde ihr Ben je was erzählen, ehrlich. Sie war überrascht gewesen, dass er ihr berichtet hatte, wie Gerald ermordet worden war, und hatte es sich damit erklärt, dass er wohl müde war. Seit Keeley in den Mordfall an Terry Smith verwickelt gewesen war, achtete Ben sehr darauf, Arbeit und Privatleben sorgfältig zu trennen.

»Ich könnte mir vorstellen, dass Raquel um Gerald trauert«, sagte Keeley.

Maggie schnaubte. »Trauert? Die? Die hat sich doch bis Ende der Woche schon den Nächsten gekrallt.«

Keeley wollte gerade Raquel weiter verteidigen, schwieg dann aber, als sie sich daran erinnerte, wie die sich am Vortag Duane an den Hals geworfen hatte. Andererseits hatte Gerald da ja noch gelebt. Sie wusste nicht, warum sie überhaupt das Bedürfnis verspürte, Raquel zu verteidigen; sie beide konnten sich wirklich nicht leiden, vor allem weil Raquel Keeley beharrlich als Rivalin betrachtete. In der Schule waren sie aber Freundinnen gewesen. Wenn »Freundin« hier das richtige Wort war – Raquel hatte sich gern von Keeley ihre Hausaufgaben machen lassen, und es hatte ihr gefallen, dass die unscheinbare, mollige Keeley das obligatorische Gegenstück zu Raquels müheloser Schönheit abgab, hatte sie jedoch fallen lassen wie eine heiße Kartoffel, sobald sich jemand Besseres am Horizont zeigte. Schüchtern und unbeholfen, war Keeley damals dankbar für die Krumen von Raquels Freundschaft gewesen. Sie hatte eigentlich erst begriffen, wie wenig diese Freundschaft wert war, als ihr Vater gestorben war und Raquel sich kaum erkundigt hatte, wie es ihr ging, geschweige denn Unterstützung angeboten hätte. Sie waren während Keeleys zehnjähriger Abwesenheit nicht in Kontakt geblieben, und als Keeley schlanker und selbstbewusster zurückgekehrt war und ihr eigenes Café eröffnet hatte, hatte sich Raquel alle Mühe gegeben, ihr das Gefühl zu vermitteln, dass sie höchst unwillkommen war.

Allerdings, dachte Keeley mit leichten Gewissensbissen, war die Lage auch dadurch nicht einfacher geworden, dass Keeley Raquel verdächtigt hatte, Terry Smith umgebracht zu haben. Vielleicht waren diese Schuldgefühle teilweise der Grund, warum sie jetzt meinte, Raquel verteidigen zu müssen – das und das Geheimnis von Raquels Vater, das Keeley entdeckt hatte.

Es war ein schrecklicher Augenblick gewesen, als Keeley herausgefunden hatte, dass Darla ihrem geliebten Vater einmal untreu gewesen war. Sie hatte damals gefürchtet, er könnte nicht ihr Vater sein. Ihre Erleichterung, als sich das alles als Missverständnis herausstellte, war riesig gewesen. Seither war sie Raquel ein wenig freundlicher gesinnt und versuchte, nicht auf deren Anfeindungen einzugehen. Die Netteste war Raquel nicht, das stimmte, aber Keeley war sich beinahe sicher, dass sie auch keine Mörderin war. Beinahe.

»Bestimmt nicht; ich kann mir vorstellen, dass Raquel sehr bestürzt ist«, sagte Darla und richtete sich in der Ecke auf, wo sie die Morgenzeitungen geordnet hatte. Normas und Maggies Augen weiteten sich in echtem Schreck, als sie Keeleys Mutter erkannten.

»Darla Carpenter? Also so was!« Norma warf Darla ein breites, unaufrichtiges Lächeln zu. Darla schaute wortlos zurück und reagierte mit einem gepressten kleinen Lächeln, das eher wie eine Grimasse wirkte.

»Norma. Maggie.«

»Du siehst phantastisch aus«, sagte Norma mit offensichtlichem Neid, während ihre kleinen Augen wie Laserstrahlen über Darlas makellose Erscheinung huschten. Der Blick, den ihr Darla als Antwort zuwarf, machte nur allzu deutlich, dass sie dieses Kompliment leider nicht erwidern konnte.

»Danke. Wollt ihr was bestellen? Keeley ist sehr beschäftigt. Ich bin mir sicher, dass sie keine Zeit hat, hier herumzustehen und zu schwatzen.«

Keeley verbarg ein überraschtes Lächeln. Norma und Maggie schauten verdutzt drein, ehe Maggie in leicht hochmütigem Ton antwortete, nachdem sie die Fassung wiedergefunden hatte: »Nein, nein, wir gehen dann mal besser.« Sie murmelten ein Auf Wiedersehen in Keeleys Richtung, ehe sie durch die Tür nach draußen wuselten. Darla schaute ihnen mit geschürzten Lippen hinterher.

»Die beiden konnte ich noch nie leiden. Die waren immer hier, als das noch der Laden deines Vaters war, haben ihr Gift verspritzt und versucht, mit ihm über die Preise zu feilschen, als wäre er ein gewöhnlicher Markthändler.«

»Danke, Mum«, sagte Keeley, die das Einschreiten ihrer Mutter merkwürdig gerührt hatte.

Darla tat das mit einem eleganten Zucken einer Schulter ab.

»Du solltest mit deinen Kunden etwas wählerischer sein«, sagte sie und wandte sich erneut den Zeitungen zu. Keeley schüttelte belustigt den Kopf und ging wieder daran, die frischen Zutaten für die Salatbar zuzubereiten. Bisher war der Sommer außerordentlich warm gewesen, und Keeleys Salate, Smoothies und die selbstzubereitete Eiskrem waren weggegangen wie warme Semmeln. Zwei Beschäftigungen machten Keeley glücklich: Yoga und Kochen. Manchmal, wenn sie gerade schnippelte und rührte oder sich ein neues Rezept ausdachte, geriet sie in den außerordentlich konzentrierten und doch entspannten Zustand, den sie sonst nur bei einer gelungenen Yoga-Übung empfand. Für viele Leute, zu denen oft auch ihre Freunde gehörten, schienen sich die beiden Tätigkeiten gegenseitig auszuschließen, aber für Keeley ergänzten sie sich perfekt. In der Yoga-Philosophie war Essen mehr als nur Nahrungsaufnahme; es war eine Art von Verbindung: mit sich selbst und mit anderen und der Welt ringsum. Für Keeley gab es keine bessere Methode, sich den Menschen ringsum zugehörig zu fühlen, als mit ihnen ihre Liebe zum Essen zu teilen. Die ersten paar Monate als Besitzerin des Yoga-Cafés waren zwar harte Arbeit gewesen, hatten sie aber auch erfüllt und ihr einen Sinn im Leben und einen Halt gegeben, den sie so verzweifelt benötigt hatte.

Hätte sie nicht das Pech gehabt, in diesen grausigen Mordfall hineingezogen zu werden, dann wären diese ersten paar Monate wirklich perfekt gewesen.

Während Keeley ihre Mutter beobachtete, wie sie herumwuselte, irgendwie einen geschäftigen Eindruck vermitteln konnte, ohne tatsächlich irgendetwas Nützliches zu tun, dachte sie darüber nach, wie wichtig es für sie war, dass Darla verstand, vielleicht sogar stolz darauf war, was ihre Tochter erreicht hatte, welchen Erfolg sie mit George Carpenters ehemaligem Fleischerladen hatte. Die völlig untypischen Bemerkungen ihrer Mutter vorhin hatten in Keeley einen Hoffnungsschimmer aufkeimen lassen, dass dies vielleicht doch kein so aussichtsloser Wunsch war.

»Ziemlich eng hier, nicht?«, sagte Darla mit einem leidenden Seufzer, quetschte sich mit viel Getue zwischen den Tischen hindurch, um zur Toilette zu gehen, obwohl nach Keeleys Meinung mehr als genug Platz für die schmale Gestalt ihrer Mutter war.

Allmählich strömten die Kunden herein, und schon war Keeley mit Frühstückmachen beschäftigt. Ihr vegetarisches Frühstück und das Porridge mit Sommerfrüchten hatten sich in den letzten paar Wochen als sehr beliebt erwiesen, und schon bald war sie bis über die Ohren mit Kochen und Bedienen beschäftigt und war in dem Moment sehr dankbar für Darlas Anwesenheit, da ihre Mutter die Kasse und das Servieren der Getränke übernommen hatte. Obwohl ihre Mutter die Gäste mit einer Miene beleidigter Verächtlichkeit bediente, war sie sehr effizient und bestens organisiert. Das nahm eindeutig den Druck von diesem Morgenansturm, und Keeley dachte wieder, dass es höchste Zeit war, jemanden als regelmäßige Hilfskraft einzustellen.

Wie erwartet, redeten alle nur über Geralds Tod. Jack Tibbons kam mit seinem alten Wolfshund Bambi herein und hatte die Morgenausgabe der Zeitung unter den Arm geklemmt. Ein großes Bild von Gerald in vollem Ornat prangte auf der Titelseite unter der Schlagzeile »Bürgermeister ermordet«. Zutreffend, gewiss, wenn auch ein wenig phantasielos.

»Hast du das gesehen? Wirklich schlimme Sache«, sagte Jack mit rauer Stimme, legte die Zeitung auf seinen üblichen Tisch in der Ecke neben der Theke. Dann wurden seine Augen weit, als er Darla erblickte, und er lächelte schief, während sich sein Gesicht erhellte.

»Darla Carpenter? Lang, lang ist's her«, sagte er. Darla nickte ihm knapp zu.

»Jack. Was kann ich dir bringen?« Ihre Stimme war so knapp und effizient wie den ganzen Morgen über, aber Keeley meinte, darin zumindest eine Spur Wärme zu entdecken und zu sehen, wie die Haltung ihrer Mutter weniger straff wurde. Sie beobachtete die beiden voller Interesse. Jack hatte bei ihrem Vater gearbeitet und den Fleischerladen nach Georges Tod und Darlas Wegzug eine Weile weitergeführt, bis die Krankheit seiner verstorbenen Frau ihn gezwungen hatte, sie ganztägig zu pflegen. Nun war er Witwer und ein schweigsamer Mann, wie ihn Keeley in ihren Gedanken typisch für Belfrey fand: bodenständig und mit einem wachen Blick für Bockmist. Man hätte nicht erwartet, dass sich Darla für so jemanden erwärmen könnte, aber Jack war Keeleys Familie gegenüber stets loyal gewesen, und Keeley vermutete, dass ihre Mutter ihn sehr viel lieber mochte, als sie gern zugeben würde.

»Das ist eine schlimme Sache«, sagte Keeley leise und kehrte zu Geralds Ermordung zurück. Jack hatte Gerald gut gekannt, wie die meisten alteingesessenen Einwohner von Belfrey, und der Bürgermeister war beliebt gewesen. Seine Ermordung war sicherlich ein Schock für das Städtchen.

»Hat irgendjemand was von Raquel gesehen?«, fragte Jack. Keeley schüttelte den Kopf. Da kam Megan herein, sie duftete nach Lavendel und sah auch aus wie Lavendel: Sie hatte ihre blonden Dreadlocks lila gefärbt. Im Schlepptau hatte sie einen Mann mit langem Haar und Bart und einer Art weißer Tunika über weißen Hosen. Keeley blinzelte verdutzt, ehe sie ihr Gesicht wieder zu einem Ausdruck höflicher Freundlichkeit arrangierte. Megans Begleiter waren oft ein wenig »schräg«, und das bevorstehende Kunstfestival würde sicherlich ein paar ungewöhnliche Typen anlocken.

»Raquel ist bei meinem Cousin«, antwortete Megan, trat zu Keeley und küsste sie auf die Wange, während Darla die Neuankömmlinge mit kaum verhohlenem Entsetzen musterte, auf Megans ungewöhnliches Haar, ihre Hippie-Kleidung und den deutlich sichtbaren Nasenring starrte. Dann wanderten ihre Augen zu deren Begleiter, ehe sie sie mit schmerzlicher Miene schloss.

»Das ist David«, verkündete Megan, »er ist zum Kunstfestival hergekommen.« Keeley lächelte den Mann an, der nichts sagte, Keeley aber einen ernsten Blick zuwarf und dann den Kopf in derart königlicher Manier senkte, dass Keeley beinahe einen Knicks gemacht hätte.

»Mum, das ist David und das meine Freundin Megan«,

stellte Keeley die beiden vor, ehe sie sich wieder Megan zuwandte und fragte: »Sie ist bei Duane? Geht es ihr gut? Das muss ein Schock für sie gewesen sein.«

»Ich habe sie noch nicht gesehen; Duane hat mich vorhin angerufen. Es klang ganz so, als stünde er ebenfalls unter Schock. Anscheinend hat Ben heute Morgen Raquel auch schon zu einem Gespräch einbestellt.« Es war ein fragender Ton in ihrer Stimme, und Keeley schüttelte den Kopf. »Ich habe seit den frühen Morgenstunden nichts mehr von ihm gehört«, sagte sie. Megan schaute sich im Café um, wo inzwischen mehr als nur ein paar Gäste im Kauen innehielten und sich sehr für ihr Gespräch zu interessieren schienen. Also senkte sie die Stimme. »Ich habe ein ziemlich ungutes Gefühl bei der Sache, Keeley. Ich habe heute Morgen die Karten gelegt, aber die haben mir nichts verraten.«

Jack, der gleich neben ihr saß, hüstelte ungläubig.

»Ich denke nicht, dass deine komischen Karten dir irgendwas verraten, Mädel; das solltest du lieber der Polizei überlassen«, meinte er. Megan schaute beleidigt drein, und Keeley, Friedensstifterin wie immer, schaltete sich ein und bot Megan an, kostenlos ihren neuen Smoothie zu probieren. Megan ging mit ihr zur Salatbar, wo Keeley einen Smoothie aus Mango und Gurke zusammenstellte, während Darla und Jack leise redeten. David setzte sich ans Fenster und blickte auf die Straße, einen Ausdruck heiterer Gelassenheit auf dem Gesicht, anscheinend weit weg von allem, was ringsum vorging.

»Raquel ist wohl heute früh weinend bei Duane aufgekreuzt, nachdem die Polizei mit ihrer Befragung fertig war. Er meinte, sie wäre völlig durch den Wind gewesen.«

»Hatte sie eine Ahnung, wie das passiert war?«

»Du meinst, wer es getan hat? Nein. Sie hat immer wieder gesagt, Gerald wäre ein netter Mann und hätte keine Feinde gehabt. Sie meinte, sie hätte ihn seit ihrem Streit gestern hier vor der Tür nicht gesehen. Mehr hat mir Duane nicht erzählt.«

Gestern war Gerald nicht so nett gewesen, kam Keeley unwillkürlich in den Sinn, als sie an diesen Streit dachte und daran, wie heftig er Raquel beschimpft hatte. Megan schien dasselbe zu denken.

»Wenn er also keine Feinde hatte und Raquel die letzte Person war, die sich mit ihm gestritten hat …«, sagte Megan und ließ diese Worte im Raum schweben. Keeley schaute sich im Café um, war sich sicher, dass alle die Ohren spitzten, um dem Gespräch zu lauschen, obwohl niemand in ihre Richtung blickte.

»Keine voreiligen Schlüsse«, mahnte Keeley. »Die Polizei hat mit ihr geredet und hat offensichtlich keinen Grund gefunden, sie dort zu behalten.«

»Ich sage allerdings schon immer«, verkündete Megan, »dass sie eine widerliche Person ist. Es ist ihre Aura; die raubt einem alle Energie. Sie ist wie eine Psycho-Vampirin.«

»Ich weiß nicht, was das bedeutet. Aber was immer es ist, es macht sie nicht zur Mörderin«, sagte Keeley mit Bestimmtheit. Es sah Megan gar nicht ähnlich, so feindselig zu sein, doch sie hatte eine Abneigung gegen Raquel entwickelt, die sie bestenfalls herablassend und schlimmstenfalls schlicht rüde behandelte, besonders seit sie sich mit Keeley angefreundet hatte.

Megan zuckte die Achseln. »Vielleicht nicht. Ben kriegt das raus, da bin ich sicher.«

Keeley nickte, dachte über die Aussage ihrer Freundin

nach. Ben war der einzige Kriminalbeamte vor Ort; seine Vorgesetzten waren auf der Hauptwache in Ripley, und höchstwahrscheinlich würde dieser Fall zunächst ihm zufallen. Und wenn er erfolgreich war und ihn aufklärte, könnte das die Beförderung zum Detective Sergeant bedeuten, die er sich so wünschte. Die Sache hatte also zwei Seiten. Dass er das Opfer gut gekannt hatte, machte alles nur noch komplizierter. Keeley spürte, wie ihr ein kaltes Schaudern über den Rücken lief, gleichzeitig überkam sie eine Welle der Sympathie für Ben. Obwohl er wenig über seine Arbeit sprach, wusste sie, dass es sehr schwer für ihn sein würde, in diesem Fall zu ermitteln. Ben liebte Belfrey, und er hatte es vorgezogen, hier zu bleiben und sich im Städtchen hochzuarbeiten, obwohl eine Versetzung nach Derby seine Karriereaussichten verbessert hätte. Aber wenn man in einer vertrauten Umgebung arbeitete, blieb es nicht aus, dass einem die Fälle ein wenig zu nah gingen. Das war die Kehrseite der Medaille.

»Wie geht es mit deinen Gästen?« Keeley wechselte das Thema. Es gelang ihr, so die Stimmung ein wenig aufzuhellen, denn bei dem Gedanken an Suzy und Christian musste Megan leise lachen.

»Die sind interessant, gelinde gesagt. Ich habe Suzy heute Morgen überrascht, wie sie die Struktur der Hauswand auf Papier durchpauste. Sie sagte, sie müsse ein Gefühl für den Ort bekommen, die Muse anlocken.«

»Ich dachte, du magst so was?«

»Na ja, schon, aber sie hat es so herablassend gesagt, hat irgendwie angedeutet, dass ich es niemals verstehen würde, weil ich keine Künstlerin bin. Ich habe versucht, mit ihr über den Geist des Ortes zu sprechen und ihr zu erklären, dass Belfrey spirituell sehr reich ist, und sie hat lediglich erwidert, das alles wäre ihr herzlich egal, ihr ginge es nur um ihre Kunst.«

»Ich wüsste gern, wie der arme Christian das sieht?«

»Na ja, in Anbetracht dessen, dass die beiden mich die halbe Nacht mit ihrem leidenschaftlichen Gestöhne wachgehalten haben, scheint es ihm nicht viel auszumachen«, sagte Megan und schüttelte sich.

»O je. Das ist ein bisschen daneben, wenn man bedenkt, dass du so nett bist, sie bei dir aufzunehmen. Vielleicht solltest du was sagen?«

»Ich weiß, aber wie soll ich das formulieren? ›Entschuldigung, könntet ihr euer Liebesspiel etwas leiser gestalten?‹ Das ist kaum ein Thema für den Frühstückstisch, oder?«

Keeley prustete vor Lachen. Megan verstand es immer wider, sie aufzumuntern. Sie hatte jetzt den Smoothie fertig. Er schmeckte Megan sehr gut. Keeley räumte gerade die Tische ab, als die Glocke an der Tür wieder bimmelte. Keeley blickte auf und spürte, wie ihr das Blut in die Wangen stieg, als sie die vertrauten Schritte hörte. Selbst nach einigen Monaten hatte Ben noch diese Wirkung auf sie.

Er küsste sie auf die Wange, ließ die Lippen nur einen Augenblick über ihre Haut streichen. Aus der Nähe konnte sie sehen, wie müde er war.

»Wie geht's dir?«, fragte sie ihn. »Ich habe noch jede Menge Frühstück übrig, wenn du was willst.«

Er schüttelte den Kopf.

»Ich muss auf die Wache zurück und die Zeugenaussagen anständig zu Protokoll geben, aber wenn ich schnell einen Kaffee haben könnte? Richtigen Kaffee, keinen koffeinfreien.«

»Komm mit in die Küche. Oh, das ist meine Mutter, Darla. Mum, erinnerst du dich an Ben?«

Darla schaute auf, und ein charmantes Lächeln trat auf ihr strenges Gesicht, als sie den erwachsenen Ben Taylor sah. Ihre Mutter war immer noch sehr schön, dachte Keeley.

»Na, schau mal einer an! Du siehst großartig aus. Wie geht es deinen Eltern?«

Ben plauderte ein wenig mit Darla. Seine Stimme war freundlich, aber in seinen Augen zeigte sich Vorsicht, als er Keeley in die Küche folgte.

»Wie war der Morgen?«, fragte er, nachdem er die Küchentür hinter sich zugemacht hatte. Keeley wusste, dass er sich damit nicht nach dem Geschäft im Café und der Stimmung ihrer Gäste nach der tragischen Nachricht erkundigte, sondern danach, wie sie mit dem Besuch ihrer Mutter klarkam.

»Sie hat mir viel geholfen, auf ihre Art«, gestand ihm Keeley. »Wenn sie wieder in London ist, muss ich eine Hilfskraft einstellen. Aber genug von mir, wie war dein Morgen? Du siehst völlig erschöpft aus.« Sie legte ihm die Arme um den Hals, und Ben zog sie kurz an sich.

»Viel zu tun«, antwortete er, »und es wird wohl noch mehr werden. Es ist ein seltsamer Fall, Keeley; bisher scheint niemand irgendwas gehört oder gesehen zu haben, nicht einmal Geralds Haushälterin. Und es gibt keine Anzeichen dafür, dass jemand gewaltsam ins Haus eingedrungen ist.«

»Also war es jemand, den Gerald kannte«, sagte Keeley, und ihr wurde ganz mulmig zumute. »Ich habe gehört, du hast Raquel befragt?«

»Natürlich; sie war die Erste, mit der ich geredet habe. Ich muss auch noch von allen Leuten Aussagen aufnehmen, die Zeugen des gestrigen Streits waren. Mit Duane habe ich schon geredet. Raquel behauptet, dass sie zur Tatzeit mit ihm zusammen war.«

Keeley zog eine Augenbraue in die Höhe. Wenn Gerald gestern Abend ermordet worden war, dann bedeutete das, dass Raquel und Duane zumindest einen Teil der Nacht miteinander verbracht hatten.

»Megan ist hier, sie hat mit angehört, wie Gerald und Raquel sich lautstark gestritten haben. Und die beiden Künstler.«

»Das mache ich später«, sagte Ben, drückte ihr seinen Mund auf die Lippen und küsste sie kurz, ehe er sich mit einem Seufzer von ihr löste.

»Ich muss gehen.«

»Ich dachte, du wolltest einen Kaffee?«

Er warf ihr ein müdes Lächeln zu, und sie sah die Grübchen neben seinem Mund, was ihm plötzlich wieder ein jungenhaftes Aussehen verlieh. Sie spürte ein Ziehen in der Brust, fühlte sich instinktiv zu diesem Mann hingezogen.

»Nein, ich wollte dich nur fünf Minuten für mich allein haben. Ich rufe dich an, sobald ich kann.« Er küsste sie noch einmal, ehe er fortging und sich von den anderen im Café verabschiedete. Darla warf er ein besonders charmantes Lächeln zu. Verblüfft beobachtete Keeley, dass sich ihre Mutter mit einer affektierten Geste das Haar richtete. Ben zwinkerte ihr zu, und Keeley konnte kaum ein Lächeln unterdrücken.

»Er ist absolut hinreißend, Keeley«, sagte ihre Mutter. Keeley machte sich auf den nächsten Kommentar gefasst, was sie doch für ein Glück hätte, sich den geangelt zu haben, und dass es ein Wunder wäre, wenn sie ihn auch behalten könnte, oder etwas Ähnliches, aber es kam keiner. Stattdessen sammelte ihre Mutter geschäftig Teller ein. Keeley schaute ihr verwundert zu, während sie sich über diese neue Freundlichkeit so ihre Gedanken machte.

Sie hatte wenig Zeit zum Grübeln, denn sobald sie das Frühstücksgeschirr abgeräumt hatten, war es schon Zeit, das Mittagessen vorzubereiten. Die nächsten paar Stunden verschwammen für Keeley zu einem Wirbel aus Kochen und Servieren und hielten sie zum Glück so auf Trab, dass sie die Fragen all der Gäste gar nicht mitbekam, die von der Ermordung Geralds gehört hatten. Nachdem sie die Morgenzeitung gelesen hatten, waren mehr oder weniger alle informiert, und es war natürlich auch allgemein bekannt, dass sie die Freundin des einzigen Detective Constable in Belfrey war – der hoffentlich bald Detective Sergeant würde. Wie Keeley vorausgesagt hatte, war im Café sehr viel mehr los als normalerweise am Wochenanfang, und Gerald schien das einzige Gesprächsthema zu sein. Mord war anscheinend gut fürs Geschäft. Natürlich lag es auch daran, dass das Bistro geschlossen war und viele von Raquels Stammgästen ins Yoga-Café abgewandert waren und statt einem Burger aus Schweinefleisch nun mal einen aus Tofu aßen. Keeley war erstaunt über den Gesinnungswandel der Leute, die fröhlich Ähnliches äußerten wie Norma und Maggie am frühen Morgen. Im Großen und Ganzen schien Übereinstimmung darüber zu herrschen, dass Raquel die Schurkin der Stunde war. Obwohl Keeleys Instinkt ihr sagte, dass das nicht stimmte, nagte trotzdem etwas an ihr, etwas, das Ben gesagt hatte oder vielleicht Megan, etwas, das sie nicht genau ausmachen konnte.

Erst gegen Spätnachmittag wurde es im Café ein wenig ruhiger, und Keeley und Darla konnten sich hinsetzen und eine Tasse Tee und eine Mahlzeit genießen. Zumindest genoss Keeley sie. Darlas unterwartet freundliche und offene Stimmung schien während der Mittagszeit verflogen zu sein, und schon bald rümpfte sie die Nase über jeden Posten auf der Speisekarte.

»Gibt's bei dir überhaupt kein richtiges Essen, Liebes? Ich bin überrascht, dass dein Café so gut geht. Ich hoffe, das ist nicht nur so, weil das Café noch neu ist, und du nicht bald zu kämpfen hast, damit du deine Kunden halten kannst.«

Keeley biss sich auf die Zunge, um sich die Antwort darauf zu verkneifen. Das Café hatte eine gute Anzahl von Stammkunden, von denen auch viele in Keeleys Yoga-Kurse kamen, aber es war natürlich immer noch ein riskantes Unternehmen, in einer traditionell landwirtschaftlichen Region wie der von Belfrey ein vegetarisches Café zu eröffnen, und die Worte ihrer Mutter spiegelten nur Keeleys eigene frühere Befürchtungen wider. Sie hatte hart daran gearbeitet, das Café zu einem Teil von Belfrey zu machen, achtete darauf, dass sie all ihre Milchprodukte und Eier von Biobauernhöfen aus der Gegend bezog, verwendete, soweit es möglich war, auch Obst und Gemüse aus der Region und beteiligte sich an Veranstaltungen in der Gemeinde, zum Beispiel dem bevorstehenden Kunstfestival. Ihre Arbeit hatte sich ausgezahlt, aber sie wusste auch, dass sie einen guten Start gehabt hatte, weil sie in Belfrey geboren und aufgewachsen und ihr Vater George vor Ort sehr beliebt gewesen war. Keeley erschauderte, als sie sich daran erinnerte, dass einige sie allerdings beschuldigt hatten, »seine Erbe zu verraten«, als sie seinen Laden in ihr Café umwandelte.

Keeley biss sich auch aus einem anderen Grund auf die Zunge, nachdem ihre Mutter ihren Kommentar abgegeben hatte: Darla gehörte immer noch die Hälfte des Geschäftes, sie war also ihre stille Teilhaberin. Die Entscheidung ihrer Mutter, ihr einen Besuch abzustatten, machte sie folglich ziemlich nervös. Obwohl Darla keinen Grund zur Klage darüber hatte, wie ihre Tochter das Café führte, da es bereits einen kleinen und ständig wachsenden Gewinn abwarf, wäre es recht untypisch für ihre Mutter, wenn sie nicht versuchen würde, irgendwie ihren Einfluss geltend zu machen.

Und wirklich schaute sich Darla gerade mit zusammengekniffenen Augen im Café um.

»Vielleicht sollten wir alles ein wenig ändern? Dem Ganzen ein eher altmodisches Ambiente geben, mehr Cream Teas und Kuchen verkaufen? Diese Art von Café ist ja sehr beliebt, weißt du, und die sind nicht nur eine Modeerscheinung.«

»Ich glaube nicht, dass die Leute das Yoga-Café als ›Modeerscheinung‹ sehen, Mum«, sagte Keeley leise, obwohl die Worte ihrer Mutter sie verletzt hatten, »und von solchen Tea Shops, wie du sie meinst, gibt es in Belfrey schon drei. Mein Café ist einzigartig.«

»Na ja, anders ist es jedenfalls«, sagte Darla mit einem leidenden Seufzer, als wäre dies alles nur ein Hirngespinst von Keeley, das sie erdulden musste. Keeley widerstand der Versuchung, die Augen zur Decke zu drehen, und schaute auf die Uhr.

»Ich glaube, ich schließe ab und gehe schnell auf ein Glas Wein im Tavern vorbei. Hast du Lust, mitzukommen?«, fragte Keeley und kam sich gemein vor, weil sie hoffte, ihre Mutter würde sich weigern.

»O Gott, nein, ich würde keinen Fuß in dieses Dreckloch setzen, habe nie verstanden, warum dein Vater es so mochte. Nein, ich gehe nach oben und lege mich ein bisschen hin. Ich bin völlig erschöpft vom heutigen Tag, und meine Maniküre ist auch hin.«

Darla überließ Keeley das Aufräumen, und die war nach einem so geschäftigen Tag froh, allein zu sein. Allerdings fiel es ihr schwer, nicht ans Ableben von Gerald Buxby zu denken, wenn nichts mehr sie ablenkte. Sie versuchte, diese Gedanken aus ihrem Kopf zu verbannen. Ihre angeborene Neugier rang mit dem Entsetzen über die Nachricht von einem weiteren Mord in Belfrey.

Nachdem sie das Café abgeschlossen hatte, ging sie zum Tavern hinüber, blinzelte, als sie von der sonnigen High Street in das verrauchte Dämmerlicht des Pubs trat. Seit Keeley denken konnte, hatte sich die Inneneinrichtung nicht geändert, und sie war schon damals schäbig gewesen. Trotzdem mochte sie die Kneipe immer noch, weil sie sich an viele Nachmittage erinnerte, an denen sie hier mit ihrem Vater und seinen Freunden saß, nachdem die Schule vorüber war und der Fleischerladen geschlossen hatte. Sie lächelte, als sie Jack und Bambi an der üblichen Stelle sitzen sah, und zog sich einen Stuhl unter dem Tisch vor, um neben den beiden Platz zu nehmen. Bambi legte ihr seinen großen Kopf auf den Schoß und schaute sie mit seelenvollen Augen an. Keeley kraulte ihn hinter den Ohren.

»Ja, ja, der Hund mag dich. Wie war der restliche Nachmittag, Mädel?«

»Viel los«, sagte Keeley. Jack sah sie aufmerksam an und zog an seiner Pfeife.

»Und wie ist's mit deiner Mutter? Nicht leicht zufriedenzustellen, diese Frau.«

Keeley grinste ihn an und war dankbar für seinen scharfen Blick. Jack konnte sie nie etwas vormachen. Von all den älteren Einwohnern von Belfrey hatte er ihre Familie am besten gekannt und erinnerte sich gut an sie, weil er nicht nur für ihren Vater gearbeitet hatte, sondern auch einer seiner engeren Freunde gewesen war. Er hatte also bestimmt auch Darla und all ihre kleinen Macken nur zu gut kennengelernt. Trotzdem redete er, obwohl er ihre Mutter immer schon vollkommen durchschaut zu haben schien, stets mit einer Art widerwilligem Respekt von ihr. Er hatte Keeley einmal erzählt, er hätte nie Zweifel an Darlas Liebe zu ihrem Ehemann gehabt, und das schien Jack zu reichen, um sie höher zu schätzen, als er das vielleicht sonst gemacht hätte. Er war auch einer der wenigen gewesen, denen sich Keeley anvertrauen konnte, nachdem sie herausgefunden hatte, dass ihre Mutter ihrem Vater untreu gewesen war, allerdings lange, ehe Keeley gezeugt wurde.

»Es ist nicht ganz so schlimm, wie erwartet, ehrlich gesagt«, gab sie zu, vergrub ihre Hände in Bambis Nackenfell und wurde mit einem glücklichen Schaudern des Hundes belohnt. »Ich denke, ihre Anwesenheit allein reicht, um mich nervös zu machen. Ich habe immer das Gefühl, dass nichts, was ich tue, ihr gut genug ist, und ich wünsche mir so sehr, dass sie stolz auf das ist, was ich aus dem Café gemacht habe. Vorhin hat sie allen Ernstes zugegeben, dass sie mich manchmal zu streng beurteilt, was ihr gar nicht ähnlich sieht. Jetzt habe ich also zu allem Überfluss noch Gewissensbisse, weil ich sauer auf sie bin.« Sie unterbrach sich abrupt, ein bisschen verlegen über ihre Offenheit. Es war ihr immer leichtgefallen, mit Jack zu reden, aber bisher hatte sie sich diese Gefühle nicht einmal selbst eingestanden, geschweige denn, sie jemand anderem anvertraut.

»Ich bin sicher, dass sie stolz auf dich ist«, sagte Jack mit einem schiefen kleinen Lächeln, »genauso wie ich sicher bin, dass es ihr beinahe unmöglich ist, dir das zu sagen. Sie war stolz wie Oskar, als du ein Kind warst, hat den Leuten ständig erzählt, was du für ein kluges Mädchen bist.«

»Wirklich?« Das war Keeley neu; sie wusste nicht recht, wie es ihr mit der Geschichte ging, die Jack ihr da erzählt hatte. Allmählich kam ihr der Verdacht, dass sie ihre Mutter immer missverstanden hatte. »Sie war auch besser gelaunt, als ich erwartet hatte. Sie scheint Ben zu mögen. Aber dann hat sie wieder angefangen, am Café rumzumäkeln.«

»Vielleicht hat die Sache mit dem Mord sie auch ein bisschen mitgenommen. Sie kannte Gerald recht gut, als du noch klein warst. Das ist keine gute Nachricht, wenn man an einen Ort zurückkehrt.«

Keeley nickte nachdenklich. Ehrlich gesagt hatte sie sich nicht die Mühe gemacht, sich zu überlegen, wie sich Darla wohl bei ihrer Rückkehr nach Belfrey fühlte, zehn Jahre nach dem Tod ihres Mannes. Es konnte ja recht schmerzlich für sie ein. Keeley verspürte Gewissensbisse, als ihr klar wurde, dass sie so in ihren eigenen Befindlichkeiten befangen war, dass ihr überhaupt nicht in den Kopf gekommen war, dass ihre Mutter vielleicht auch mit irgendwelchen Gefühlen zu kämpfen hatte. So war Darla: Sie hielt ihre Emotionen so gut unter Verschluss, dass man manchmal annahm, sie hätte gar keine. Außer natürlich Verachtung und Verärgerung. Die konnte sie sehr gut zeigen. Das sind vielleicht Verteidigungsmechanismen, überlegte Keeley mit einem seltenen Anfall von Mitgefühl mit ihrer Mutter.

»Vielleicht sollte ich was Nettes für sie tun, sie zum Abendessen ausführen. Das hat Ben auch vorgeschlagen.«

Jack zog erneut an seiner Pfeife. »Das solltest du vielleicht. Ihr beide könntet auch mal einen Abend zu mir kommen, wenn ihr mögt, und Ben könnt ihr gern mitbringen. Meine Haushälterin macht ein wunderbares Lammstew. Ich bin sicher, aus deiner Portion kann sie das Fleisch rausnehmen.«

»Das wäre wunderbar!« Tiefe Sympathie stieg in Keeley für den älteren Mann auf. Sie beugte sich zu ihm hinüber und umarmte ihn kurz. Jack errötete ein wenig und paffte wieder seine Pfeife. Keeley schob sanft Bambis Kopf von ihrem Schoß, stand auf und ging an die Bar, um sich ein Glas Wein zu holen. Tom, der Barmann, warf ihr ein schwaches Lächeln zu.

Tom wurde liebevoll – vielleicht von einigen älteren Einwohnern auch weniger liebevoll – als »Metallkopf« bezeichnet, weil er eine Vorliebe für Heavy-Metal-Musik hatte, die er mit seiner meist schwarzen Kleidung, seinem langen Bart und Haarschopf und verschiedenen Metallteilen zum Ausdruck brachte, die seine Lippen, Augenbrauen und Ohren zierten. Keeley erinnerte sich daran, dass Tom in der Schule ein schüchterner, bescheidener Junge gewesen war, und seine Verwandlung versetzte sie immer wieder in Erstaunen.

»Schon die neueste Neuigkeit gehört?«, fragte er nun und streckte die Hand nach einem kleinen Glas und der Flasche mit dem Hauswein aus.

»Ich war gestern Abend bei Ben, als er den Anruf gekriegt hat«, gab Keeley zu. »Es ist ein ziemlicher Schock.«

»Keine Ahnung, wer den Bürgermeister hätte umbringen wollen.«

Keeley dachte darüber nach. Jeder Mord an einem Einwohner würde einen Schock in der kleinen Stadt auslösen, aber natürlich war der noch größer, wenn dieser Einwohner eine so prominente Gestalt war, in gewisser Weise das öffentliche Gesicht von Belfrey. Und noch dazu war es so kurz vor dem alljährlichen Kunstfestival passiert. Keeley fragte sich, ob das Festival, das bisher immer ungeheuer beliebt gewesen war, nun noch mehr Besucher anlocken würde. Tragödien waren durchaus gut für den Tourismus. So schrecklich, wie es war, sie wusste, dass es stimmte, wie ihr der Ansturm von Besuchern im Café heute bewiesen hatte.

»Ich auch nicht«, murmelte Keeley und nahm dankbar einen Schluck von dem Wein, den Tom ihr gereicht hatte und der kühl und frisch schmeckte. Sie lächelte ihn an, war froh, dass er im Gegensatz zu allen anderen bisher nicht automatisch Raquel verdächtigte.

Bis er weitersprach.

»Raquel kriegt jetzt wohl Ärger, was?«

Keeley runzelte die Stirn. »Weil sie ein Paar waren, ist sie natürlich eine der Ersten, die befragt wurden«, sagte sie diplomatisch und überlegte, ob Tom wohl schon von dem gestrigen Streit vor dem Café gehört hatte.

»Ja, aber ich meine, weil sie die Letzte war, die ihn lebend gesehen hat. Sie war doch gestern Nacht bei ihm.« Das war eher eine Feststellung als eine Frage. Tom nahm ein Glas zur Hand und polierte es.

»Ich glaube nicht.« Ben hatte doch vorhin gesagt, dass Raquel die ganze Nacht bei Duane verbracht hatte. Wieder einmal hatte sie das ungute Gefühl, dass ihr etwas entgangen war.

»Doch, ich habe sie gestern Abend gesehen, als ich von hier nach Hause gegangen bin«, sagte Tom. »Wie sie aus dem Haus des Bürgermeisters kam. Wenn er also letzte

Nacht umgebracht wurde, dann muss sie noch kurz zuvor bei ihm gewesen sein.«

Keeley war, als hätte ihr jemand einen Eimer Eiswasser über den Kopf gegossen. Während ihr Toms Worte und deren Konsequenzen langsam klarwurden, begriff sie auch, was ihr entgangen war.

Ben hatte gesagt, Raquel hätte behauptet, die ganze Nacht bei Duane gewesen zu sein. Was nicht dazu passte, dass Tom gesehen hatte, wie sie aus Geralds Haus kam. Nach allem, was Megan erzählt hatte, war Raquel in den frühen Morgenstunden bei Duane aufgetaucht.

Was bedeutete, dass nicht nur Raquel gelogen hatte, sondern dass Duane ihr ein Alibi verschafft hatte. Unschuldige brauchten jedoch kein Alibi.

Kapitel 4

Keeley schaute auf, als Ben das Café betrat. Sie saß gerade an dem Ecktisch beim Fenster, blickte über die High Street und überlegte, ob sie richtig gehandelt hatte, als sie Ben anrief, nachdem sie Tom erklärt hatte, wie wichtig es war, dass sie Ben erzählte, was Tom gesehen hatte. Tom hatte nichts dagegen gehabt, aber erst, nachdem ihm Keeley versichert hatte, Ben würde bestimmt weder ihn noch sein Zuhause durchsuchen. Denn obwohl Tom es nie offen zugab, ließen sein ständig zugedröhnter Blick und ein verdächtiger Duft, der an seinen Kleidern haftete, keinen Zweifel daran, dass seine selbstgedrehten Zigaretten nicht nur Tabak enthielten.

Ob es nun berechtigt war oder nicht, Keeley hatte das Gefühl, dass sie sich Raquel gegenüber nicht loyal verhielt, obwohl sie wusste, dass sie ihr keinerlei Loyalität schuldete, wirklich nicht. Umso weniger, seit Duane ihr offenbart hatte, dass er und Raquel allen Ernstes vorgehabt hatten, vegetarische Gerichte auf ihre Speisekarte zu setzen, die denen von Keeleys Café ziemlich ähnelten.

Ben, der Keeley inzwischen gut genug kannte, um zu erraten, wie es ihr ging, nahm sie in die Arme und küsste sie fest auf den Mund, ehe er sich auf den Stuhl neben ihr setzte. Es war nun schon Abend, ein paar Stunden waren vergangen, seit er mit Tom gesprochen und dann Raquel und Duane noch einmal zu Gesprächen auf die Wache bestellt hatte. Keeley hatte die meiste Zeit damit verbracht, ängstlich auf Neuigkeiten zu warten. Selbst mit der Zubereitung eines großen Topfs ihrer pikanten Sommerkasserolle hatte sie ihre aufgewühlten Gedanken nicht beruhigen können. Sie schaute Ben mit fragenden Augen an. Der seufzte.

»Raquel ist auf freiem Fuß, muss sich aber für weitere Befragungen bereithalten. Sie hat zugegeben, dass sie Duane als falsches Alibi benutzt hat; sie war letzte Nacht in der Zeit, als Gerald umgebracht wurde, nicht bei Duane. Ich sage zugegeben, aber eigentlich ist es ihr so rausgerutscht, und dann hat sie es gemerkt und ist völlig ausgerastet.« Er wirkte noch erschöpfter als bei seinem vorigen Besuch. Zweifellos waren die Stunden im Verhörzimmer mit der überdrehten Raquel alles andere als angenehm gewesen. »Aber als es schließlich raus war, hat Duane es bestätigt. Ich glaube, das Lügen hat ihm sehr zugesetzt.«

Keeley hob eine Hand an den Mund. »Sie hat zugegeben, dass sie bei Gerald war?« Eine weitere Frage hing unausgesprochen zwischen ihnen in der Luft. Hat sie ihn umgebracht?

»Nein. Sie sagt, dass sie allein war, ehe sie heute Morgen zu Duane gegangen ist.«

Keeley runzelte die Stirn. »Und welche Erklärung hat sie dafür, dass Tom sie gesehen hat?«

»Gar keine. Sie hat steif und fest darauf bestanden, gestern Abend nicht einmal in der Nähe von Geralds Haus gewesen zu sein.«

»Also lügt sie? Oder könnte Tom sich irren?« Keeley merkte, dass sie nicht wollte, dass Raquel für dieses Verbrechen verantwortlich gemacht wurde.

»Na ja, ich würde Tom nicht unbedingt als einen absolut zuverlässigen Zeugen bezeichnen, und es war dunkel. Er hat sie nicht angesprochen, und sie war auf der anderen Straßenseite. Es ist möglich, dass er eine dunkelhaarige Frau gesehen hat, die das Haus des Bürgermeisters verließ, und angenommen hat, dass es Raquel war. Sollte der Fall vor Gericht kommen, würde die Verteidigung diese Aussage in der Luft zerpflücken. Aber mal realistisch betrachtet in der gegebenen Situation: Sie war es höchstwahrscheinlich, Keeley. Ich muss nur Beweise dafür finden.«

Keeley holte tief Luft. Die Situation, die ihr bisher ein wenig surreal vorgekommen war, wurde ihr nun in all ihrer Konsequenz bewusst. Raquel – Schulfreundin, Rivalin, Nemesis – könnte wegen Mord angeklagt werden. Ben hielt sie höchstwahrscheinlich für schuldig. Hatte sie all diese Monate in unmittelbarer Nähe einer potenziellen Mörderin gelebt und gearbeitet?

»Hat sie erzählt, worüber Gerald und sie sich gestritten haben?«

Ben zögerte, ehe er antwortete, und Keeley verspürte einen Anflug von Ärger. Sie verstand natürlich seine Lage und begriff, dass er ihr nicht alles erzählen durfte, aber in letzter Zeit hatte Ben ziemlich oft Aspekte seiner Fälle mit ihr besprochen und sich über Keeleys Meinung dazu gefreut. Sie nahm an, dass er hier besonders vorsichtig sein musste, weil es, na ja, beinahe eine persönliche Angelegenheit war. Trotzdem konnte sie nicht umhin, seine Zurückhaltung persönlich zu nehmen. Offenbar vertraute er ihr nicht voll und ganz. Schließlich erzählte sie Ben immer alles.

»Er hat sie beschuldigt, mit anderen zu flirten. Mit diesem Freund von Megan, von dem du erzählt hast.«

»Christian?« Das war wohl mehr als wahrscheinlich. Raquel flirtete ständig, und man konnte nicht leugnen, dass Christian attraktiv war. Sie erinnerte sich an den Ausdruck auf Suzys Gesicht am Tag zuvor, als Raquels Name erwähnt wurde und es hieß, dass Christian seine Arbeiten in ihrem Bistro ausstellen würde. Suzy hatte ziemlich wütend ausgesehen, und das war nur zu verständlich, sollte sich Raquel tatsächlich begeistert auf Christian gestürzt haben.

Trotzdem konnte sich Keeley einfach irgendwie nicht vorstellen, dass Gerald der besitzergreifende Typ war; er hatte sicher gewusst, worauf er sich einließ, als er sich mit Raquel zusammentat. Das sagte Keeley auch zu Ben.

»Wer weiß, was hinter geschlossenen Türen passiert? Und er schien sehr in sie vernarrt zu sein; vielleicht hat er gesehen, dass sie einem jüngeren Mann näherkam, hat begriffen, dass er Gefahr lief, sie zu verlieren.«

»Er hat ihr hinterhergeschrien, dass sie nur ans Geld denkt«, sagte Keeley und erinnerte sich an den vergangenen Nachmittag. »Vielleicht hatte er mitbekommen, wie sie sich an Christian heranmachte, hatte begriffen, dass er ihr nur sein Geld und seinen Status zu bieten hatte. Aber das ist ja wohl noch kein Mordmotiv, oder? Dass er sie auf der Straße gedemütigt hat? Ich weiß, Raquel kann nachtragend sein, aber es kann unmöglich nur um diesen Streit gegangen sein.«

»Das bezweifele ich auch; im Augenblick habe ich jedoch nur ihre Aussage. Und sie könnte durchaus lügen.«

Keeley musterte Bens Gesicht. Obwohl er so nah bei ihr saß, sich mit ungezwungener Vertrautheit zu ihr herüberbeugte, hielt er sich deutlich sichtbar zurück, wenn er über Raquel und Gerald sprach.

»Du glaubst wirklich, dass sie es war, nicht?«

Ben schaute sie lange an. »Das macht dir zu schaffen, oder? Warum? Weil du sie kennst?«

Keeley schüttelte den Kopf und starrte aus dem Fenster. Im dunstigen Abendlicht des Sommers sah die High Street von Belfrey perfekt aus wie eine Postkarte.

»Ich habe einfach ein ungutes Gefühl dabei. Ich glaube nicht, dass sie es war. Ich kann nicht erklären, warum das so ist.«

Ben griff nach ihrer Hand, drehte die Handfläche nach oben und strich ihr mit einer seltsam intimen Geste mit dem Daumen darüber. Er streichelte weiter, schaute aus dem Fenster, richtete seinen Blick in dieselbe Richtung wie Keeley.

»Oft gibt es bei diesen Morden keinen großen Grund, kein kompliziertes Motiv, keinen Überraschungsmörder. Die einfachste Erklärung ist gewöhnlich die beste. Raquel und Gerald haben sich am Nachmittag zuvor gestritten, und dann wurde eine Frau, deren Beschreibung auf Raquel passt, gesehen, wie sie Geralds Haus verließ, und ihr Alibi stellte sich als Lüge heraus. Noch haben wir nicht genügend Beweise, um sie anzuklagen, aber ich denke mal, dass wir die früher oder später bekommen. Es tut mir leid, ich weiß, das willst du nicht hören.«

»Aber du wirst weiter in alle Richtungen ermitteln?« Keeley hörte den flehenden Ton in ihrer Stimme und fragte sich, warum sie so versessen darauf war, Raquel zu unterstützen. Die hätte das umgekehrt für Keeley sicherlich nicht getan.

»Ich bin Detektiv, Keeley. Ich ermittele in alle möglichen Richtungen.« Diese Worte waren leichthin gesprochen, aber Keeley hatte das Gefühl, ihn vielleicht beleidigt zu haben. Sie umklammerte seine Hand mit ihrer und beugte sich zu ihm hin, streifte seine Lippen mit ihren.

»Tut mir leid; ich versuche nicht, dir zu erklären, wie du deine Arbeit machen sollst. Es ist nur einfach alles so schrecklich.«

Er küsste sie sanft, ehe er sich zurücklehnte und ihr die Hand drückte.

»Was machst du heute Abend?«, fragte er und wechselte das Thema. »Ich hatte gehofft, dass wir uns sehen könnten, aber ich denke, ich werde den größten Teil des Abends mit dieser Sache hier verbringen müssen.«

»Ich werde mal rausfinden, ob Mum zum Abendessen ausgehen möchte. Ich werde versuchen, ein paar Brücken zu bauen. Sie hat sich heute wirklich Mühe gegeben, mir zu helfen. Hat sich sogar entschuldigt, dass sie gemein war – na ja, so in etwa.«

Ben nickte und drückte ihr noch einmal die Hand, ehe er aufstand. »Okay. Also, ich rufe dich später an. Vielleicht werde ich so früh fertig, dass ich noch dazukommen kann, wenn ich darf?« Er wirkte plötzlich ängstlich.

Keeley stand mit ihm auf und erhob sich auf die Zehenspitzen, um ihn zu küssen. Gott, sie liebte diesen Mann wirklich. »Natürlich, ich hätte es sehr gern, dass du mitkommst.«

Sie küssten sich noch einmal, diesmal inniger, und Keeley spürte wie üblich, dass seine Nähe und sein starker Körper, der sich an sie drängte, sie überwältigten. Einen Augenblick lang waren alle Gedanken an Mordfälle vergessen, und die Welt war in Ordnung.

»Ich liebe dich«, flüsterte Ben ihr zu, ehe er sich zum Gehen wandte.

»Ich liebe dich auch«, sagte Keeley. Ben blieb stehen, hatte ihr bereits den Rücken zugewandt und schaute sie über die Schulter hinweg an.

»Keeley? Du mischst dich da nicht ein, oder?«

Er ging, ehe sie antworten konnte. Seine Stimme hatte besorgt, sogar ängstlich geklungen, und sie wusste nicht, ob sie von seiner offensichtlichen Sorge um sie gerührt sein sollte oder wütend darüber, dass er annahm, sie könnte sich einmischen. Sie war ohne eigenes Zutun in den Mordfall Terry Smith verwickelt worden; auf die Suche nach dem Mörder hatte sie sich nicht gemacht.

Na ja, zumindest anfangs nicht.

Keeley ging in die Küche, um nachzusehen, ob alles abgeschaltet und abgeschlossen war, dachte dabei wieder über den Tag nach und spürte, wie erschöpft sie war. Sie brauchte jetzt etwas Zeit allein auf ihrer Yoga-Matte und einen guten Nachtschlaf. Beides würde sie wohl kaum bekommen, solange Darla zu Besuch bei ihr war.

Während sie in Gedanken bei ihrer Mutter war, hörte sie schon deren Stöckelabsätze draußen im Café. Keeley trat aus der Küche, rang sich ein schwaches Lächeln ab und hoffte, dass Darlas gute Laune wiederhergestellt war. Aber die Frau, die mit rotgeweinten Augen vor ihr stand und vor Wut zitterte, war nicht Darla.

»Raquel!«

Keeley wollte einen Schritt auf sie zutreten und sie umarmen, unterließ es aber, weil sie wusste, dass Raquel eine solche Geste kaum zu schätzen wüsste. Außerdem schaute Raquel Keeley gerade mit einem Gesichtsausdruck des unbändigen Zorns an.

»Jetzt bist du hoffentlich zufrieden«, blaffte sie los und

warf ihre glänzende dunkle Mähne nach hinten. Selbst nach der schlimmen Nacht und dem schlimmen Tag, die sie hinter sich hatte, und trotz der Tränenstreifen, die sich durch ihr teures Make-up zogen, sah Raquel unglaublich gut aus.

»O Raquel, natürlich bin ich das nicht. Möchtest du eine Tasse Tee?« Mitgefühl ergriff sie mit der eindeutig traumatisierten Frau, aber der wütende Blick, den Raquel ihr zuwarf, erinnerte sie daran, dass sie mit einer Mordverdächtigen allein im Raum war, und sie verspürte einen Hauch Angst. Dann verebbte der Zorn auf Raquels Gesicht, und sie sackte auf den nächsten Stuhl, fiel nach vorn und vergrub den Kopf in den Händen. Keeley ging hinter die Theke und bereitete eine Kanne Tee, während sie darauf wartete, dass Raquel zu reden begann.

»Ich war es nicht«, sagte Raquel schließlich und blickte auf, als Keeley sich ihr gegenüber mit einem Tablett hinsetzte, auf dem eine Teekanne und zwei Henkelbecher standen. Keeley antwortete nicht, nickte einfach nur und schenkte den Tee aus. Bei Raquels nächsten Worten blickte sie jedoch überrascht auf.

»Du musst mir helfen, Keeley.«

»Ich? Wie kann ich dir helfen?« Als Raquel nicht antwortete, glaubte Keeley zu verstehen, was sie gemeint hatte. »Nur weil ich mit Ben zusammen bin, heißt das nicht, dass ich irgendeinen Einfluss auf ihn habe. Oder auf seine Fälle. *Er* muss ermitteln.« Und du bist die Hauptverdächtige, führte sie den Satz in Gedanken fort.

»Ich war es nicht«, wiederholte Raquel, als hätte Keeley gar nichts gesagt, und nun hatte ihr wunderschönes Gesicht etwas Störrisches.

»Dann bin ich sicher, dass Ben das auch herausfindet«,

sagte Keeley. Das hatte beschwichtigend klingen sollen, war wohl aber eher herablassend herausgekommen. Raquel funkelte sie an.

»Ich wette, du genießt das, Keeley Carpenter. Du hast mich doch immer aus dem Rampenlicht verdrängen wollen.«

»Das ist lächerlich«, sagte Keeley. Sie streckte die Hand nach ihrem Becher aus und barg ihn in den Händen. Sie saßen eine Weile schweigend da und tranken Tee, bis Raquel leise schniefte.

»Ich habe ihn gemocht, weißt du. Alle scheinen zu vergessen, dass ich eigentlich die Leidtragende bin.«

»Ich weiß«, sagte Keeley leise und wünschte, sie könnte irgendwas Tröstendes sagen, wusste aber, dass es keine Worte gab, die einem bei einem so plötzlichen Verlust helfen konnten.

»Ich weiß, dass du gestern unseren Streit mitbekommen hast«, sagte Raquel da. Keeley zögerte, ehe sie antwortete, wählte ihre Worte sorgfältig.

»Es hat so ausgesehen, als hättet ihr eine kleine Meinungsverschiedenheit. Es waren ein paar Leute hier, die das beobachtet haben.«

»Duane war der Einzige, der sich die Mühe gemacht hat nachzuschauen, wie es mir geht«, sagte Raquel, und Keeley wollte schon Gewissensbisse bekommen, da fiel ihr ein, dass Duane auch versucht hatte, Raquel ein falsches Alibi zu verschaffen. Sie wollte Raquel fragen, warum sie gelogen hatte, aber plötzlich klang ihr wieder Bens Stimme im Ohr, als er sie bat, sich herauszuhalten, also schaute sie nur auf ihre Hände und sagte nichts.

Raquel wiederholte ihre Worte von vorhin, diesmal eher Forderung als Bitte.

»Du musst mir helfen, Keeley.«

»Wie soll ich dir denn helfen können?« Keeley hoffte, dass Raquel sie nicht bitten würde, auch für sie zu lügen. Aber ihre Antwort war noch verblüffender.

»Du könntest rausfinden, wer es wirklich war. Du hast doch diesen anderen Mord aufgeklärt.«

Keeley stand der Mund vor Schreck offen. Sie hob den Becher hoch, um das zu verbergen, nahm einen großen Schluck Tee, setzte den Becher ab und holte tief Luft, ehe sie antwortete.

»Ich weiß nicht, ob ›aufgeklärt‹ hier das richtige Wort ist. Jedenfalls kann ich mir nicht vorstellen, wie ich dazu beitragen könnte, Geralds Mörder zu finden. Ich bin sicher, wenn du es der Polizei überlässt, finden die die Wahrheit heraus. Wenn du unschuldig bist, hast du nichts zu befürchten.«

»Natürlich bin ich unschuldig«, blaffte Raquel, »aber unschuldige Leute werden doch dauernd wegen irgendwas angeklagt und sogar verurteilt, oder nicht? Und jetzt hat Tom, dieser Idiot, behauptet, er hätte mich aus Geralds Haus kommen sehen; als könnte man irgendwas glauben, was dieser durchgeknallte Typ sagt.«

Keeley zuckte zusammen. Tom war ein netter Kerl, trotz seines unkonventionellen Kleidungsstils und seiner Vorliebe für Marihuana. Trotzdem musste sie zugeben, dass Raquel nur ausgesprochen hatte, was sie selbst vorhin gedacht hatte: dass man Toms Worten vielleicht nicht unbedingt glauben konnte. Sie wünschte sich, sie hätte ihn nicht dazu überredet, Ben von seiner Beobachtung zu erzählen. In dem Augenblick hatten alle Indizien gegen Raquel gesprochen, aber jetzt nach dem Gespräch mit ihrer alten Schulfreundin war Keeley überzeugt, mit ihrer ersten instinktiven Reaktion richtig gelegen zu haben. Raquel hatte Gerald nicht umgebracht.

Aber wenn es nicht Raquel gewesen war, wer dann? Wer war die Frau, die Tom gesehen hatte? Keeley beugte sich vor und stellte fest, dass sie so viele Fragen hatte, die Raquel ihr möglicherweise beantworten könnte, Fragen zu Gerald und dazu, wer vielleicht einen Grund gehabt haben könnte, ihm etwas anzutun. Doch dann erinnerte sie sich wieder an Bens Ermahnung, setzte sich aufrecht hin und schluckte ihre Fragen hinunter.

»Die Polizei geht der Sache auf den Grund, Raquel, da bin ich mir sicher«, sagte sie stattdessen. Raquel blitzte sie wütend an.

»Du willst mir nicht helfen; natürlich willst du nicht. Ich weiß nicht, wieso ich überhaupt gefragt habe.« Raquel stand auf, wischte sich mit einer ungeduldigen Bewegung die Augen, und Keeley sah, dass sie den Tränen nah war.

»Tut mir leid«, hob sie an, aber Raquel war schon weg, machte die Tür nicht gerade geräuschlos hinter sich zu. Keeley schaute ihr mit gemischten Gefühlen nach.

Glaubte Raquel wirklich, dass sie, Keeley, ihr helfen konnte? Es wäre ein seltsam schmeichelhafter Gedanke gewesen, wären die Umstände nicht so schrecklich.

Sie schaute auf, und alle möglichen widerstreitenden Gedanken, Bilder und Gefühle jagten ihr durch den Kopf. Während sie die Treppe zu ihrer Wohnung hinaufging, machte sie sich auf die verschiedensten Stimmungen ihrer Mutter gefasst und war erleichtert, als sie Darla in der Küche sah. Sie summte vor sich hin und machte sich ein Sandwich.

»Hast du vielleicht Lust, auswärts essen zu gehen, Mum? Ich lade dich ein, in irgendein nettes Lokal.«

Darla schaute sie an und blinzelte überrascht, schüttelte dann jedoch entschlossen den Kopf.

»Ich habe was vor. Ich will mich mit einer alten Freundin in Matlock treffen.«

»Ich wusste gar nicht, dass du mit jemandem im Amber Valley in Kontakt geblieben bist.« Keeley war überrascht, denn ihre Mutter war so bald wie möglich nach Georges Tod nach London zurückgezogen und hatte seither nie freundlich von Belfrey gesprochen.

»Es gibt eine ganze Menge, was du nicht von mir weißt, junge Dame«, sagte Darla und zögerte eine winzige Sekunde. Keeley wurde rot, erinnerte sich an die Offenbarung über den Seitensprung ihrer Mutter. Sie murmelte eine undeutliche Antwort und ging duschen.

Während das warme Wasser über sie rann, spürte sie, wie ein Teil ihrer Spannung von ihr gespült wurde. Sehr viel besser ging es dir danach jedoch nicht. Der Überraschungsbesuch ihrer Mutter, der Mord an Gerald und Raquels anschließendes Verhör – das alles zusammen war ziemlich schwer zu verdauen. Ein Abend allein zu Hause war vielleicht genau das, was sie jetzt brauchte. Trotzdem kam sie sich plötzlich einsam vor, als sie sich aufs Sofa setzte und zuschaute, wie Darla sich für ihre Verabredung fertig machte. Vielleicht sollte sie Megan anrufen und einladen, solange sie die Wohnung eine Weile für sich allein hatte. Aber als sie das versuchte, schaltete das Handy ihrer Freundin gleich auf den Anrufbeantworter weiter.

Also rollte Keeley, nachdem Darla gegangen war, ihre Yoga-Matte aus und zündete ein Räucherstäbchen an. Doch selbst ein paar Übungen zur Erholung brachten ihr nur für eine Weile einen klaren Kopf. Sie gab auf und briet sich stattdessen ein Omelette. Dann setzte sie sich mit dem Essen und einem Liebesroman aufs Sofa, nur um festzustellen, dass das Omelette heute wie Sägemehl auf ihrer Zunge lag und die Worte des Romans auf der Seite vor ihren Augen verschwammen. Sie seufzte und rief noch einmal bei Megan an, hinterließ diesmal eine Nachricht, als sie ihre Freundin wieder nicht an den Apparat bekam.

Keeley hatte gerade die Lampe ausgeknipst und probierte erfolglos, es sich auf dem Sofa bequem zu machen, begriff jedoch bald, dass sie es bei der augenblicklichen Bettenverteilung wohl kaum schaffen würde, früh einzuschlafen, als ihr Telefon laut klingelte. Ben. Keeley nahm das Gespräch an und versuchte, fröhlicher zu erscheinen, als ihr zumute war.

»Hallo, Schatz, wie geht's?«

»Ich bin völlig fertig«, sagte Ben und gähnte laut. »Ich bin gerade erst auf dem Heimweg. Möchtest du morgen essen gehen?«

»Liebend gern, wenn du rechtzeitig von der Arbeit wegkommst«, antwortete Keeley und gab sich Mühe, möglichst nicht verdrießlich rüberzukommen. Sie hatte sich, als sie und Ben ein Paar wurden, damit abgefunden, dass er oft lange arbeiten musste.

»Ich sorge dafür«, sagte Ben. »Ich habe den ganzen Abend damit verbracht, Geralds Schwestern und eine ältliche Tante zu befragen. Absolut schrullig, alle miteinander.«

Keeley verkniff sich eine Bemerkung, denn sie wusste, dass Ben, wenn er sich unfreundlich über Leute äußerte, damit nur zeigte, dass er unter mehr Stress stand, als er zugeben wollte.

»Hast du irgendwas rausgekriegt?«

Ben zögerte. »Eigentlich nicht«, sagte er, plötzlich sehr distanziert. »Ich mach jetzt besser Schluss. Ich rufe dich morgen an. Ich liebe dich.« Und weg war er, ehe sie ihren eigenen Abschiedsgruß anbringen konnte. Keeley schaute ihr Telefon stirnrunzelnd an. Sein Zögern, ihr von den Ergebnissen seiner Unterhaltungen mit Geralds Familie zu berichten, dazu noch seine dringende Bitte, sie möge sich aus dem Fall heraushalten, vermittelten Keeley das Gefühl, dass er ihr nicht vertraute. Sosehr sie sich auch einzureden versuchte, dass das Blödsinn war – dass Ben nur so überfürsorglich war, weil er sie liebte –, dieses Gefühl nagte weiter an ihr, während sie versuchte, schnell einzuschlafen.

Kapitel 5

Keeley wachte auf, weil ihr die Sonne ins Gesicht schien und sie einen steifen Hals hatte. Sie hörte Summen und setzte sich verwirrt auf. Darla war schon aufgestanden und toastete gerade Brot.

»Möchtest du auch welchen? Ich habe gesehen, dass du im Kühlschrank selbstgemachte Marmelade hast, die aufgegessen werden sollte.«

»Ja, bitte«, antwortete Keeley, um ihren Schock zu verbergen. Allmählich fragte sie sich, ob ihre Mutter eine Art Midlife-Crisis durchlebte.

»Allerdings solltest du nicht zu viel Zucker essen, nicht bei deinen Oberschenkeln«, fügte Darla hinzu. Keeley zuckte zwar zusammen, war aber doch seltsam erleichtert, dass ihre Mutter sich nun wieder wie sonst verhielt. Sie warf einen misstrauischen Blick auf ihre Oberschenkel. Sie konnte sich immer darauf verlassen, dass Darla ihr hart errungenes neues Körpergefühl untergrub.

»Ich habe gehört, dass Raquel gestern von der Polizei wegen dem Mord an Gerald verhört wurde«, sagte Darla, als sie Keeley ihren Toast und ein Glas frisch gepressten Orangensaft reichte.

»Danke, Mum. Und ich glaube nicht, dass sie angeklagt wird.«

»Meinst du, dass sie es war?«, fragte Darla, setzte sich ihr gegenüber hin und schaute sie aufmerksam an.

»Ich hoffe nicht. Kanntest du den Bürgermeister gut?«

Darlas Gesicht wurde nachdenklich. »Ziemlich. Natürlich war er damals noch nicht Bürgermeister. Dein Vater hat manchmal mit ihm Bowls gespielt. Hat eigentlich jemand seine Haushälterin befragt? Es würde mich sehr wundern, wenn die nicht was wüsste.«

Keeley hatte Edna beinahe vergessen. Die sauertöpfische Frau unbestimmten Alters war seit einigen Jahren Geralds Haushälterin, und man munkelte, sie wäre in ihren Arbeitgeber vernarrt. Sie mochte Keeley nicht, seit die Gerald Fragen zum Tod des unglückseligen Terry Smith gestellt hatte. Ihre Mutter hatte recht; soweit Keeley wusste, hatte Edna zum Zeitpunkt des Mordes noch für Gerald gearbeitet. Sie hatte also sicherlich etwas gesehen oder gehört. Keeley nahm sich vor, Ben danach zu fragen, erinnerte sich dann aber daran, dass er Neuigkeiten zu diesem Fall nur außerordentlich sparsam herausrückte.

»Ich bin sicher, dass Ben sie befragt hat«, sagte Keeley, ehe sie herzhaft in ihren Toast biss. Die Marmelade war köstlich, die Erdbeeren stammten von der Farm der Glovers am Ort. Heute Morgen würde Diana Glover, ehe Keeley das Café aufmachte, zu einer Privatstunde Yoga kommen. Keeley würde die Stunde unten im Café abhalten müssen, da sie Diana nicht den abschätzenden Blicken ihrer Mutter aussetzen wollte.

»Ich mache mich besser schnell fertig«, sagte sie nach einem Blick auf die Uhr. Sie hatte verschlafen. Dass sie sich eine Nacht lang auf dem Sofa unruhig hin und her gewälzt hatte half ihr auch nicht gerade. Ihre Mutter dagegen war frisch wie der junge Tag.

Unten wartete Diana bereits draußen vor der Tür. Sie

hatte die Hände wie üblich verschlungen und rang nervös die langen Finger.

»Guten Morgen, Diana, wie geht es Ihnen?«

Diana nickte beinahe unmerklich, als sie, die Yoga-Matte unter den Arm geklemmt, eintrat. Keeleys Blick wich sie dabei aus. Diana kam regelmäßig in Keeleys Kurs im Freizeitzentrum und hatte vor kurzer Zeit mit Privatstunden bei ihr angefangen. Sie war eine ängstliche Frau, die auf der Farm der Familie schwer arbeiten musste, immer unter dem wachsamen Blick ihres tyrannischen Ehemanns Ted. Die Yoga-Stunden waren wohl die einzige Zeit, die Diana für sich hatte. Keeley fragte sich, ob die mysteriösen Rückenschmerzen, die Diana als Grund für ihr Interesse am Yoga angab, nicht einfach nur ein Vorwand waren. Keeley zog ihre Polster und ihre eigene Matte unter der Theke hervor, wo sie sie aufbewahrte.

»Wenn es Ihnen nichts ausmacht, halten wir die Stunde heute hier unten ab. Ich schiebe die Tische zur Seite und lasse die Jalousien unten.«

Diana nickte nur und half ihr, Platz zu schaffen. Sie war sogar noch stiller als sonst. Als das Sonnenlicht durch die Spalten in der Jalousie drang und das Gesicht der älteren Frau erhellte, sah Keeley einen schon gelblich verfärbten Bluterguss, der mit Puder nur dürftig abgedeckt war. Ihr drehte sich der Magen um, und sie wandte das Gesicht ab, ehe Diana ihren Blick bemerken konnte. Sie ermahnte sich, keine vorschnellen Schlüsse zu ziehen.

»Wie geht es Ihnen also?«, fragte sie stattdessen und rollte die Matten aus. »Was macht die Farm?«

»Es ist viel zu tun. Ich bin immer so müde. Mein Rücken tut diese Woche höllisch weh.«

»Dann konzentrieren wir uns hauptsächlich auf ein paar Übungen zur Erholung«, sagte Keeley. Diese Übungen waren nicht nur gut gegen Schmerzen und Erschöpfung, sie schafften auch Abhilfe bei emotionalem Trauma. Obwohl Keeley nicht wirklich wissen konnte, was auf der Farm der Glovers hinter geschlossenen Türen vorging, hatte sie das instinktive Gefühl, dass Diana eine zutiefst unglückliche Frau war.

Sie setzte sich im Schneidersitz auf die Matte und forderte Diana mit einer Handbewegung auf, es ihr nachzumachen. Dann durchlief sie mit ihr einige Male die Atemübung »Strahlende Stirn«, die einen klaren Kopf und zunehmende Glücksgefühle bewirken sollte. Nach wenigen Minuten beobachtete Keeley, wie ein Teil der Spannung aus Dianas Gesicht wich, wie die Falten auf ihrer Stirn sich zu glätten schienen und sich ihr Mund zu einem weichen Lächeln entspannte. Diana war eigentlich sehr hübsch, überlegte Keeley; wahrscheinlich war sie in ihrer Jugend eine echte Schönheit gewesen, ehe das Leben und die Ehe ihren Zoll gefordert hatten.

Nun führte Keeley Diana durch ein paar Vorwärtsbeugen und andere Übungen im Sitzen, von denen sie wusste, dass sie gut für den Rücken waren. Nach einer Weile spürte Keeley, wie sich Frieden in ihr ausbreitete, während sie Diana zu einer Drehhaltung im Knien anleitete. Sie spürte, wie auch von ihr Spannungen wichen, die ihr gar nicht bewusst gewesen waren.

In den letzten zwanzig Minuten schloss Keeley mit einigen Übungen im Liegen und stützte, wenn nötig, Diana mit Polstern ab. Obwohl Keeley selbst sonst sehr viel energiegeladenere Übungen machte, begriff sie, während sie Diana beobachtete, die auf der Matte lag und heitere Gelassenheit ausstrahlte, wie gut es wäre, sich selbst auch mehr Zeit für Tiefenentspannung zu nehmen. In den letzten paar Monaten war ihr Leben oft so hektisch gewesen, dass sie manchmal das Gefühl hatte, kaum einmal richtig zum Durchatmen zu kommen.

Als sie Diana zum Abschied hinterherwinkte, dachte Keeley, wie seltsam es doch war, dass die Frau den Mord an Gerald nicht erwähnt hatte. Hatte sie da draußen auf der Farm noch gar nichts davon gehört? Oder hatte sie es angesichts ihrer eigenen Probleme einfach vergessen?

Nun verließ Diana sie mit leichterem Schritt und weniger gebeugten Schultern, und Keeley gestattete sich ein wenig Zufriedenheit darüber. Genau das wollte sie: anderen dienen. Obwohl es in der modernen Sucht nach immer neuen Fitnessprogrammen oft in Vergessenheit geriet, ging es bei allen Yoga-Übungen nicht zuerst um Haltung oder Flexibilität, sondern um ein Leben nach gewissen spirituellen Prinzipien, und eines der wichtigsten Prinzipien war, dass man anderen Menschen half. In New York hatte Keeley eine Reihe von kostenlosen Kursen für Teenager aus den Innenstädten oder in Reha-Zentren gegeben, und die hatten sie stets zufriedener gemacht als die hochbezahlten Kurse, die sie in teuren Studios unterrichtete. Manchmal fehlte ihr all das, aber nun war Belfrey wieder ihr Zuhause, und das Yoga-Café war ihr Traum gewesen. Doch vielleicht konnte sie, nach Dianas entspanntem Gesicht zu urteilen, trotzdem Menschen helfen.

Aber Raquel wolltest du nicht helfen, meldete sich ein inneres Stimmchen, das Keeley mit einer Mischung aus schlechtem Gewissen und Frustration gleich wieder zum

Schweigen brachte. Ben hatte wahrscheinlich recht; sie sollte die Finger von diesem Fall lassen. Diese Sache lag bei Ben in guten Händen, und wenn Raquel wirklich unschuldig war, dann würde Ben die Wahrheit an den Tag bringen, dessen war sich Keeley sicher. Sie verdrängte Nachrichtenmeldungen über Unschuldige, die für Verbrechen verurteilt wurden, die sie nicht begangen hatten, rückte die Tische wieder an ihren üblichen Platz und bereitete sich darauf vor, das Café zu öffnen. Sie würde froh sein, wenn dieser Mord aufgeklärt und alles in trockenen Tüchern war. Was Raquel sich eigentlich von ihrer Hilfe erhoffte, konnte Keeley sich nicht vorstellen. Vielleicht glaubte sie, Keeley könne Einfluss auf Ben ausüben, weil sie, im Gegensatz zu Keeley, nicht begriff, dass Ben als Kriminalbeamter so aufrichtig und ehrlich wie nur was war. Das liebte Keeley an ihm mit am meisten, obwohl seine Schwarz-Weiß-Sicht der Welt sie auch manchmal wütend machte. Sie brachte das Stimmchen in ihrem Kopf zum Schweigen, das ihr einflüsterte, sie könne Raquel vielleicht doch helfen und also sollte sie es tun.

Im Laufe des Morgens wurde Keeley den Gedanken an Raquels Bitte einfach nicht los, zumal Darla beschlossen hatte, oben zu bleiben und heute einmal nicht ihre Frisur und ihre Nägel zu riskieren. Als später Megan mit Christian auf einen Haferkeks und einen Smoothie vorbeikam, schüttelte sie, als Keeley ihr das beichtete, den Kopf, dass die bunten Perlen in ihren Dreadlocks nur so klapperten.

»Ich weiß nicht, wie du darauf kommst, dass sie es nicht war. Alle Indizien deuten auf sie hin. Und ich finde ja schon immer, dass sie was Bösartiges an sich hat.«

»Ich glaube nicht, dass sie zu so was fähig ist. Ich meine,

was wäre ihr Motiv? Ein Streit über ihr ständiges Geflirte ist doch wohl kaum ein Grund für einen Mord.« Keeley verstummte, als sie sich daran erinnerte, dass es ja Christian gewesen war, mit dem Raquel angeblich geflirtet hatte. Christian, dem das Haar attraktiv über ein Auge fiel, zuckte lässig mit den Schultern.

»Ich wäre gar nicht drauf gekommen, dass sie mit mir geflirtet hat, obwohl Suzy da anderer Meinung war. Aber andererseits …« – er zog eine Grimasse – »… kann Suzy wirklich sehr besitzergreifend sein.«

»Wo ist sie heute?«, fragte Keeley. Ehrlich gesagt, war sie ziemlich erleichtert, dass die anstrengende junge Künstlerin nicht mitgekommen war. Suzy machte sie nervös.

»Sie arbeitet an einem neuen Werk, das sie am ersten Tag des Festivals enthüllen will.«

»Oh? Was ist es?« Obwohl Keeley sich darauf freute, ihr Café ein paar Tage lang in eine Galerie zu verwandeln, wurde ihr wieder bewusst, dass sie noch immer keine von Suzys Arbeiten gesehen hatte. Sie hoffte, dass es keine Aktzeichnungen sein würden oder etwas anderes, das die älteren Einwohner von Belfrey schockieren würde.

»Ich weiß nicht, sie tut sehr geheimnisvoll, wie immer, wenn sie an einer großen Sache arbeitet. Es wird bestimmt wunderbar«, versicherte ihr Christian. »Sie ist unglaublich begabt.«

»Sie nutzt im Augenblick meinen Dachboden als Atelier«, sagte Megan in bemüht neutralem Ton, der Keeley verriet, dass ihre Freundin über diese neue Entwicklung alles andere als begeistert war.

»Hier.« Christian hielt Keeley sein Handy hin. »Hier sind ein paar Bilder von Suzys letzter Ausstellung.«

Keeley nahm das Smartphone und blätterte die Bilder von Suzys Arbeiten durch. Keeley wusste so gut wie gar nichts über Kunst, aber es bestand kein Zweifel, dass die junge Frau gut war. Sie benutzte eine Mischung aus Acrylfarben, Bleistift, Kohle und sogar ungewöhnlichen Materialien wie Glasscherben und etwas, das wie Erde aussah, um daraus wirklich schöne Bilder zu schaffen, die meist junge Frauen mit gequälter Miene in fantastischen Umgebungen zeigten. Wunderschön, aber düster. Hübsche Landschaftsbilder hatte Keeley allerdings auch nicht erwartet.

»Die sind sehr gut«, sagte Keeley, als sie Christian sein Handy zurückgab. »Hast du auch Bilder von deinen Sachen?«

Er reichte ihr das Handy erneut, das nun hauptsächlich Kohleskizzen von örtlichen Wahrzeichen zeigte, darunter eine sehr detaillierte Zeichnung der Windmühle, die eine beliebte Sehenswürdigkeit von Belfrey war, die einzige Windmühle im Land, in der noch Korn gemahlen wurde. Obwohl Christians Arbeiten die unbestrittene Brillanz von Suzys Werken fehlte, war er offensichtlich auch sehr gut, und an seinen Zeichnungen würde der durchschnittliche Einwohner von Belfrey wohl eher seine Freude haben. Keeley seufzte und wünschte, Christian wäre erst zu ihr und danach zu Raquel gegangen. Dann runzelte sie die Stirn, weil ihr etwas eingefallen war.

»Stellst du immer noch im Bistro aus, nach allem, was geschehen ist?« Raquel war im Augenblick sich her nicht sehr versessen darauf, das Bistro zu öffnen. Das Geld brauchte sie nicht – Raquels Eltern waren ziemlich wohlhabend und hatten ihrer Tochter das Bistro eher gekauft, damit sie etwas zu tun hatte, bis sie sich einen reichen Ehemann geangelt haben würde. Raquel überließ dort auch den größten Teil der Arbeit ihrem Team, das aus einem Koch, zwei Kellnerinnen und einer Putzfrau bestand.

»Ich glaube schon. Ich gehe Raquel heute Abend besuchen. Ich denke, da werden wir dann drüber reden.«

Megan zog eine Augenbraue in die Höhe. »Hat Suzy nichts dagegen?«

Christian schaute verlegen drein.

»Na ja, ich hatte noch nicht die Gelegenheit, ihr das zu sagen. Sie hat die ganze letzte Nacht und heute Morgen gemalt, und man stört sie lieber nicht, wenn sie so in ihre Arbeit versunken ist. Ich erzähle es ihr später. Ich nehme an, sie kommt dann mit.« Den letzten Satz äußerte er so, als wäre das in keiner Weise schlecht, aber in seinen Augen lag ein leicht schmerzlicher Ausdruck. Keeley hatte sogleich Mitgefühl mit ihm und fragte sich, wie schwierig es wohl war, mit Suzys besitzergreifender Art zurechtzukommen. Wieder musste sie an Diana Glover und die gehetzte Miene denken, die sie so oft zeigte. Ich habe Glück, dass ich Ben habe, dachte sie liebevoll.

»Ich wäre überrascht, wenn das Bistro nicht eine Weile geschlossen bliebe«, sagte Megan. »Es war zu, als ich auf dem Weg hierher vorbeigegangen bin. Vielleicht sagt sie dir, dass sie deine Arbeiten doch nicht ausstellen kann.«

Christian wirkte tief betrübt.

»Dann könntet ihr, Suzy und du, doch beide eure Arbeiten hier zeigen? Oder vielleicht könntest du im Crystals and Candles ausstellen?«

»Bei mir zeigt schon eine Freundin ihre handgemalten Tarotkarten, und David kommt am ersten Tag in den Laden, um eine Skulptur zu machen. Er ist Druide, müsst ihr wissen, also zeige ich auch einige von seinen Sachen. Sonst hätte ich das natürlich gern angeboten«, erklärte Megan.

Keeley überlegte, was wohl ein neuzeitlicher Druide sonst so tat, und wandte sich mit einem Schulterzucken an Christian.

»Na, jedenfalls könnt ihr beide euch sehr gern hier den Platz teilen, wenn es nötig sein sollte.«

»Danke«, erwiderte Christian erleichtert und schenkte ihr ein strahlendes Lächeln. Keeley dachte zum wiederholten Male, dass sie ihn eher nicht mit der überaus anstrengenden Suzy in Verbindung gebracht hätte. Aber Gegensätze ziehen sich an, vermutete sie. In vielerlei Hinsicht waren auch Ben und sie wie Feuer und Wasser, und doch hatte sie das Gefühl, dass sie perfekt zusammenpassten. Suzy besaß zweifellos auch eine weichere Seite; Menschen hatte ja selten nur eine.

»Das ist also abgemacht«, sagte Keeley und ging zur Theke, um zwei Teenager zu bedienen, die gerade hereingekommen waren. Megan und Christian trugen ihre Kanne Kräutertee an einen der Tische und ließen sich dort nieder. Schon bald begann der mittägliche Ansturm, und während Keeley herumwirbelte und versuchte, drei Dinge auf einmal zu erledigen, fragte sie sich, was wohl ihre Mutter oben gerade tat und ob sie vielleicht bereit wäre, ihr ein wenig unter die Arme zu greifen.

Keineswegs, stellte sich heraus. Denn nun erschien Darla in einer Wolke aus Parfüm und Puder, verkündete, sie führe jetzt zum Einkaufen nach Matlock, und war verschwunden, ehe Keeley auch nur fragen konnte. Es war wirklich höchste Zeit, eine Hilfskraft einzustellen; gleich diese Woche würde sie eine Anzeige schalten, beschloss sie.

Der Nachmittag war schon fortgeschritten, als endlich die Schlange von Gästen langsam kleiner wurde und Keeley sich in die Küche zurückziehen konnte, um bei Ben anzurufen. Sie hoffte, dass er nicht zu beschäftigt sein würde, um ans Telefon zu gehen.

Er meldete sich nach dem dritten Klingeln, und seine tiefe Stimme ließ in Keeleys Bauch wie immer Schmetterlinge flattern. Das hatte sich in den vier Monaten, die sie zusammen waren, noch nicht gelegt.

»Gehen wir heute Abende essen?«, fragte er, nachdem sie ihm einen kurzen Abriss der Ereignisse des Morgens gegeben hatte. »Vielleicht ins Wheatsheaf, wir könnten deine Mutter mitnehmen.«

Keeley versuchte, Begeisterung dafür aufzubringen. Sosehr sie es zu schätzen wusste, dass Ben versuchte, mit Darla gut auszukommen, so hätte sie es doch, wenn sie ehrlich war, vorgezogen, ihre Mutter so weit wie möglich von ihrem Freund fernzuhalten. Vielleicht sorgte sie sich, dass Darlas oft kritischer Blick auf ihre einzige Tochter auf Ben abfärben könnte. Keeley sollte ihm wirklich mehr zutrauen; Ben zeigte ihr so oft und auf so vielerlei Weise, wie sehr er sie liebte, dass ihr klar war, dass nur ihr eigenes, oft ziemlich wackeliges Selbstbewusstsein sie daran hinderte, das wirklich zu akzeptieren.

»Klingt toll. Wie war dein Tag bisher? Irgendwelche Fortschritte im Fall Gerald?«

Nach einer merklichen Pause antwortete Ben, wieder recht distanziert. »Noch nicht. Ich mach jetzt besser Schluss, ich habe jede Menge zu tun. Ich rufe dich wegen heute Abend später wieder an. Ich liebe dich.« Erneut hatte Keeley keine Chance, ihm darauf zu antworten. Sie schaute verärgert auf ihr Telefon. Allmählich bekam sie den Eindruck, dass er sie völlig aus diesem Fall ausschloss. Sie hatten nie wirklich über ihre Verwicklung in den Fall Terry Smith geredet, seit sie ein Paar waren. Keeley fragte sich, ob er ihr das wohl immer noch aus irgendeinem Grund übel nahm. Es hatte einige Reibung zwischen ihnen verursacht, nachdem sie sich in Belfrey wiedergesehen hatten. Aber Keeley, die damals wusste, dass auch sie in Gefahr schwebte, hatte es einfach nicht fertiggebracht, untätig dazusitzen und den Dingen ihren Lauf zu lassen. Wenn sie nicht gewesen wäre, hätte man die Täterin wahrscheinlich nie gefasst. Nicht, dass sie besonders stolz darauf sein konnte, tadelte sie sich, vor allem, wenn man bedachte, dass sie bis ganz zum Schluss Raquel für die Mörderin gehalten hatte.

Vielleicht, sinnierte sie und trommelte mit den Fingern auf die Arbeitsfläche, verspürte sie deshalb das dringende Bedürfnis, nun für Raquels Unschuld einzustehen: aus verfehltem schlechtem Gewissen. Nur weil Raquel nicht für den Mord an Terry Smith verantwortlich war, hieß das ja nicht, dass sie Gerald nicht umgebracht hatte. Außerdem hatte dieser neue Fall nun wirklich nichts mit ihr zu tun. Im vergangenen Frühjahr war sie gegen ihren Willen in die ganze Sache hineingezogen worden; diesmal gab es keinen Grund, sich Sorgen zu machen. Außer dass Raquel sie direkt um Hilfe gebeten hatte.

»Ich brauche deine Hilfe, Keeley Carpenter«, ertönte Raquels Stimme und ließ Keeley vor Schreck zusammenfahren. Sie fuhr herum und sah Raquel in der Küchentür stehen. Sie war so in Gedanken versunken gewesen, dass sie die Glocke an der Eingangstür nicht einmal gehört hatte, die sie auf Kundschaft hinwies.

Obwohl Raquels Tonfall so gebieterisch wie eh und je war, sah sie furchtbar aus. Ihre sonst so leuchtende Haut war grau und trocken, ihr Haar an den Ansätzen fettig, und sie hatte Müdigkeitsfalten um Mund und Augen. Ihr Gesicht wirkte aufgedunsen, als hätte sie geweint, und Keeley verspürte den Drang, sie zu umarmen, konnte dem jedoch ganz gut widerstehen. Stattdessen führte sie Raquel ins Café zurück, drehte das Schild an der Tür auf GESCHLOSSEN und setzte Teewasser auf.

»English Breakfast, zwei Löffel Zucker?«, fragte sie. Raquel nickte, lächelte Keeley schwach zu.

»Du erinnerst dich immer daran, was die Leute trinken. Und an ihre Namen. Ich wünschte, das könnte ich im Bistro auch.«

Keeley versuchte, ihre Überraschung über das Kompliment zu verbergen und darüber, dass Raquel zugegeben hatte, etwas nicht absolut perfekt zu können. Sie trug zwei Henkeltassen und eine Kanne Tee zum Tisch und setzte sich.

»Es tut mir leid, dass ich gestern so kurz angebunden war«, hob sie an, bemerkte dann, dass Raquels Hände zitterten. »Aber ich verstehe einfach nicht, wie ich dir helfen könnte.«

»Finde raus, wer es war«, sagte Raquel brüsk. Keeley hätte beinahe die Zuckerdose fallen lassen. Sie schaute Raquel mit großen Augen an.

»Das kann ich nicht, Raquel. Das ist Sache der Polizei.« Ben hatte sie gewarnt. Wenn Ben nicht ihr Freund wäre, würde sie sich dann eher bereitfinden, Raquel zu helfen? Wahrscheinlich schon, dachte Keeley und hatte sofort wieder Gewissensbisse.

»Die Polizei glaubt, dass ich es war«, erklärte Raquel, die nichts von Keeleys inneren Kämpfen ahnte. »Ich war's aber nicht, ehrlich. Ich habe Gerald nach diesem Streit nicht mehr gesehen. Es war nur eine dumme Meinungsverschiedenheit.« Sie schüttelte den Kopf, blinzelte schnell, als müsse sie gegen Tränen ankämpfen. Keeley fühlte mit ihr. All ihre Instinkte schienen ihr zuzurufen, dass Raquel die Wahrheit sagte. Doch dann meldete sich die Stimme der Vernunft: Schließlich hatte sie Raquel im Frühjahr irrtümlich für schuldig gehalten, wie konnte sie da sicher sein, dass sie sie nun nicht irrtümlich für unschuldig hielt?

»Ich glaube dir«, sagte sie. »Ich weiß zwar nicht, warum«, fuhr sie ehrlich fort, »aber aus irgendeinem Grund glaube ich dir.«

Raquel nickte. »Danke.«

Es trat ein unbehagliches Schweigen ein, und Keeley dachte an all die Male, die Raquel ihr seit ihrer Rückkehr nach Belfrey feindselig gegenübergetreten war oder sie verspottet hatte. Jetzt saß sie hier und bat sie um Hilfe. Wenn man bedachte, wie hochmütig, wenn nicht gar arrogant Raquel sonst war, musste sie wirklich völlig verzweifelt sein.

Aber war sie verzweifelt, weil sie unschuldig oder weil sie schuldig war? Trotz ihres Bauchgefühls, dass Raquel die Wahrheit sagte, machte sich Keeley keinerlei Illusionen, dass ihre alte Schulfreundin nicht auch in der Lage wäre, eine reuige Miene aufzusetzen und Keeley zu manipulieren.

Und doch … Keeley schaute Raquel an, die so ungewohnt verloren dasaß, und traf ihre Entscheidung. Sie konnte sich immer noch später Gedanken darüber machen, welchen Ärger ihr das mit Ben einbringen würde.

»Okay«, sagte sie und versuchte, selbstbewusst zu wirken,

obwohl ihr Magen rebellierte, als ihr klar wurde, auf was sie sich da einließ. »Wenn du Gerald nicht umgebracht hast, warum hast du dann Duane zu dem falschen Alibi überredet?«

»Ich hatte Angst«, sagte Raquel schlicht. »Ich wusste, dass sie mich als Geralds Freundin unter die Lupe nehmen würden. Außerdem hatten uns ja alle streiten hören, und ich wollte mich einfach absichern.«

»Wo warst du dann in Wirklichkeit?«

»Allein zu Hause. Duane ist nach meinem Streit mit Gerald eine Weile mit zu mir gekommen, und ab etwa acht Uhr war ich allein. Ich habe darauf gewartet, dass Gerald bei mir anrufen und sich entschuldigen würde, aber das hat er nicht getan. Jetzt weiß ich, warum.« Sie senkte die Augen. Nun spielte ihr wohl Raquel tatsächlich etwas vor.

»Du bleibst also dabei, dass du ganz bestimmt nicht die Frau warst, die Tom aus Geralds Haus kommen sah?«

»Nein. Ich habe meine Wohnung gar nicht mehr verlassen.«

Keeley seufzte, strich sich mit der Hand über die Stirn. Das ergab alles keinen Sinn. Welche andere dunkelhaarige Frau konnte so spät am Abend noch beim Bürgermeister gewesen sein?

»Was ist eigentlich aus Edna geworden?« Ihr war die Haushälterin wieder eingefallen. Raquel verzog das Gesicht.

»Diese schreckliche alte Schnepfe. Gerald hat sie überredet, sich zur Ruhe zu setzen. Sie hat ihre Arbeit nicht mehr anständig gemacht, sie war zu alt, um mit all den Reinigungsarbeiten fertigzuwerden. Und ich habe sie erwischt, wie sie in meinen Schubladen rumgeschnüffelt hat. Nicht dass Gerald mir das geglaubt hat, er meinte, sie wäre wahrscheinlich nur verwirrt. Aber ich habe ihn davon überzeugt, dass es grausam wäre, sie trotz ihres schlechten Gesundheitszustandes weiter zu beschäftigen. Sie hat das nicht sehr gut aufgenommen«, berichtete Raquel mit so offensichtlicher Genugtuung, dass es Keeley grauste. So wenig sie selbst die sauertöpfische Haushälterin des Bürgermeisters leiden konnte, so konnte sie doch kein Vergnügen an der Kündigung der älteren Dame finden, weil sie wusste, wie selbstlos sie sich um den Bürgermeister gekümmert hatte.

»Wieso? Meinst du, sie hat es getan?«, fragte Raquel mit einem Glitzern in den Augen. »Zutrauen würde ich es ihr, weißt du.«

»Sie ist ziemlich alt«, erklärte Keeley, »und ich könnte mir vorstellen, dass Gerald viel stärker als sie war.« Trotzdem – Keeley grübelte still weiter – brauchte man keine Riesenkräfte, um jemanden zu erstechen, nur die Fertigkeit – oder das Glück –, mit der Klinge die richtige Stelle zu treffen. »Außerdem war sie Gerald treu ergeben, da bin ich sicher, dass sie ihn nicht umbringen würde.«

»Vielleicht doch, wenn sie sich zurückgewiesen fühlte.«

Keeley nickte, nahm einen großen Schluck Tee und genoss den angenehmen starken Geschmack. Sie trank nicht oft »richtigen Tee«, wie die Leute in Belfrey schwarzen Tee nannten, sie zog eigentlich Kräutertee vor. Wenn sie Schwarztee trank, war das immer etwas Besonderes. Ab und zu konnte einem ein Koffeinstoß nicht schaden.

»Ob sie wohl rachsüchtig genug war, um es so aussehen zu lassen, als wärst du es gewesen?«, überlegte Keeley laut. In den wenigen Begegnungen mit Edna hatte sie die Haushälterin als gleichzeitig gehässig und ungeheuer fürsorglich gegenüber Gerald wahrgenommen. Diese Art von übertriebener Zuneigung konnte leicht mal in Hass umschlagen. »Ich meine, wenn sie der Meinung war, dass du bei Geralds Entscheidung, sie zu entlassen, die Hand im Spiel hattest, dann wollte sie sich vielleicht an euch beiden rächen?«

Raquel nickte, ein Lächeln auf den Lippen.

»Das scheint mir sehr wahrscheinlich, Keeley. Siehst du, ich hatte recht, als ich zu dir gekommen bin!«

Keeley schüttelte den Kopf. Raquel war voreilig.

»Wir haben beinahe keine Anhaltspunkte dafür. Ich kenne nicht mal alle Einzelheiten – die Mordwaffe, die genaue Todesart –, also können wir im Augenblick nur Vermutungen anstellen.«

»Aber du wirst nicht zulassen, dass ich für ein Verbrechen ins Gefängnis wandere, das ich nicht begangen habe? Du willst mir doch helfen, oder?« Raquel riss die Augen weit auf, und ihr Mund bildete ein kleines »O«. Sie mochte ja wirklich bestürzt sein, aber Keeley konnte durchaus eine melodramatische Geste erkennen.

»Ich werde mich ein bisschen umhören. Schauen wir mal, was ich rausfinden kann«, versprach Keeley und versuchte ihr Möglichstes, sich nicht geschmeichelt zu fühlen, als Raquels Augen dankbar aufleuchteten. Nachdem sie in der Kindheit unter Raquels spezieller giftiger Art von Freundschaft gelitten hatte, konnte sie sich eine gewisse Genugtuung darüber nicht verkneifen, dass Raquel sie nun so aufrichtig um Hilfe bat. »Ich bezweifle stark, dass es dazu kommen wird, Raquel«, sagte sie in vernünftigem Ton, richtete sich damit nicht nur an Raquel, sondern auch an sich selbst. »Wenn du die Wahrheit gesagt hast und in jener Nacht nicht in der Nähe von Geralds Haus warst, hast du nichts zu befürchten. Die Beweise reichen nicht einmal für einen Haftbefehl gegen dich aus, geschweige denn für einen Prozess.« Keeley war fast versucht, ihr zu erzählen, dass Ben das selbst so formuliert hatte, wusste aber, dass er wütend sein würde, wenn sie das ausgerechnet an die betreffende Verdächtige weitertratschte. Stattdessen bemühte sie sich, Raquel zu beruhigen. »Ich bin mir da ziemlich sicher; ich habe oft genug zugehört, wenn Ben über seine Arbeit gesprochen hat. Wenn du unschuldig bist, Raquel, dann wird sich das beweisen lassen.«

»Aber die Leute werden weiter glauben, dass ich es war«, beharrte Raquel. »Selbst wenn die Beweise für eine Anklage nicht ausreichen. Sollte der Mörder nicht gefasst werden, dann halten mich die Leute nach wie vor für die Täterin. Ich werde aus der Gemeinschaft ausgestoßen. Mummy und Daddy reden ohnehin schon kaum noch mit mir; die haben sogar angedroht, mir meinen Zuschuss zu kürzen.«

Keeley biss sich auf die Lippe, damit ihr kein Kommentar dazu herausrutschte, wie sehr es sie überraschte, dass eine erwachsene Frau Ende zwanzig noch eine Art Taschengeld von ihren Eltern bekam. Das ist das eigentliche Problem, überlegte sie. Es wäre ja auch sehr seltsam gewesen, wenn Raquel nicht durch handfestes materielles Interesse motiviert gewesen wäre.

»Ich tu, was ich kann, aber du musst wirklich ehrlich sein«, sagte Keeley. Raquel neigte schon immer dazu, die Wahrheit so zurechtzubiegen, wie es ihr passte, und sie würde auch ungern irgendwas zugeben, das sie in einem schlechten Licht erscheinen ließ. Im Mordfall Terry Smith hatte es sich herausgestellt, dass Raquel Geheimnisse für sich behalten hatte, nur weil sie nicht wollte, dass alle von ihren Schönheitsoperationen erfuhren. Obwohl Keeley sich nicht vorstellen konnte, dass irgendjemand Raquels Brüste, die jeglicher Schwerkraft zu trotzen schienen, tatsächlich für echt hielt.

Wenn sie ehrlich war, traute sie Raquel nicht über den Weg, trotzdem war sie überzeugt, dass sie nicht die Täterin war, und das reichte Keeley aus, um ihr helfen zu wollen.

Das wird Ben gar nicht gefallen, ertönte die rationale Stimme in ihrem Kopf. Keeley seufzte leise. Sie würde Ben am Abend sehen und sich nach der Möglichkeit erkundigen, Edna zu befragen. Vielleicht, versuchte sie sich einzureden, wäre er ja sogar froh über ein wenig inoffizielle Hilfe? Er hatte doch sonst ihre Meinung durchaus zu schätzen gewusst. Schließlich konnte er doch nicht von ihr erwarten, dass sie Raquels Bitten einfach ignorierte.

Sie wandte ihre Aufmerksamkeit wieder Raquel zu, die nach Keeleys Bemerkung in Sachen Ehrlichkeit entschieden verschlagen dreinschaute.

»Wolltest du mir sonst noch was sagen?«, erkundigte Keeley sich. »Ich kann dir nur helfen, wenn ich wirklich alles weiß.«

Raquel zuckte mit den Schultern.

»Vielleicht ist es ja nichts von Bedeutung … aber Edna ist nicht die Einzige, die Gerald in letzter Zeit rausgeworfen hat. Auf mein Betreiben hin«, gab sie zu und blickte auf ihre Hände hinunter.

»Okay.« Keeley nippte erneut an ihrem Tee. »Erzählst du es mir?«

»Du weißt doch, dass er kürzlich seinen Garten hat in Ordnung bringen lassen? Der Mann, den er dazu angestellt hat, John, ist immer zum Mittagessen hier in dein Café gegangen.« Raquel schniefte, offensichtlich beleidigt. Besagter Mann hatte sich erdreistet, in Keeleys Café und nicht im Bistro als Gast einzukehren.

Keeley nickte. Sie erinnerte sich an einen Mann Anfang vierzig mit sonnengegerbter Haut, einen kernigen Typ, der nicht viel redete und zu Keeleys Überraschung wirklich jeden Tag Kräutertee und Tofuburger bestellt hatte. Sie hatte ihn als nett, wenn auch ein wenig zurückhaltend empfunden.

»Ich weiß, wen du meinst. Wieso hast du dafür gesorgt, dass er gefeuert wurde?«

Raquel rutschte unbehaglich auf dem Stuhl hin und her. Sie schaute Keeley nicht in die Augen, als sie antwortete.

»Er hat sich mir gegenüber ziemlich unangemessen verhalten. Hat mich angemacht, weißt du.«

Keeley blickte sie an. Der beinahe lässige Tonfall und Raquels Unfähigkeit, mit Keeley Blickkontakt aufzunehmen, all das erzählte Keeley eine ganz andere Geschichte. Sie dachte daran, wie sie den Gärtner in Erinnerung hatte. John hatte nicht viel gesagt, aber wenn, dann hatte er eine Frau und ein kleines Baby erwähnt, und sein Gesicht hatte sich dabei aufgehellt. Sollte er wirklich bei Raquel Annäherungsversuche gemacht haben? Oder war es nicht wahrscheinlicher, dass die Initiative von Raquel ausgegangen war und er sie hatte abblitzen lassen? Keeley hegte keinen Zweifel, dass Raquel rachsüchtig genug war, um danach Gerald anzulügen und für Johns Rauswurf zu sorgen – das Wüten einer verschmähten Frau oder wie man da sagte. Aber reichte das als Mordmotiv?

»Wäre er dann nicht eher wütend auf dich als auf Gerald?«, fragte Keeley, die eigentlich nur laut vor sich hin dachte. Raquel schaute schockiert.

»Da könnte ich ja die Nächste sein!«, rief sie aus. Keeley widerstand der Versuchung, die Augen zu verdrehen. Aber trotzdem, wenn jemand so von Sinnen war, einen Mord zu begehen, konnte man schließlich nie wissen, ob er es bei dem einen belassen würde.

»Ich rede mit ihm. Er hat mir eine Visitenkarte dagelassen. Ich bin sicher, dass ich die noch irgendwo habe. Hast du Ben davon erzählt?«

Raquel schüttelte den Kopf, errötete ein wenig. Keeley dachte, dass Raquel Ben von dieser Angelegenheit bestimmt nichts erzählen würde, falls ihr Verdacht stimmte, wie das mit John dem Gärtner wirklich abgelaufen war. Denn Ben war so ungefähr der einzige andere Mann in Belfrey, der Raquel je einen Korb gegeben hatte. Raquel war attraktiv, und ihr Ego kannte kaum Grenzen. Jeder Mann, der so schlau war, auf ihre offensichtlichen Reize nicht hereinzufallen, war ihr ein Gräuel.

Keeley seufzte. Eigentlich müsste sie Raquel ins Gewissen reden, Ben diese Geschichte unbedingt auch zu erzählen, doch sie wusste, dass Raquel es auf keinen Fall tun würde. Sie wollte Raquel jedoch helfen. Sie konnte zumindest John und Edna ein paar Fragen stellen, und wenn sie etwas Nützliches herausfand, würde sie es an die Polizei weitergeben. Darüber konnte sich Ben wohl kaum beschweren. Es war ja nicht ihre Schuld, wenn die Leute sich ihr anvertrauten.

Raquel ging, nachdem sie Keeley in eine nach Chanel duftende Umarmung geschlossen und versprochen hatte, anzurufen, sobald ihr noch etwas eingefallen war. Keeley blickte ihr nach, seltsam aufgeregt bei der Aussicht auf erneute Nachforschungen. Erst beim Aufräumen wurde ihr mit einem Schlag die Situation voll bewusst. Falls Raquel, wie Keeley glaubte, wirklich unschuldig war, lief wieder einmal ein Mörder frei in Belfrey herum. Jemand, der fähig war, kaltblütig den Bürgermeister zu erstechen. Der Gärtner schien ein Motiv zu haben, aber es war nun schon ein paar Monate her, seit er in Geralds Garten gearbeitet hatte. Und obwohl Keeley Edna den Mord durchaus zutraute, konnte sie doch nicht glauben, dass die ältliche Haushälterin die Täterin war. Aber wenn die es alle nicht waren, wer dann? Keeley schaute aus dem Fenster auf die idyllische High Street von Belfrey und fragte sich nicht zum ersten Mal seit ihrer Rückkehr, welche Geheimnisse wohl noch hinter den verschlossenen Türen lauern mochten.

Marichyasana - Drehsitz

Eine nach dem Weisen Marichi benannte Übung, die auch als Drehsitz bekannt ist. Diese sanfte Verdrehung der Wirbelsäule ist gut für die Verdauung, die Biegsamkeit der Wirbelsäule und die sanfte Anregung der Muskeln in Bauch und Oberkörper. Eine gute Übung, wenn du den ganzen Tag am Schreibtisch gesessen hast.

Anleitung

- Setze dich mit ausgestreckten Beinen und aufgerichtetem Rückgrat auf die Matte und richte den Blick nach vorn. Deine Arme sollten gerade sein, die Hände mit der Handfläche nach unten hinter dir auf der Matte ruhen, die Finger zeigen von dir weg.
- Beuge nun das rechte Knie an, ziehe deinen Fuß so nah an den Oberschenkel, wie du kannst. Halte den Fuß flach auf dem Boden.
- Atme aus und drehe deinen Oberkörper nach rechts auf das gebeugte Knie zu. Atme ein und hebe den linken Arm, am Ellbogen abgewinkelt, und lege den Ellbogen bei vertikalem Unterarm an die Außenseite deines rechten Knies.
- Konzentriere dich bei jedem Einatmen darauf, dein Rückgrat zu verlängern und zu dehnen und deinen Oberkörper nach links zu drehen. Strenge dich dabei nicht zu sehr an; dies sollte eine sanfte Übung sein. Nach mindestens einer Minute atme aus und löse die Pose, wiederhole sie auf der anderen Seite.

Nutzen

Lindert Verdauungsprobleme wie Verstopfung. Kann auch gut gegen Schmerzen im unteren Rücken und Menstruationsbeschwerden sein. Streckt die Schultern und gibt Energie.

Kontraindikationen

Diese Übung ist nicht ratsam, wenn man an Migräne, Schlaflosigkeit oder Durchfall leidet oder zu hohen oder zu niedrigen Blutdruck hat.

Kapitel 6

Das Abendessen begann, gelinde gesagt, ein wenig angespannt. Darla war schlecht gelaunt aus Matlock zurückgekehrt, nachdem sie dort in einen Wolkenbruch geraten war und danach wieder mit dem unzuverlässigen öffentlichen Nahverkehr im Amber Valley Bekanntschaft gemacht hatte – wo man von Glück sagen konnte, wenn der Bus innerhalb einer Stunde nach der fahrplanmäßigen Zeit kam. Trotzdem schien Darla sehr erpicht darauf zu sein, mit Ben und Keeley zum Abendessen auszugehen, krittelte dann allerdings an allem herum, angefangen von der Einrichtung des Wheatsheaf bis bin zur nicht gerade umfangreichen Speisekarte.

»Mum, du bist hier nicht in London«, rief ihr Keeley in Erinnerung.

»Das sehe ich, meine Liebe. Ehrlich, ich hatte ganz vergessen, wie sehr man hier hinterm Mond ist«, sagte ihre Mutter und warf der Kellnerin, die ihrer Meinung nach den Tisch zu spät abräumte, einen giftigen Blick zu. Die arme junge Frau errötete, murmelte eine Entschuldigung und eilte davon. Keeley schaute zu Ben, der sich bemühte, ein ausdrucksloses Gesicht zu machen, obwohl sie Belustigung in seinen Augen aufblitzen sah. Keeley entspannte sich allmählich. Ben konnte mit den bissigen Bemerkungen ihrer Mutter umgehen, da war sie sich sicher. Sie spürte, dass er unter dem Tisch ihre Hand ergriff und sie drückte, und schenkte ihm ein dankbares Lächeln.

Dann fiel ihr plötzlich Raquel ein.

Nachdem sich Darla endlich zu einem Salat mit Lachs entschlossen hatte, konnten sie bestellen. Keeley packte die Gelegenheit beim Schopf, als ihre Mutter mit mürrischen Worten über das Rauchverbot in Restaurants auf eine Zigarette vor die Tür ging.

»Raquel war heute im Café. Sie ist wirklich sehr bestürzt.«

Sofort wurde Bens Miene misstrauisch.

»Ich hoffe, dass du nicht mit ihr über den Fall redest, Keeley. Sie ist im Augenblick unsere Hauptverdächtige.«

Keeley beschloss, lieber nicht zu erwähnen, dass Raquel sie um Hilfe angefleht hatte.

»Das weiß ich, aber ich kann noch immer nicht glauben, dass sie es gewesen sein soll. Ich bin sicher, dass sie aufrichtig um ihn trauert.« Und um den Zuschuss von ihren Eltern, fügte sie unwillkürlich für sich hinzu. Ben schnaubte skeptisch, hatte wohl ihre Gedanken gelesen.

»Sie sorgt sich eher darum, dass sie Mummy und Daddy zu sehr blamiert und die ihr deswegen ihren großzügigen monatlichen Zuschuss streichen. Es überrascht mich, dass du dich so für ihre Lage interessierst, Keeley. Sie war ja bisher nicht gerade nett zu dir.«

Keeley dachte darüber nach. Sie schuldete Raquel tatsächlich nichts. Und doch ließ es ihr angeborener Gerechtigkeitssinn nicht zu, dass sie untätig dasaß, während eine unschuldige Frau fälschlich angeklagt wurde.

»Ich habe einfach ein Bauchgefühl, dass sie es nicht war. Ich kann nicht erklären, wieso. Vielleicht ist es einfach Intuition.«

Ben grinste.

»Verflixt, du redest schon wie Megan mit all ihren schrägen Ideen über Energien und Aurale.«

»Auren«, korrigierte Keeley ihn und lächelte zurück. Obwohl sie ihn eigentlich tadeln wollte, weil er Megan schräg genannt hatte, war sie froh, dass sich die Atmosphäre zwischen ihnen wieder ein wenig aufgehellt hatte.

Vielleicht wäre jetzt der richtige Zeitpunkt, ihre Entscheidung zu erwähnen, dass sie Raquel helfen wollte? Vielleicht sollte sie ihm zunächst über Edna Fragen stellen.

»A propos Aura, Geralds Haushälterin hat auf mich einen ziemlich bösartigen Eindruck gemacht. Ich nehme an, du hast sie schon befragt?«

Bens Lächeln schwand.

»Jetzt machst du es schon wieder.«

»Was mache ich?« Keeley war ehrlich verdutzt.

»Du versuchst, mir Informationen zu entlocken. Traust du mir nicht zu, dass ich meine Arbeit anständig erledige, Keeley? Schlimm genug, wenn meine Vorgesetzten in Ripley mir im Nacken sitzen, da musst du mich nicht auch noch verhören.« Seine Stimme klang nun wirklich eindeutig verletzt und wütend.

»Natürlich glaube ich, dass du deinen Job gut machst. Ich finde, dass du ihn sogar wunderbar machst«, erwiderte Keeley aufrichtig. »Ich war nur neugierig. Ich glaube wirklich nicht, dass Raquel die Täterin ist, also habe ich über Edna nachgedacht, mehr nicht. Nach all meinen Erfahrungen ist sie eine schlimme Person.« Keeley biss sich auf die Lippe, war sich bewusst, dass sie nicht ganz aufrichtig war, begriff aber nun endlich, dass Ben über ihre Einmischung alles andere als erfreut sein würde.

»Sie ist bestimmt beinahe siebzig, Keeley, gehört also für

eine solche Tat kaum zum Kreis der Verdächtigen. Können wir jetzt bitte über was anderes reden als die Arbeit?«

Keeley nickte, schluckte ihre Antwort herunter, dass Ben sonst nur zu gern über seine Arbeit redete. Die Atmosphäre zwischen ihnen war wieder merklich abgekühlt, und Keeley wollte Bens Hand nehmen, sah dann aber Darla zurückkommen und überlegte es sich anders. Sie hoffte, dass ihre Mutter nicht merken würde, dass zwischen ihnen etwas nicht stimmte. Es fehlte ihr gerade noch, dass sich Darla lang und breit über ihre Beziehung ausließ.

Zum Glück hatte Darla andere Probleme. Sie setzte sich mit einem ungeduldigen Seufzer hin und tätschelte hektisch ihr Haar.

»Dieser Regen ruiniert mir immer wieder die Frisur. Ich hatte vollkommen vergessen, wie schrecklich das Wetter hier sein kann. Es ändert sich praktisch jede Minute.«

»Ihr Haar sieht wunderbar aus, Darla«, sagte Ben aalglatt. Darla warf ihm ein kleines Lächeln zu.

»Danke, mein Lieber. Aber ehrlich, ich bin froh, wenn ich endlich wieder in London bin. Hier gibt es draußen nicht mal einen Schirm für die Raucher. Ich musste im Regen stehen.«

»Wir hätten ins Tavern gehen sollen«, sagte Ben mit einem kleinen Blinzeln in Richtung Keeley, »denen ist das Rauchverbot herzlich egal. Die haben sogar noch Aschenbecher auf den Tischen.«

Darla rümpfte ihre feine Nase.

»Da würden mich keine zehn Pferde hinkriegen.«

»Aber es stimmt«, versicherte ihr Keeley, »Jack Tibbons pafft da immer seine Pfeife.«

»Wenn man vom Teufel spricht«, murmelte Ben. Keeley

blickte auf und sah Jack, ausnahmsweise ohne Bambi, durch die Tür des Wheatsheaf treten. Ihre Überraschung war sogar noch größer, als ihre Mutter den Arm hob und ihm zuwinkte.

»Jack! Wir sind hier drüben!«, rief Darla. Jacks faltiges Gesicht strahlte auf, als er sie alle sah, und er kam zu ihrem Tisch herüber.

»Habt ihr was dagegen, wenn ich zu euch stoße? Ich war gerade auf dem Heimweg vom Pooch Parlour, weil ich dachte, dass es höchste Zeit ist, dass Bambi mal wieder geschoren wird. Der alte Junge sieht ein bisschen zottelig aus.«

»Ich weiß nicht, wie du diese Promenadenmischung überall mit hinschleppen kannst«, sagte Darla, wenn auch weniger Verachtung als sonst in ihrer Stimme lag. Sie machte Platz, so dass Jack sich hinsetzen konnte.

Das Abendessen verlief recht angenehm. Jack unterhielt sie alle mit Geschichten aus Belfrey aus den Zeiten, als Keeley noch ein Kind war und ihr Vater den Fleischerladen geführt hatte. Keeley hörte liebend gern von ihrem Vater, und sogar Darlas Augen leuchteten auf, wenn sie über ihren verstorbenen Ehemann sprach. Keeley verspürte einen seltenen Anflug von Zuneigung zu ihrer Mutter. Ben schien sich zu entspannen, und gegen Ende des Abends kuschelte Keeley sich an ihn, während sie noch ihren Kaffee nach dem Essen tranken.

Keeley war enttäuscht, als er darauf bestand, sie und Darla anschließend nach Hause zu bringen. Sie war davon ausgegangen, dass sie noch mit zu Ben gehen würde, wenn nicht für die ganze Nacht, so doch wenigstens für ein paar gemeinsame Stunden. Aber Ben sagte, er sei müde und müsse am nächsten Morgen früh aufstehen.

»Das muss wirklich sehr anstrengend sein, diese schlimme Sache mit Gerald«, sagte Darla, als sie ins Café traten, nachdem Ben sie bis zur Tür begleitet hatte. Sie küsste die Luft neben Bens Wange, verschwand dann die Treppe hinauf und ließ Ben und Keeley allein. Keeley wandte sich zu Ben um, legte ihm die Arme um den Hals, atmete seinen vertrauten, erregenden Duft ein.

Als Ben steif wie ein Stock blieb, trat sie einen Schritt zurück und verspürte plötzlich Unsicherheit.

»Was ist? Und sag bloß nicht ›nichts‹«, fügte sie rasch hinzu, als sie seine stoische Miene sah. Ben seufzte und strich sich übers Kinn, ein sicheres Zeichen dafür, dass er überfordert und frustriert war.

»Keeley, bitte versprich mir, dass du nicht mehr mit Raquel über den Mord redest. Oder mit sonst wem.«

Keeley zuckte zusammen. Jetzt war nicht der richtige Zeitpunkt, um ihm zu erzählen, dass sie beschlossen hatte, für Raquel ihr Möglichstes zu tun.

»Das ist albern«, sagte sie brüsk. »Alle reden über nichts anderes als über den Mord, Ben. Das Thema ist schwer zu vermeiden, besonders wenn man am Ort ein Café führt.«

»Stell dich nicht so dumm«, blaffte Ben, und sein plötzlich gereizter Ton ließ Keeley zurückfahren. »Du weißt, was ich meine.«

Keeley war sich da nicht so sicher. Ärgerte ihn wirklich der Gedanke, dass sie mit Raquel über den Mord sprach, so sehr? Vielleicht war es gut, dass sie ihm nicht von Raquels verzweifelter Bitte um Hilfe erzählt hatte. Oder von ihrem Versprechen.

»Ich will mich nicht mit dir streiten«, sagte sie leise, und der Ärger wich aus Bens Augen.

»Es tut mir leid, Keeley«, flüsterte er ihr ins Haar, nachdem er sie an sich gezogen hatte. »Es war einfach ein langer Tag.«

Sie küssten sich langsam und innig, und als Keeley sich verabschiedet hatte und die Treppe in die Wohnung hinaufstieg, war eine Spannung, derer sie sich gar nicht bewusst gewesen war, von ihr abgefallen. Alles würde gut werden, da war sie sich sicher. Wenn sie irgendwas Nützliches herausfand, würde sie es Ben erzählen, und der würde dann bestimmt begreifen, dass sie ihm nur helfen wollte.

Sie gönnte sich noch ein langes Bad im Kerzenschein und mit duftendem Badeöl. Nach ein paar entspannenden Yoga-Übungen machte sie es sich auf dem Sofa bequem und schlief ausnahmsweise ein, sobald ihr Kopf auf dem Kissen lag.

Als sie am nächsten Morgen aufwachte, hörte sie Vogelgesang und das leise Trällern ihrer Mutter, die in der Küche Tee kochte. Schockiert setzte sich Keeley auf und starrte Darla an.

»Guten Morgen, Liebes.«

»Guten Morgen«, sagte Keeley leicht verdattert. Seit ihrer Ankunft in Belfrey waren Darlas Stimmungen so unvorhersehbar gewesen, dass sich Keeley fragte, ob ihre Mutter in den Wechseljahren war. Sie war schließlich Ende vierzig. Sosehr ihr diese mildere Version ihrer Mutter gefiel, so sehr brachte sie das alles ins Schlingern. Wenn es eine Sicherheit in ihrem Leben gab, dann war das Darlas Missbilligung für alles, was mit ihrer Tochter zu tun hatte.

»Möchtest du heute Hilfe im Café, Liebes?«, fragte ihre Mutter, als sie Keeley eine Tasse Kräutertee reichte. Keeley starrte sie an.

»Äh, das wäre schön. Aber heute mache ich erst um zehn Uhr auf; ich habe einen Kurs im Freizeitzentrum zu unterrichten. Warum probierst du es nicht auch mal aus?«

Darla schüttelte den Kopf und spitzte die Lippen.

»Ich glaube nicht, Liebes. Weißt du was, warum mache ich nicht auf und halte im Café für dich die Stellung? Ich kann ja zumindest Tee und Toast und so servieren.«

»Ehrlich? Ich meine, danke, das wäre toll.« Keeley schaute ihrer sich entfernenden Mutter beinahe mit Misstrauen hinterher. Sie wurde das Gefühl nicht los, dass ihre Mutter was im Schilde führte; woher sonst dieses plötzliche Interesse am Yoga-Café? Sie verdrängte den Gedanken, dass ihrer Mutter immer noch die Hälfte des Anwesens gehörte und sie daher so viel Interesse zeigen konnte, wie sie mochte. Wollte Darla etwa das Geschäft übernehmen, das sie sich so mühsam aufgebaut hatte?, dachte Keeley und war empört. Das Café war schließlich allein ihre Idee gewesen! Du bist undankbar, tadelte sie sich. Die Sorgen, die sie sich wegen Raquel und Ben machte, ließen sie engstirnig denken.

Sie zeigte Darla alles, was sie wissen musste, um das Café zu öffnen, bereitete die Salatbar vor und machte sich auf den Weg zum Freizeitzentrum.

Das Freizeitzentrum von Belfrey war meilenweit das einzige und hatte daher viele Mitglieder, die aus Belfrey und aus den benachbarten Dörfern und Städtchen kamen. Es hatte einen hervorragenden Fitnessbereich und ein großzügiges verspiegeltes Studio, in dem Keeley regelmäßig ihre Klassen unterrichtete. Alles erinnerte sie ein bisschen an ihre Zeit in New York, besonders, wenn sie die Fitnesstrainer mit ihren verdächtig weißen Zähnen und ihrer Sonnenbankbräune sah.

Die Klasse war heute größer als sonst, weil auch einige ältere Einwohnerinnen von Belfrey gekommen waren, dazu noch Norma und Maggie, die Klatschtanten. Maggie erschien regelmäßig, doch sie verbrachte den größten Teil der Sitzungen damit, ihre Mit-Yogis zu beäugen, als könnte sie durch bloßes Betrachten deren pikanteste Geheimnisse absorbieren. Keeley schwand der Mut, als sie die beiden zusammenstehen sah. Wie erwartet, redeten alle im Studio über Gerald und den tragischen Tod. Keeley rollte ihre Matte aus und stellte die Stereoanlage an. Sprechgesang vor dem magischen Klang von Panflöten erfüllte den Raum, wurde aber von den schrillen Stimmen von Norma und Konsorten überdröhnt.

»*Namaste*«, sagte Keeley und wiederholte das Wort ein wenig bestimmter, als die Damen immer noch weiterschwatzten. »*Namaste!*«, schrie sie nun beinahe. Endlich war Norma still und schaute sich überrascht im Raum um.

»Wir wollen anfangen«, verkündete Keeley. Sie führte die Klasse durch eine Reihe von Sonnengrüßen. Die waren auch wunderbar fürs Hinterteil. Sie hatte ein etwas rascheres Tempo gewählt als sonst, vielleicht weil sie hoffte, Norma und Maggie ein wenig außer Atem zu bringen, damit sie nicht wieder schwatzten. Dann kamen eine Abfolge von Übungen im Stehen, ein paar Drehsitze und Dehnungen nach hinten, ehe sie zum Abschluss Übungen für die Körpermitte anleitete. Am Ende strahlten die Frauen, und auch Keeley fühlte sich erfrischt und energiegeladen. Das Unterrichten gab ihr immer einen Kick. Sie lächelte vor sich hin, während sie zusammenpackte. Da hörte sie Schritte an der Studiotür. Sie blickte auf und sah Duane.

»Hi«, sagte Keeley und dachte bei sich, dass er unter der

strahlenden Sonnenbräune ein wenig nervös wirkte. »Wie geht's?« Sie hatte seit dem Tag, an dem Raquel sich auf der Straße mit dem Bürgermeister gestritten hatte, nicht mehr mit ihm geredet. Seit dem Tag des Mordes.

»Ziemlich gut, Keeley, immer noch ein bisschen erschüttert über alles, wenn ich ehrlich bin.«

»Das überrascht mich nicht«, antwortete sie und umarmte ihn. Er drückte sie fester als sonst, und als er einen Schritt zurück machte, konnte sie sehen, dass er mühsam um Fassung rang. »Ich mache mir echt Sorgen wegen Raquel«, erklärte er und zwinkerte, als müsse er gegen die Tränen ankämpfen. Er liebt sie wirklich, dachte Keeley. Sie fragte sich, ob Raquel das eigentlich begriff und ob sie ihn trotzdem wegen Gerald verlassen hätte, wenn sie es gewusst hätte.

»Sie hat mich gestern besucht«, sagte Keeley.

»Ich weiß«, erwiderte Duane und sah ein wenig verlegen aus. Keeley seufzte. Duane verfolgte mit seinem Besuch im Studio sicher einen bestimmten Zweck.

»Wenn du hier bist, weil du mich bitten willst, ihr zu helfen, Duane, dann kannst du dir das sparen«, sagte Keeley. »Ich habe es ihr schon versprochen.« Duane war ein Muster an naiver Unschuld.

»Ich weiß nicht, wovon du redest«, protestierte er und hielt dann, als Keeley ihn zynisch anlächelte, die Hände in die Höhe und warf ihr seinen flehentlichsten Hundeblick zu. »Na gut, sie hat mich vielleicht gestern Morgen gebeten, mal mit dir zu reden. Ich habe sie seither nicht gesehen, wusste also nicht, dass du schon zugestimmt hast. Ich bin so froh; sonst will ihr niemand helfen, Keeley. Alle glauben, dass sie es war. Ein paar von den Kindern im Ort haben gestern sogar mit Steinen nach ihr geworfen.«

Keeley biss sich auf die Unterlippe. »Das ist ja schrecklich«, sagte sie mit aufrichtiger Empörung. Jetzt war sie sicher, dass sie die richtige Entscheidung getroffen hatte. »Ich hoffe nur, dass ich was machen kann«, sinnierte sie.

»Du hast doch rausgekriegt, wer Terry Smith umgebracht hat«, meinte Duane.

Keeley schüttelte den Kopf. »Das war was anderes. Da ist eigentlich eher die Mörderin zu mir gekommen.« Und diese Erfahrung wollte sie ganz gewiss nicht wiederholen. »Ich höre mich mal um, kann hoffentlich was rausfinden.« Sie hatte nicht die Absicht, sich erneut in Gefahr zu begeben.

Duane strahlte. »Das gelingt dir bestimmt. Die Leute mögen dich, Keeley, die reden mit dir.«

Keeley lächelte, ein wenig verlegen über dieses Lob. Sie warf sich ihre Sporttasche über die Schulter und schaute auf die Uhr.

»Ich muss jetzt wirklich zum Café zurück. Meine Mutter ist im Augenblick allein da.«

Obwohl wahrscheinlich nicht viel los sein würde, weil sie gewöhnlich sonst um diese Zeit wegen des Kurses geschlossen hatte und kein Frühstück servierte, war es eine gute Entschuldigung, um von Duane wegzukommen. Sie musste über ihre Vorgehensweise nachdenken und überlegen, wem sie zuerst Fragen stellen wollte.

Sie verdrängte die Erinnerung daran, dass Ben sie eindringlich gebeten hatte, nicht mehr über den Fall zu reden. Sie hatte ihm schließlich nichts versprochen.

»Wann fängst du an?«, drängte Duane und schaute sie ungeduldig und mit einer Spur Verzweiflung im Blick an. Er musste sich wirklich schreckliche Sorgen um Raquel machen.

»Wenn ich heute Nachmittag im Café fertig bin, rede ich mit ein paar Leuten, einschließlich Edna.« Sie erwähnte John, den Gärtner, nicht, fragte sich, ob Raquel Duane wohl von ihm berichtet hatte.

Duane schien ein wenig zuversichtlicher zu sein.

»Danke, Keeley.« Er umarmte sie noch einmal, diesmal so fest, dass Keeley sich lachend von ihm befreite.

»Schon gut, zerquetsch mich nicht«, sagte sie fröhlich und musterte Duanes ungeheuren Bizeps.

»Tut mir leid, ich vergesse manchmal, wie stark ich bin. Aber sie wird sich freuen. Meinst du, Edna erzählt dir was?«

Keeley zuckte die Achseln. »Wer weiß? Kommt drauf an, was sie zu erzählen hat, denke ich mal.«

»Nach allem, was Raquel so sagt, gibt's da jede Menge. Der Bürgermeister hatte ja nicht gerade eine blütenweiße Weste.«

»Oh?« Keeley war neugierig geworden. Sie hatte schon immer vermutet, dass Gerald hinter seiner jovialen polternden Art so einiges zu verbergen hatte.

»Anscheinend …«, Duane senkte die Stimme und beugte sich vor, spähte auf den Flur, um sicher zu sein, dass niemand ihn belauschte, »… gab es vor Jahren ein uneheliches Kind, und das hat er jahrelang geheim gehalten.«

»Echt? Das hat er Raquel erzählt?« Warum um alles in der Welt hatte Raquel ihr gestern davon nichts gesagt?

Duane nickte. »Ja, aber sie kennt keine Einzelheiten. Ich wette allerdings, dass Edna Bescheid weiß. Ich wette, sie wusste von allem, was da so ablief.«

Vermutlich hatte er recht. Keeley dachte an die ungute Begegnung, die sie im Frühjahr mit Edna gehabt hatte. Sie war eine Frau, die jede Menge über anderer Leute schmutzige Wäsche wusste, und nach allem, was man so hörte, hatte sie ihrem Arbeitgeber sehr nahegestanden.

»Davon hat mir Raquel nichts erzählt.« Sie fragte sich, warum die das nicht erwähnt hatte.

»Vielleicht hat sie gedacht, dass es für den Fall nicht wichtig ist?«, schlug Duane vor. »Es ist ja lange her.«

»Vielleicht«, antwortete Keeley. Oder vielleicht betraf es Raquel nicht direkt, und die hatte es daher nicht für wichtig gehalten.

»Ich muss gehen, Duane. Wenn du Raquel siehst, sag ihr, dass ich sie morgen besuche.« Sie drückte sich an ihm vorbei, eilte aus der Tür, ehe er sie in einer weiteren Umarmung zerquetschen konnte, und verließ rasch das Freizeitzentrum.

Auf dem gesamten Weg zum Café musste sie immer wieder über Duanes Enthüllung nachdenken. Es überraschte sie irgendwie nicht, dass Gerald ein solches Geheimnis in seiner Vergangenheit hatte; wahrscheinlich hatten das viele reiche oder mächtige Männer. Es musste aber ein gut gehütetes Geheimnis gewesen sein, sonst hätte man es im Städtchen bei den Mutmaßungen über seine Ermordung längst aufs Tapet gebracht. Ganz gewiss hätte sie von Norma oder Maggie Andeutungen darüber gehört. Trotzdem schien dieses Geheimnis wohl keine Bedeutung für seinen Tod gehabt zu haben; vielleicht hatte Raquel recht gehabt, als sie der Sache keine Wichtigkeit beimaß.

Aber wenn er ein Geheimnis hatte, wieso sollte er dann nicht noch andere haben? Darunter eines, für das man ihn vielleicht umgebracht hatte? Keeley schwirrten jede Menge mögliche Szenarien im Kopf herum, als sie ins Yoga-Café zurückkehrte, wo Darla fröhlich wartete und zwei ältere Gäste sich eine Kanne Tee teilten.

»War der Kurs schön, Liebes? Das hat ja gar nicht lange gedauert.«

»Ich bin beinahe zwei Stunden weggewesen. Ist bei dir alles in Ordnung?«

Darla schnalzte missbilligend mit der Zunge. »Ich bin keine Idiotin, Keeley. Natürlich ist alles in Ordnung. Es ist nicht viel los, wie du schon gesagt hast. Ehrlich gesagt, es hat mir Spaß gemacht. Ich halte hier gern ein bisschen länger die Stellung, wenn du noch was zu erledigen hast.«

Keeley wollte gerade ablehnen, schaute dann aber auf die Uhr. Sie hatte noch Zeit, vor dem mittäglichen Ansturm kurz zu Megan zu gehen und ihr zu berichten, was Duane ihr gerade erzählt hatte. Auf dem Weg zum Crystals and Candles merkte sie, dass sie es kaum erwarten konnte, mit Megan darüber zu reden. Megan war ihre Freundin; sie vertraute ihr. Als Ben sie gebeten hatte, den Fall nicht mehr mit anderen Leuten zu besprechen, da hatte er sicherlich nicht auch Megan mit einbezogen? Sie war zwar erst ein paar Monate mit ihr befreundet, aber sie waren einander sehr vertraut geworden, und außer Ben war Megan die Einzige in Belfrey, die sie seit ihrer Heimkehr wirklich ins Herz geschlossen hatte. Es war Megan, mit der sie ihre Ängste und Unsicherheiten teilte und die wusste, dass Keeley noch manchmal nachts aufwachte und sich an die Zeit nach dem Mord an Terry Smith erinnerte. Mit Megan saß Keeley zusammen und aß Schokolade – laktosefreie natürlich – und sah sich romantische Komödien an, die Ben nicht mochte. Megan war ihre beste Freundin, und wenn sie ehrlich war, hatte sie eigentlich nie zuvor eine gehabt. Sie war in der Schule schüchtern und still gewesen, hatte ein paar genauso schüchterne und stille Freunde gehabt, und natürlich Raquel, die Keeleys Freundschaft brauchte, wenn einmal ihre Pläne nicht aufgegangen waren oder sie Hilfe bei den Hausaufgaben benötigte. Keeley war es im Nachhinein furchtbar peinlich, wenn sie sich daran erinnerte, wie sie sich in Raquels Freundschaft gefügt hatte, die sie in ihren Kreis aufnahm, wenn sie sie brauchte, und dann wieder fallen ließ. Sie überlegte, ob sie Raquel jetzt möglicherweise half, weil die alte Keeley wieder zum Vorschein kam, die es allen recht machen wollte. Doch das glaubte sie nicht.

Sie hatte natürlich Freunde in London und New York, aber das waren eher Bekannte als enge Freunde, Leute, deren Gesellschaft Keeley genoss, bei denen sie jedoch nie völlig offen war. Ben und Megan waren tatsächlich die einzigen Menschen auf der Welt, von denen Keeley glaubte, dass sie sie wirklich kannten, seit ihr Vater gestorben war. Beim bloßen Gedanken, einen von ihnen zu verlieren, stieg Panik in ihr auf; sie erinnerte sich an Bens verärgerte Miene vom Vorabend. Sie hoffte, er würde verstehen, dass sie Raquels Bitte um Hilfe nicht einfach ignorieren konnte.

Sobald sie in die dunstige, beinahe unwirkliche Atmosphäre des Crystals and Candles trat, fühlte sie sich getröstet. Eine Auswahl aller möglichen verschiedenfarbigen Kristalle hing von der Decke. Das Licht brach sich darin und sandte strahlende Prismenfarben durch den Raum, schnitt durch den Rauch von den Räucherstäbchen, die in jeder Ecke des Zimmers glühten; heute roch Keeley Vanille und Moschus. Ein großer Eichentisch nahm den meisten Teil des Raumes ein; darauf lagen viele verschiedene farbige Kerzen und eine weitere Auswahl an Kristallen und Edelsteinen. In Vitrinen an den Wänden waren die eher esoterischen Objekte ausgestellt: Wünschelruten, Kristallkugeln,

Tarotkarten. Auf einem Regal bei der Kasse hatte Megan ihre selbstgemachten Cremes und Tinkturen angeordnet. Die waren so gar nicht esoterisch; selbst die normalsten Einwohner von Belfrey kamen zu Megan, um sich ihr Fußbad, ihre Körperlotion und ihre Creme gegen trockene Haut zu kaufen.

Megan schaute von ihrem Platz hinter der Theke auf und warf Keeley ein breites Grinsen zu, das einer besorgten Miene wich, nachdem sie ihre Freundin näher betrachtet hatte.

»Alles in Ordnung? Du wirkst ein wenig angespannt.«

Keeley nickte und zog sich einen Schemel zu Megan, um sich neben sie zu setzen.

»Die Yoga-Klasse war toll. Doch dann kam Duane.« Sie berichtete von dem Gespräch mit dem Cousin ihrer Freundin. Megan seufzte und verdrehte die Augen.

»Ich kann nicht begreifen, dass er auch nur versucht, ihr zu helfen, nachdem sie ihn so mies behandelt hat. Und es ist ganz bestimmt nicht deine Aufgabe, sie da rauszuhauen. Trotzdem«, fügte Megan hinzu und legte den Kopf schief, »trotzdem haben sie recht. Du kannst so was gut.«

»Ich werde tun, was ich kann. Zum Beispiel mit Edna reden«, gestand ihr Keeley ein. »Ich bin mir allerdings nicht sicher, ob sie mir überhaupt was verraten würde. Ich mache mir auch ein bisschen Sorgen, was Ben sagen wird, wenn er es rauskriegt.« Sie erzählte Megan von der angespannten Atmosphäre zwischen sich und Ben am Vorabend, die eigentlich erst nach der Ankunft von Jack Tibbons lockerer geworden war.

Megan wurde nachdenklich.

»Er will dich wahrscheinlich nur schützen. Er liebt dich wirklich, Keeley. Um das zu sehen, muss man keine spirituellen Fähigkeiten haben. Aber, weißt du, vielleicht ist er auch ein bisschen verstimmt.«

»Wie meinst du das?«

»Na ja, er ist doch hier der Kriminalbeamte, nicht? Die Aufklärung des Mordes an Gerald lastet allein auf seinen Schultern, und machen wir uns nichts vor, der Fall ist von großem öffentlichem Interesse. Bisher gibt's keine verlässlichen Anhaltspunkte, außer dass Tom gesehen haben will, dass Raquel aus Geralds Haus gekommen ist. Und dann bitten die Leute dich, seine Freundin, den Mord aufzuklären. Das stellt ja beinahe seine Fähigkeit in Frage, seinen Job ordentlich zu machen.«

So hatte Keeley die Sache noch gar nicht gesehen. Das war nachvollziehbar; sie wusste, wie stolz Ben sein konnte.

»Dann sollte ich mich vielleicht da raushalten«, sagte Keeley. Megan zog eine Augenbraue in die Höhe und warf ihr ein spitzbübisches Lächeln zu.

»Aber du willst dich nicht da raushalten, oder?«

»Na ja, ich denke, Raquel tut mir leid, und ich habe ein schlechtes Gewissen, weil ich sie beim letzten Mord verdächtigt habe und es sich dann rausgestellt hat, dass sie nichts damit zu tun hatte.«

»Ja, ja«, sagte Megan und wedelte ungeduldig mit der Hand in der Luft herum. »Aber das ist es nicht allein. Du stellst *gern* solche Nachforschungen an, Keeley Carpenter, das weiß ich. Und, wie gesagt, du kannst es gut. Vielleicht solltest du auch zur Polizei gehen.«

Keeley lachte. Sie konnte sich Bens Gesicht bildlich vorstellen. »Vielleicht hast du recht.«

»Ich weiß, dass ich recht habe«, erwiderte Megan ohne eine Spur von Arroganz, aber mit dem schlichten Selbstbewusstsein, um das Keeley sie beneidete. Dann wechselte sie das Thema. »Meinst du wirklich, dass Raquel es nicht war?«

»Ja. Ich kann nicht erklären, warum, aber ich bin mir irgendwie sicher.«

»Wer war es aber dann? Edna ist doch zu alt für so was?«

»Vielleicht.« Keeley erzählte ihr von dem Gärtner.

»Sieht ganz so aus, als hätte Gerald nur wegen Raquel ein paar Leute rausgeworfen.«

»Sie hat ein gewisses Talent, anderen Leuten das Leben schwer zu machen.«

»Meinen Cousin eingeschlossen. Weißt du, es klingt schrecklich, und ich habe ein schlechtes Gewissen, wenn ich es nur ausspreche.« Megan brach ab, nahm einen Quarz und rollte ihn in der Hand hin und her. Keeley wartete darauf, dass sie weiterreden würde, überlegte, was sie wohl noch sagen wollte. Schließlich platzte Megan heraus: »Meinst du, er könnte es getan haben?«

Duane? Zunächst war Keeley schockiert über diese Frage, die Megan gestellt hatte, aber wenn sie darüber nachdachte, erschien ihr der Gedanke durchaus sinnvoll.

»Er ist völlig vernarrt in sie, und er hat die ganze Zeit nur davon gefaselt, dass Gerald sie ihm weggenommen hätte«, sinnierte Keeley. »Also könnte man vielleicht sagen, dass er ein Motiv hatte. Aber echt, Duane? Du kennst ihn besser als ich, meinst du allen Ernstes, dass er zu so was fähig wäre?«

Megan schüttelte schuldbewusst den Kopf.

»Nein, ich glaube nicht, dass Duane überhaupt fähig ist, so was Böses zu tun. Er ist ein bisschen oberflächlich, aber kein Mörder. Aber wer weiß? Die Liebe kann sich leicht auch in eine zerstörerische Macht verwandeln. Nachdem er wochenlang in seiner Eifersucht versunken war und dann mitbekommen hat, wie Gerald Raquel auf offener Straße Beleidigungen hinterherschrie, vielleicht ist er da ausgerastet.«

»Er war vorhin anders als sonst«, sagte Keeley und legte den Kopf schräg, während sie sich ihr Gespräch mit Duane im Freizeitzentrum ins Gedächtnis rief. »Er war ziemlich nervös und schien angespannt. Aber ich habe gedacht, er macht sich eben Sorgen um Raquel. Seine Laune hat sich gleich verbessert, als ich ihm gesagt habe, ich würde auch Nachforschungen anstellen. Wenn er es selbst gewesen wäre, dann hätte er doch sicher nicht so reagiert?«

»Wahrscheinlich nicht«, erwiderte Megan und wirkte erleichtert. »Doch es stimmt schon, was du gesagt hast. Er ist anders als sonst. Ich spüre, dass er mir was verschweigt.«

Alle sind anders als sonst, dachte Keeley ein wenig düster. Megan war auch anders, stellte die Unschuld ihres eigenen Cousins in Frage. Ben wurde immer distanzierter, und die Stimmungsschwankungen ihrer Mutter waren erst recht beunruhigend.

»Im Augenblick weht ein unguter Wind durch Belfrey«, sagte Megan und starrte durch das Fenster auf die High Street. Mit unheilschwangerer Stimme fuhr sie fort: »Es würde mich nicht überraschen, wenn der Mord an Gerald nicht der letzte wäre.«

Keeley wurde ganz kalt, und ihr lief ein eisiger Schauer über den Rücken. Dann schnalzte sie missbilligend mit der Zunge, knuffte Megan sanft am Arm und zwang sich zu einem fröhlichen Tonfall.

»Ach komm schon, lass das, Mystic Meg. Ich bin sicher, es hatte nichts mit Duane zu tun.« Da kam ihr ein Gedanke. »Kann es gar nicht, oder?«

Megan wandte sich, neugierig geworden, zu ihr hin. »Warum nicht?«

»Na ja, Tom hat gesagt, er hätte eine Frau gesehen – jung, brünett, vielleicht Raquel –, die etwa zur Tatzeit aus Geralds Haus kam. Und Duane ist keine Frau, oder?«

»Er hat langes Haar«, wandte Megan zweifelnd ein, doch das Lächeln kehrte bereits auf ihr Gesicht zurück.

»Ja, aber trotzdem. Ich weiß, dass Tom nicht der Hellste ist, allerdings könnte selbst der Duane kaum für eine Frau halten. Damit wäre auch der Gärtner aus dem Schneider. Und sicherlich wird niemand Edna als junge Frau bezeichnen. Vielleicht irre ich mich, und es war doch Raquel. Duane verdächtigt sie womöglich auch, will es nur nicht zugeben und benimmt sich deswegen so seltsam.«

»Kann sein. Was Gerald wohl zu verbergen hatte? Das könnte ja auch das Mordmotiv abgeben.«

Keeley nickte. So abwegig war das nicht. Sie musste von Raquel mehr über deren verblichenen Liebhaber erfahren. Das sagte sie zu Megan, die daraufhin nachdenklich wurde.

»Raquel wird bestimmt total übertreiben. Oder alles weglassen, was für sie ihrer Meinung nach peinlich sein könnte. Ich glaube, du solltest zuerst mit Edna reden und mit diesem Gärtner. Vielleicht verrät der dir, was zwischen ihm und Raquel wirklich vorgefallen ist. Möglicherweise hatte sein Rauswurf ja gar nichts mit Raquel zu tun, sondern er ist bei seinen Arbeiten auf irgendwas gestoßen.«

»Im Garten?«

»Eine Leiche?«, schlug Megan nur halb im Scherz vor.

Keeley schüttelte den Kopf. »Das ist aber kaum ein Grund, im Gegenzug Gerald umzubringen, oder?«, sagte sie lachend.

»Geh zuerst zu Edna«, schlug Megan vor, »du könntest so tun, als wolltest du dich nach ihrem Befinden erkundigen. Wenn sie Gerald nicht umgebracht hat, trauert sie bestimmt um ihn.«

Keeley nickte und verspürte Mitleid mit der alten Frau. Sie bezweifelte, dass schon jemand auf den Gedanken gekommen war, sie nach dem Tod ihres früheren Arbeitgebers zu besuchen. Soweit sie wusste, hatte Edna in Belfrey weder Freunde noch Verwandte. Durch ihre herbe Art hatte sie sich kaum Freunde gemacht. Ohne Gerald musste sie unglaublich einsam sein.

»Vielleicht gehe ich nach der Arbeit mal bei ihr vorbei.«

»Schaden kann's nicht. Schlimmstenfalls sagt sie rein gar nichts oder wird ein bisschen ausfällig. Man weiß nie, kann auch sein, dass sie sich über die Gesellschaft freut.« Megan stand auf und ging zu einer Auslage, in der verschiedene Kristallanhänger ausgestellt waren. »Weißt du was, hier hast du einen von den Karneolen.« Sie reichte Keeley eine feine Kette, an der ein leuchtend orangeroter Stein hing. »Der verleiht dir das Selbstvertrauen, das zu sagen, was gesagt werden muss, und er fördert Freundschaften. Vielleicht ist sie dann etwas offener für Fragen.«

Keeley legte sich die Kette um den Hals. Dass sie ihr helfen würde, bezweifelte sie allerdings, aber sie wollte nicht unhöflich erscheinen. Das letzte Mal hatte ihr Megan ein Kristall zum Schutz gegeben, aber das hatte wenig gebracht. Doch sie wollte die Freundin nicht verletzen.

»Danke«, sagte sie, stand auf und umarmte Megan. »Ich sollte jetzt besser gehen. Ich habe Mum den ganzen Morgen im Café allein gelassen.«

»Mach dir wegen Ben keine Sorgen«, riet ihr Megan.

»Wenn du was Nützliches rausfindest, hört er vielleicht auf, sich darüber zu beschweren, dass du Fragen stellst.«

Das wäre nett, dachte Keeley.

»Ich muss los. Kommst du später vorbei?«

Megan murmelte Zustimmung, und sie umarmten sich noch einmal, ehe Keeley den Laden verließ. Sie hatte die feste Absicht, sofort zum Yoga-Café zurückzugehen. Aber es war, als hätten ihre Füße einen eigenen Willen: Sie trugen sie am Café vorbei, über die High Street, durch eine Gasse zu einer Reihe alter Steinhäuschen dahinter. Keeley hielt einen Augenblick inne, straffte dann die Schultern und schritt mit entschlossener Miene über den kleinen gepflasterten Weg auf Ednas Cottage zu.

Kapitel 7

Knarzend öffnete sich die Tür, und da stand Edna; ihre stechenden schwarzen Augen schienen Keeley durchbohren zu wollen. Die Feindseligkeit, die Edna ausstrahlte, war so stark, dass Keeley glaubte, sie beinahe mit Händen greifen zu können. Deswegen war sie überrascht, als Edna ohne ein Wort zur Seite trat und Keeley in ihr Wohnzimmer winkte, dann mit misstrauischem Blick auf die Straße spähte und die Tür hinter ihnen mit einer solchen Wucht zuschmetterte, dass Keeley zusammenzuckte. Keeley schluckte, als ihr klar wurde, dass sie nun in dem finsteren kleinen Haus mit dieser sauertöpfischen alten Frau allein war, die sie bestenfalls hasste und schlimmstenfalls eine brutale Mörderin war.

Drinnen schlug ihr nicht der Hass der Frau entgegen, sondern eine unangenehme Geruchsmischung nach Katze, Lavendelwasser und feuchtem Stoff. Das kleine Zimmer war sehr unordentlich, und auf allem lag eine Staubschicht, die mindestens zehn Jahre alt zu sein schien. Keeley war überrascht, denn sie erinnerte sich, dass sie Edna das letzte Mal in ihrer Rolle als Haushälterin des Bürgermeisters angetroffen hatte. Damals hatte Edna unermüdlich saubergemacht, und Geralds Haus hatte makellos ausgesehen. Vielleicht hatte Edna sich mehr um das Haus ihres Arbeitgebers als um ihr eigenes gekümmert. Schließlich lebte sie hier allein. Wieder überkam Keeley ein Anflug von Mitgefühl mit der

Frau. Das versuchte sie sich zu bewahren, als Edna sie nun mit wachsender Feinseligkeit anstarrte.

»Ich hab mich schon gefragt, wie lange es dauern würde, bis Sie hier rumschnüffeln kommen, um irgendwelchen Dreck auszugraben. Das ist ja recht schnell gegangen, was? Ihr Freund hat sie hergeschickt, oder? Meint wohl, Sie kriegen mehr aus mir raus als er? Da braucht's aber mehr als nur ein hübsches Gesicht, um mich zum Reden zu bringen, junge Dame.«

Ben war also schon hier gewesen. Bei dem Gedanken, dass er das bei ihrem Abendessen nicht erwähnt hatte, als Keeley ihn nach der Haushälterin gefragt hatte, wurde ihr seltsam zumute; er war offenbar wirklich bemüht, sie völlig aus diesem Fall auszuschließen. Oder vielleicht war er tatsächlich beleidigt gewesen, meinte, wie Megan vermutet hatte, dass sie ihm vorschreiben wollte, wie er seine Arbeit zu machen hätte. Keeley seufzte. War ihr Besuch bei Edna etwa reine Zeitverschwendung? Aber dann fiel ihr ein, dass auch Raquel ihr Dinge erzählt hatte, die sie Ben verschwiegen hatte. Wer konnte sagen, ob Edna ihm die volle Wahrheit verraten hatte?

»Ich wollte nur mal schauen, wie es Ihnen geht«, sagte Keeley nicht völlig unaufrichtig. »Ich weiß, dass Sie Gerald sehr nahestanden. Wenn ich überhaupt in jemandes Auftrag hier bin«, fügte sie ehrlich hinzu, »dann in Raquels Auftrag und nicht im Auftrag von Detective Constable Taylor.«

Edna schaute sie mürrisch an.

»Im Auftrag dieser aufgetakelten kleinen Schlampe? Ich hab ihm gesagt, er soll die Finger von ihr lassen, sie war doch nur hinter seinem Geld her, aber er hat ja nicht auf mich gehört. Die hat ihn gegen mich aufgehetzt, wirklich, hat ihm Brei ums Maul geschmiert und gesagt, ich sollte in meinem Alter nicht mehr so viel arbeiten. Nur um mich aus dem Weg zu haben.«

»Das muss schlimm gewesen sein«, sagte Keeley. Ihr Mitgefühl war aufrichtig; bei aller Feindseligkeit war Edna eigentlich nur eine einsame alte Frau, wenn auch ein wenig verbittert. Und kauzig? Keeley musste sich ins Gedächtnis rufen, dass die sehnige alte Dame, die da vor ihr stand, ob sie nun einsam war oder nicht, möglicherweise ihren geliebten Arbeitgeber umgebracht hatte.

»Wieso sollte Ihnen da was dran liegen?« Edna schaute sie aus zusammengekniffenen Augen an, Misstrauen drang aus jeder Pore. Keeley beschloss, ehrlich zu sein.

»Darf ich mich hinsetzen?«

Edna blickte überrascht, runzelte die Stirn, zuckte dann die Achseln und deutete auf ein ramponiertes altes Sofa von unbestimmter Farbe, das vielleicht einmal dunkelblau oder grün gewesen war. Eine verschossene Decke war darüber gebreitet. Alles in dem kleinen Haus sah alt und schäbig aus. Sicher hatte Gerald Edna doch gut genug bezahlt, dass sie sich ein halbwegs anständiges Leben leisten konnte? Keeley setzte sich vorsichtig auf die Sofakante, und aus dem Nichts tauchte eine schwarzweiße Katze auf, sprang ihr auf den Schoß und miaute laut. Keeley wollte sie schon hinter den Ohren kraulen, überlegte es sich jedoch anders, als die Katze sie mit einem Blick fixierte, der beinahe noch feindseliger war als der ihrer Besitzerin. Edna setzte sich ächzend Keeley gegenüber auf einen Stuhl, und die Katze rollte sich auf Keeleys Schoß zusammen und gab ihr mit einem strengen Blick zu verstehen, sie solle sich ja nicht bewegen.

»Die Sache ist die«, begann Keeley und lehnte sich ein

wenig von dem Tier weg, das inzwischen ihre Jeans mit seinen Klauen bearbeitete. »Ich denke nicht, dass Raquel die Täterin ist. Ich weiß, dass ich nie besonders gut mit ihr ausgekommen bin, aber aus irgendeinem Grund glaube ich ihr.«

»Ich denke auch nicht, dass sie es war«, sagte Edna. Keeley war überrascht. Sie hatte erwartet, dass die Haushälterin bei der ersten Gelegenheit Raquel die Schuld in die Schuhe schieben würde. »So schrecklich das Mädel ist, kann ich mir doch nicht vorstellen, dass sie den Mumm für so was hätte.«

Als müsste man mutig sein, um einen kaltblütigen Mord zu begehen. Keeley schaute auf die Katze auf ihrem Schoß und die geschlossene Haustür, vor der sich Edna auf dem Stuhl aufgebaut hatte, und hatte das Gefühl, in der Falle zu sitzen.

»Haben Sie eine Ahnung, wer es gewesen sein könnte?«, fragte sie, und ihr schnürte sich dabei beinahe der Hals zu. »Was ist mit dem Mann, der für Gerald im Garten gearbeitet hat? John? Da hat es anscheinend Probleme gegeben.«

Edna schniefte verächtlich. »Der war auch kein Heiliger, dieser eingebildete junge Schnösel, hat gesagt, ich würde mich in seine Arbeit einmischen, nur weil mir seine neumodischen Ideen für den Garten nicht alle gefallen haben. Und dann ist Raquel immer um ihn rumscharwenzelt. Gerald hat recht dran getan, den in die Wüste zu schicken; ich hab ihm das auch gesagt, als er noch mal gekommen ist, um seine Gerätschaften zu holen.«

Das war interessant. »Hatte sonst noch jemand einen Groll auf Gerald?«

Edna schüttelte den Kopf. »Nein. Gerald war ein wunderbarer Mann. Bis zum Schluss, als ihm dieses Flittchen den

Kopf verdreht hat, war er der feinste Mann, den man sich nur vorstellen konnte.« Das Gesicht der alten Dame wurde ganz weich, und Keeley erinnerte sich daran, dass Darla ihr gesagt hatte, Edna wäre schon seit Jahren in ihren Arbeitgeber vernarrt. Sie würde mit ihrer nächsten Frage sehr vorsichtig sein müssen.

»Jemand hat erwähnt, dass es in Geralds Vergangenheit das eine oder andere Geheimnis gibt. Ein Kind, das er nie sieht? War da vielleicht noch Feindseligkeit von Seiten der Mutter?«

Edna hob ruckartig den Kopf, ihre Augen blickten wütend. Die Katze hieb ihre Krallen tiefer in Keeleys Bein, so dass die aufschrie.

»Ich wusste, dass Sie nur rumschnüffeln wollen! Haben Sie letztes Mal Ihre Lektion nicht gelernt, als Sie zu uns gekommen sind und versucht haben, irgendwelchen Dreck auszugraben?«

Während ihrer Ermittlungen zum Mord an Terry Smith hatte Keeley herausgefunden, dass der Gerald erpresst hatte. Als sie ihn damit konfrontiert hatte, hatte Edna ihren Arbeitgeber mit der üblichen Vehemenz verteidigt und Keeley ein paar Wahrheiten um die Ohren gehauen – sie hatte ihr zum Beispiel von Darlas Seitensprung erzählt. Keeley hoffte, dass Edna nicht mit noch mehr Familiengeheimnissen der Carpenters aufwarten konnte.

»Ich will gar nichts ausgraben«, sagte sie mit, wie sie hoffte, beschwichtigender Stimme. »Ich frage mich nur, ob Gerald unter Umständen Feinde aus der Vergangenheit hatte. Wie Sie sagten, mochten in Belfrey ja alle den Bürgermeister sehr gern.«

Edna schien sich ein wenig beruhigt zu haben, legte wie

ein Vogel den Kopf auf die Seite, während sie über Keeleys Worte nachdachte.

»Das ist lange her. Er hat irgend so einem kleinen Flittchen ein Kind gemacht, und dann musste er ihr Geld zahlen, weil sie gedroht hat, es seiner Frau zu erzählen. Soweit ich weiß, hat seither niemand wieder davon gehört. Eine blöde kleine Schlampe war das.« Eindeutig war es Edna nie in den Kopf gekommen, dass ihr ehemaliger Arbeitgeber – damals gut verheiratet – in diesem Drama auch eine Rolle gespielt hatte.

»Wissen Sie, woher sie war? Was ist aus dem Kind geworden?«

»Bakewell. Sie hat ein Mädchen bekommen, hat einen Idioten gefunden, der sie geheiratet und dem Kind seinen Namen gegeben hat. Ich weiß das nur, weil Gerald ihr immer noch jedes Jahr Geld geschickt hat. Doch dann, als das Mädchen so um die vierzehn war, kam das Geld zurück. Das war vor acht Jahren. Das interessiert heute keinen mehr.«

»Vielleicht hat das junge Mädchen rausgefunden, wer ihr leiblicher Vater ist, und wollte nichts von ihm haben, weil er sich sonst nicht um sie gekümmert hat«, sinnierte Keeley. Edna schaute sie wieder wütend an.

»Gerald wäre ein hervorragender Vater gewesen! Leider konnte Mrs. Buxby keine Kinder bekommen.«

Ein Grund mehr, warum der Bürgermeister nicht wollte, dass seine Frau von seiner Affäre erfuhr, dachte Keeley. Was für eine aufregende Vergangenheit das verschlafene kleine Belfrey doch hatte!

Trotzdem hatte Edna recht, das schien alles Schnee von gestern zu sein, kein Grund, den Bürgermeister ausgerechnet jetzt zu ermorden. Dass die alte Frau ihrem Arbeitgeber immer noch treu ergeben und zudem noch sichtlich gebrechlich war, ließ Keeley zu dem Schluss kommen, dass auch sie nicht die Täterin war. Aber wer war es dann?

»Haben Sie Ben – Verzeihung, Detective Constable Taylor – von diesem Kind erzählt?«

Edna schnalzte mit der Zunge. »Nein. Und ich hätte es auch Ihnen nicht erzählt, wenn mir jetzt nicht klar wäre, dass Raquel darüber Bescheid wusste. Sie sagen ihr besser, dass sie es nicht in der ganzen Stadt rumtratschen soll, sonst kratze ich ihr die zugekleisterten Augen aus.« Ednas Blick war so gehässig, dass man ihr das zutraute. Sie war wohl doch durchaus fähig, einen Mord zu begehen.

»Ich glaube, es ist das Beste, wenn Sie das Detective Constable Taylor erzählen«, sagte Keeley und versuchte, nicht zurückzuzucken, als Edna sich drohend auf ihrem Stuhl vorbeugte. »Denn schließlich«, fuhr sie in, wie sie hoffte, vernünftigem Ton fort, »bin ich mir sicher, Sie wollen doch auch, dass der Mörder zur Rechenschaft gezogen wird. Da könnte jeder Hinweis nützlich sein.«

Edna schüttelte den Kopf. »Ich würde Geralds Vertrauen niemals missbrauchen«, erwiderte sie und wandte die Augen von Keeley ab, die aber vorher noch die verzweifelte Angst darin bemerkt hatte. Edna musste Gerald wirklich geliebt haben.

»Das war bestimmt sehr schwer für Sie«, sagte Keeley voller Wärme, »als er Sie entlassen hat, nachdem Sie so viele Jahre für ihn gearbeitet haben.« Besonders, wenn es wegen Raquel war.

Edna schaute Keeley mit verlorenem Gesichtsausdruck an, der aber schon bald verflog und von unbändiger Wut abgelöst wurde. Die alte Frau stand auf, ballte mit hängenden Armen die Fäuste, schien auf einmal den gesamten kleinen Raum zu beherrschen. Die Katze grub ihre Krallen mit solcher Kraft in Keeleys Oberschenkel, dass die erneut aufschrie und das Tier wegschob, ehe sie selbst aufstand und Edna gegenübertrat. Die Katze rannte in eine Zimmerecke, fuhr herum und fauchte Keeley an.

»Was wollen Sie damit sagen?«, zischte Edna durch die Zähne, und ihre Worten waren dem Fauchen der Katze nicht unähnlich. Keeley starrte sie verdutzt an, war ziemlich entsetzt ob dieses plötzlichen Stimmungsumschwungs der alten Frau. Jetzt sah Edna tatsächlich aus, als könne sie einen Mord begehen, jeder Nerv in ihrem Körper schien angespannt, sie kochte nur so vor Wut. Keeley fiel auf, wie sehnig Ednas Arme waren, und sie vermutete, dass sie wohl sehr viel stärker war, als sie auf den ersten Blick erschien. Jetzt hatte sie jedenfalls nichts Gebrechliches mehr an sich.

Edna machte einen Schritt auf Keeley zu, die zurückwich und ans Sofa stieß. Sie sprang zur Seite und schaute in Richtung Tür. Panik ergriff sie. Anfang des Jahres war sie in eine ähnliche Situation geraten, als sie der Mörderin von Terry Smith gegenüberstand. Sie atmete tief durch die Nase ein, um sich zu beruhigen, rief sich ins Gedächtnis, dass das längst Vergangenheit war. Jetzt war sie in Sicherheit.

Trotzdem hätte sie sich entschieden sicherer gefühlt ohne die wutschnaubende Edna, die ihr gegenüberstand.

»Sie glauben, ich war's?«, zischte Edna durch die zusammengepressten Lippen, die beinahe schon blau waren.

»Das habe ich nicht gesagt«, erwiderte Keeley leise, als müsse sie ein Kind beruhigen.

»Aber Sie denken es. Sie glauben, ich hätte ihn umgebracht?«

Keeley machte den Mund auf und wollte die Anschuldigung von sich weisen, aber ihre Ehrlichkeit ließ sie innehalten. Edna verstand das als die Bestätigung, die sie brauchte. Sie stieß einen kehligen Knurrlaut aus, stürzte sich vor, die Hände mit den spitzen Fingernägeln nach vorn gereckt. Keeley packte sie bei den Handgelenken, aber zuvor hatten die scharfen Krallen bereits ihre Wangen zerkratzt.

»Ich bring dich um!«, keifte Edna und wehrte sich gegen Keeleys Griff. Die nahm all ihre Kraft zusammen und drehte die alte Frau mit dem Rücken zum Sofa, ehe sie sie so fest sie konnte in die Kissen drückte und dann selbst zur Tür rannte. Sie nahm kaum wahr, dass draußen jemand klopfte. Sie riss die Tür auf und blinzelte ins helle Sonnenlicht.

Im Türrahmen stand Ben, vom Licht wie von einem Heiligenschein umgeben. Er war mehr als schockiert.

Kapitel 8

»Hat er sie verhaftet?« Megan reichte Keeley einen Henkelbecher mit verdächtig duftendem Kräutertee. Megan stellte ihre eigenen Mischungen zusammen, und ihre Antworten fielen immer ein wenig vage aus, wenn man sich nach der genauen Zusammensetzung erkundigte. Keeley nahm vorsichtig einen Schluck und war erleichtert, dass der Tee in der Hauptsache nach Erdbeere schmeckte.

»Nein, aber er war ungeheuer wütend. Leider aber wohl eher auf mich als auf sie.« Sie berührte das kleine Pflaster an der Wange, wo Edna sie gekratzt hatte, und hoffte, dass keine Narbe bleiben würde. Megan hatte ihr eine Kompresse mit Lavendel und Teebaumöl aufgelegt, dann ein wenig Crem mit Kamille aufgetragen, die die Heilung beschleunigen sollte. Sie hatte auch angeboten, eine »schnelle Reinigungszeremonie durchzuführen, damit Ednas Aura sich nicht an deine hängt«. Das hatte Keeley aber abgelehnt; das war ihr doch ein wenig fremd. Aber sie dachte daran, dass manche Leute auf Yoga ähnlich reagierten. Sollte doch jeder auf seine Art selig werden.

Keeley schaute sich in Megans Cottage um. Obwohl es sie eher verwunderte, was ihre Freundin alles über Auren sagte, konnte sie nicht leugnen, dass Megans Wohnung eine sehr beruhigende Energie ausströmte. Statt des Kaleidoskops aus Farben und starken Düften im Crystals and Candles hatte dieses Haus eine leichte, luftige Atmosphäre, weiße Wände und helle Holzböden, und das Licht funkelte von dem großen Traumfänger aus Kristallen, der von den Holzbalken der Decke herunterhing. Das Innere des Hauses – allerdings ohne den Traumfänger – erinnerte Keeley an Rose Cottage, ihr ehemaliges, unglückseliges Zuhause, und ihr fiel wieder ein, wie beengt sie jetzt über dem Yoga-Café lebte.

Genau da, wo der vorherige Mord in Belfrey geschehen war. Ein Schaudern überlief sie, und Megan schaute sie besorgt an.

»Geht's dir gut? Du bist kreidebleich geworden.«

»Ich bin ein bisschen durch den Wind«, gab Keeley zu. Dass sich Edna auf sie gestürzt hatte, hatte die Erinnerungen an den anderen Angriff im Frühjahr wieder heraufbeschworen. Und jetzt quälten sie die düsteren Gedanken an die beiden Morde.

»Na, das ist keine Überraschung. Ich wäre auch durch den Wind, wenn Edna so auf mich losgegangen wäre. Gut, dass Ben aufgetaucht ist, als es für dich gefährlich wurde. Wirst du Anzeige erstatten?«

»Großer Gott, nein, sie ist eine alte Frau.« Ben hatte Edna verhaftet und Women Police Constable Kate Turner angerufen und gebeten, Keeleys Aussage aufzunehmen. Keeley hatte über das Gespräch berichtet, allerdings den Teil über Geralds uneheliches Kind weggelassen. Sie wollte Ben selbst davon erzählen. Sie fühlte sich ein wenig zurückgesetzt, weil er, nachdem er sich versichert hatte, dass ihr nichts wirklich Schlimmes passiert war, nicht mehr mit ihr geredet hatte. Obwohl sie wusste, dass er mit Edna alle Hände voll zu tun hatte, war ihr auch klar, dass Ben wütend auf sie war. Er hatte sie gebeten, sich aus dem Fall herauszuhalten, und sie hatte genau das Gegenteil getan. Sie erzählte das

Megan, die sich neben sie setzte und ihr tröstend den Arm um die Schultern legte.

»Mach dir keine Sorgen wegen Ben. Er hat sicher auch einen ordentlichen Schreck bekommen, als er dich da bei Edna antraf. Vielleicht verhört er sie jetzt, und du hast sie genügend geärgert, so dass sie alles zugibt. Dann ist er dir garantiert dankbar.«

Keeley runzelte die Stirn. »Meinst du immer noch, dass sie es gewesen sein könnte?« Nachdem Edna auf Keeley losgegangen war, gab es keinen Zweifel mehr, dass sie bösartig genug war und körperlich durchaus in der Lage gewesen wäre, Gerald bei einer Auseinandersetzung zu ermorden. Doch Keeley erinnerte sich an den verzweifelten Blick der alten Frau, als sie über den Tod ihres ehemaligen Arbeitgebers geredet hatte. Sie hatte Gerald angebetet, das war mal klar.

Aber Liebe konnte auch leicht in Hass umschlagen. War das nicht der Grund für die meisten Verbrechen aus Leidenschaft? Sie vermochte sich gut vorzustellen, wie Edna sich nach einer Zurückweisung wütend auf Gerald stürzte. Und dann war da noch dieses uneheliche Kind. Das lag zwar alles lange zurück, aber Keeley wurde den Gedanken nicht los, dass es möglicherweise bis heute von Bedeutung war. Ihre Freundin schüttelte ungläubig den Kopf.

»Der geile alte Bock, wer hätte das gedacht? Vielleicht hat ihn die verschollene Tochter umgebracht? Oder die Mutter des Kindes? Vielleicht hat sie sich all die Jahre verschmäht gefühlt.«

»Nach so langer Zeit? Ist das nicht ein bisschen weit hergeholt?«

Megan zuckte die Achseln.

»Auch nicht weiter als die Idee, dass Edna es getan hat, weil Gerald sie rausgeschmissen hat. Und so wie sie über dich hergefallen ist, glaube ich überhaupt nicht, dass das weit hergeholt ist. Ehrlich gesagt, Keeley, ich bin immer noch nicht davon überzeugt, dass Raquel nicht die Mörderin war. Möglichweise nutzt sie nur dein schlechtes Gewissen aus, damit du sie da raushaust.«

Keeley seufzte. »Wer weiß«, sagte sie, und eine große Müdigkeit legte sich über sie. »Ich hoffe, du hast recht, was Edna angeht. Vielleicht gesteht sie, und damit hat sich der Fall.« Sie nahm einen großen Schluck Tee, blickte dann abrupt auf, als sie hörte, wie hinten im Haus eine Tür zuschlug. Megan stand auf, um nachzusehen.

»Es war nur der Wind«, sagte sie.

»Wo sind Suzy und Christian?«

»Christian ist nach Bakewell gefahren, um seine Mutter zu besuchen. Suzy ist oben im Dachgeschoss. Ich muss zugeben, ich bin mächtig gespannt, was sie beim Kunstfestival in deinem Café enthüllen wird. Das bringt dir bestimmt ein paar zusätzliche Kunden. Hast du schon drüber nachgedacht, was du an dem Tag auf die Speisekarte setzen willst?«

Keeley warf ihrer Freundin ein dankbares Lächeln zu, freute sich über den Themenwechsel. Wenn sie über Essen redete, stand sie immer mit beiden Beinen auf der Erde.

»Ich habe mir überlegt, dass ich irgendeine Quiche mache, vielleicht mit Ziegenkäse von der Farm der Glovers und mit Walnüssen und Zitrone. Und ganz bestimmt gibt es Baisers mit Beeren aus der Gegend als Nachtisch.«

»Klingt toll«, sagte Megan mit verträumter Miene. Das Klopfen an der Tür ließ sie beide auffahren.

Es war Ben. Sein Gesicht war so unnahbar, dass Keeley ganz mulmig wurde.

»Darf ich dich nach Hause fahren? Wir müssen reden«, sagte er knapp und wich ihrem Blick aus. Keeley nickte, umarmte Megan, bedankte sich für den Tee und stieg zu Ben ins Auto. Er brauste los, ohne ein Wort zu sagen, hatte die Hände um das Lenkrad gekrampft. Er hielt vor dem Café an, stellte den Motor ab und drehte sich auf dem Fahrersitz, so dass er Keeley ins Gesicht schauen konnte, immer noch mit derselben undurchdringlichen Miene. Er sagte nichts, blickte sie nur mit diesem distanzierten, gleichmütigen Gesicht an.

»Wartest du auf mein Geständnis? Ich komme mir vor, als würde ich verhört«, scherzte sie, wenn es ihr auch nicht recht gelang. Ben fand das nicht lustig.

»Was hattest du bei Edna zu suchen?«

»Ich bin vorbeigegangen, um zu sehen, wie es ihr nach Geralds Tod geht«, antwortete sie und wiederholte, was sie bereits Kate gesagt hatte. Ben schnalzte missbilligend mit der Zunge.

»Komm mir nicht so, Keeley. Du hast versucht, etwas mehr von ihr zu erfahren, weil du Raquel aus der Patsche helfen willst. Erst gestern Abend wolltest du mich davon überzeugen, dass ich zu Edna gehen und sie noch einmal befragen soll.«

»Du hast anscheinend geglaubt, dass an meinen Worten was dran ist«, erklärte ihm Keeley. »Oder warum bist du sonst heute da vorbeigekommen, wenn nicht, um mit ihr über Gerald zu reden?«

Ben nickte, stimmte ihr zu.

»Da hast du recht. Ich habe über das, was du gesagt hast,

nachgedacht und beschlossen, dass es sich lohnen könnte, noch einmal mit ihr zu reden. Obwohl ich das irgendwann sowieso gemacht hätte. Und zum Glück war ich ja da, sonst wäre der Kratzer in deinem Gesicht vielleicht wesentlich tiefer ausgefallen.«

Keeley errötete, merkte, dass ihre Wangen noch heißer wurden, während Ben weitersprach und seine Unnahbarkeit einem Ausdruck so unverhohlener Verletztheit wich, dass ihr die Tränen in die Augen schossen.

»Hast du auch nur eine Vorstellung davon«, sagte er zwischen den Zähnen hindurch, und sie sah, dass er nun eher fassungslos als wütend war, »wie ich mich gefühlt habe, als ich da hinkam und gesehen habe, dass du dich wieder mal in Gefahr gebracht hast?«

Keeley war tief betroffen. »Das ist nicht fair. Das letzte Mal war es nicht mein Fehler. Ich war schon in Gefahr, ehe ich überhaupt in Belfrey ankam. Ich war in den Mord an Terry verwickelt, ob ich es wollte oder nicht.«

»Und doch hat das nicht ausgereicht, um dich davon zu überzeugen, dass du dich dieses Mal besser heraushalten solltest? Herrgott noch mal, Keeley, das ist kein Spiel. Es ist jemand ermordet worden!« Jetzt brüllte er sie beinahe schon an. Als Keeley vor ihm zurückschrak und nach dem Türgriff langte, wurde er sofort ganz zerknirscht. Seine Schultern sackten nach vorn, seine Wut schien zu verfliegen.

»Es tut mir leid, Süße. Wirklich. Aber dieser Fall beschäftigt mich ohnehin schon genug, da möchte ich mir nicht auch noch um dich Sorgen machen müssen.«

Keeley nickte. Sie hatte jetzt ein schlechtes Gewissen.

»Ist dieser Fall denn so kompliziert?«, fragte sie und hoffte, dass das nicht zu neugierig klang und er nicht gleich wieder den Grund für die Frage wissen wollte. Wenn sie ehrlich war, hätte sie nach dem Vorfall mit Edna nichts dagegen gehabt, nie wieder etwas von Gerald Buxby zu hören. Trotzdem war sie aber immer noch von Raquels Unschuld überzeugt.

Doch ihr lag auch viel an Ben; mehr als das, und als sie die dunklen Schatten unter seinen Augen und seinen Zweitagebart betrachtete, der zeigte, dass er nicht einmal Zeit zum Rasieren gefunden hatte, begriff sie, dass sie so sehr mit ihren eigenen Gedanken und Ermittlungen beschäftigt gewesen war, dass sie kaum auf die Idee gekommen war, wie sehr das alles Ben mitnehmen musste. Sie legte ihm entschuldigend die Hand aufs Knie, während er ihre Frage beantwortete.

»Es gibt einfach keine richtigen Hinweise, außer dass Tom behauptet, Raquel gesehen zu haben. Meiner Meinung nach reicht das nicht für eine Strafanzeige, nicht ohne weiteres forensisches Beweismaterial. Wir wissen immer noch nicht, was die Mordwaffe war, haben bisher auch keine gefunden. Der neue Chef in Ripley macht mir gewaltig Druck. Gerald war hier Bürgermeister, Keeley! Wie steht denn die Polizei im Amber Valley da, wenn wir nicht mal in der Lage sind, unseren eigenen Leuten Gerechtigkeit widerfahren zu lassen.«

Daran hatte Keeley noch nie gedacht. Natürlich – dass Gerald eine prominente Persönlichkeit des öffentlichen Lebens gewesen war, verzehnfachte den Druck auf Ben. Doch in seinen Worten schwang wohl auch mit, dass Raquel der Polizei als Sündenbock durchaus gelegen kommen könnte.

»Also wollen die, dass du Raquel für den Mord verantwortlich machst?«

»So deutlich sagt das natürlich keiner. Aber niemand will riskieren, dass diese Strafanzeige von der Staatsanwaltschaft verworfen wird, ehe sie überhaupt vor Gericht kommt. Also muss ich Beweismaterial beibringen. Und so ungern ich es auch zugebe, ich bin allmählich deiner Meinung, Keeley; ich glaube nicht, dass Raquel die Täterin ist.«

»Nicht?« Keeley war überrascht und erfreut.

»Nein, ich glaube es nicht. Aber wer könnte es sonst gewesen sein?«

Keeley berührte das kleine Pflaster an ihrer Wange und zuckte zusammen. »Hat Edna nichts verraten?«

Ben schüttelte den Kopf. »Hoffst wohl auf ein Geständnis?«, fragte er mit einem schiefen Lächeln. »Leider nicht. Sie hat ein Alibi, war im Bridge-Club.« Er grinste, als er Keeleys verständnisloses Gesicht sah. »Das Kartenspiel ist gemeint«, erklärte er.

»Ach so.«

»Also ist Raquel immer noch meine einzige Verdächtige. Ich verstehe, dass du ihr helfen willst, Keeley, wirklich, aber das hätte heute durchaus ins Auge gehen können.«

»Es tut mir leid«, sagte Keeley und dachte daran, was Edna ihr erzählt hatte. »Eines habe ich aber rausgefunden. Gerald hat eine uneheliche Tochter.« Sie erzählte ihm, was sie von Raquel und Edna erfahren hatte. Ben beugte sich interessiert vor, doch als sie fertig war, hatte er wieder den distanzierten Gesichtsausdruck.

»Davon hast du Kate aber nichts erzählt, als du deine Aussage gemacht hast?«

»Ich stand nach Ednas Angriff noch unter Schock. Und«, fügte sie ehrlich hinzu, »ich glaube, ich wollte es dir selbst erzählen.«

»Also hast du einfach Informationen zurückgehalten«, erwiderte Ben mit ausdrucksloser Stimme. Er hatte sich jetzt von ihr abgewendet. Keeley schüttelte verzweifelt den Kopf.

»Ernsthaft? Deswegen schmollst du jetzt?«

Ben zog eine Augenbraue in die Höhe. »Meinst du nicht«, sagte er, als spräche er mit einem Kind, »dass es, in Anbetracht der Tatsache, dass du dazu befragt wurdest, warum diese Frau auf dich losgegangen ist, wichtig gewesen wäre, etwas zu erwähnen, das offensichtlich ein wesentlicher Bestandteil eures Gesprächs war?«

Keeley starrte ihn an, und Verärgerung stieg in ihr auf, die sie nicht mehr unterdrücken konnte.

»Bitte sprich nicht so mit mir«, sagte sie. Selbst in ihren Ohren klang ihre Stimme nun brüsk und kalt. »Ich habe nicht versucht ›Informationen zurückzuhalten‹, Ben. Ich dachte nur, dass es dir vielleicht lieber wäre, wenn ich es dir selbst erzähle. Und« – sie konnte es sich nicht verkneifen – »wenn ich nicht bei Edna gewesen wäre, dann würdest du es immer noch nicht wissen, denn weder sie noch Raquel hat es euch verraten.«

Ben schüttelte den Kopf, als könne er seinen Ohren nicht ganz trauen. »Und du glaubst, damit ist alles wieder in Ordnung, dass du auf eigene Faust zu ihr gegangen bist und also eine Verdächtige befragt hast?«

»Edna ist keine Verdächtige«, wies ihn Keeley zurecht. »Raquel hat *mich* angesprochen, nicht ich sie. Ich glaube nicht, dass ich etwas gemacht habe, was rechtfertigen würde, wie du dich verhältst.«

»Du hättest nicht bei Edna vorbeigehen sollen.« Bens Gesicht hatte den störrischen Ausdruck, den sie nur zu gut an ihm kannte. Sie holte tief Luft, versuchte ruhig ein- und auszuatmen, eine Technik, die sie am Anfang ihrer Kurse oft mit den Teilnehmerinnen übte.

»Du kannst mir nicht vorschreiben, wohin ich gehen darf, Ben. Aber«, gestand sie ihm zu, »vielleicht hätte ich das Kind Kate gegenüber erwähnen sollen. Das ist aber eine ziemlich heikle Angelegenheit.«

»Bist du sicher, dass du mir überhaupt davon erzählen wolltest? Dass du das nicht weiter für dich behalten wolltest, um weiter zu ermitteln, während ich von dieser wichtigen Tatsache nichts wusste?«

Keeley errötete, so wütend und verletzt war sie. Glaubte er wirklich, dass sie Geheimnisse vor ihm hatte? Aber es stimmte ja, sie hatte ihm nichts davon gesagt, dass sie sich entschieden hatte, Raquel zu helfen. Obwohl, dachte sie rebellisch, er ihr auch kaum eine Chance gegeben hatte; jedes Mal hatte er sie abgeblockt, wenn sie versucht hatte, mit ihm zu reden.

»Nein, Ben. Und ich bin bestürzt, dass du so was von mir denkst«, sagte sie, und ihre Stimme klang, als käme sie von weit weg, und sie war von einer Schärfe, die sie nicht an sich kannte.

»Nun, ich bin auch bestürzt«, sagte Ben knapp und starrte durch die Windschutzscheibe. Keeley wurde ganz traurig, als die Ereignisse des Tages noch einmal in aller Klarheit vor ihrem inneren Auge vorbeizogen. Ihre Wange pochte, und plötzlich fühlte sie sich verletzlich und sehr trostbedürftig.

Trost würde sie von Ben jetzt garantiert nicht bekommen. Sein Kinn war störrisch vorgereckt. Seufzend löste sie ihren Sicherheitsgurt und öffnete die Autotür. Ben machte keine Anstalten, sie zu umarmen. Als sie schon halb ausgestiegen war, zögerte sie und schaute über die Schulter zu ihm zurück.

»Soll ich später noch mal anrufen?« Sie zuckte zusammen, als sie hörte, wie bedürftig das klang.

»Wenn du willst.« Ben starrte immer noch durch die Windschutzscheibe. Keeley stieg aus und machte reichlich unsanft die Tür zu, ging dann zum Café, ohne sich noch einmal umzuschauen. Tränen stiegen ihr in die Augen, als sie hörte, wie sein Auto fortfuhr.

Sie und Ben hatten sich noch nie gestritten – zumindest nicht, seit sie ein Paar waren –, und das war nun schon der zweite Streit in zwei Tagen.

Keeley ging die Treppe hinauf und war froh, als sie niemanden in der Wohnung antraf. Zumindest ihre Mutter war unterwegs und hatte Spaß. Schon wieder.

Trotzdem war Darlas seltsames Verhalten in den letzten paar Tagen das unwichtigste der Themen, um die im Augenblick ihre Gedanken kreisten. Sie ließ sich aufs Sofa sinken, spürte eine Flut von Emotionen über sich hinwegrollen, angefangen von Wut auf Ben, über Angst, dass ihr neuerlicher Zusammenstoß ein Anzeichen für etwas Ernsteres sein könnte, bis zum nackten Schock über Ednas Attacke und die Abfolge der Ereignisse, die der Mord an Gerald ausgelöst hatte.

Ein Teil von ihr fragte sich, ob Ben recht hatte und sie besser die Finger von der Sache lassen sollte. Aber ein anderer, größerer Teil wollte den Dingen auf den Grund gehen, die Antwort finden und die Wahrheit aufdecken. Gerechtigkeit war ihr wichtig, das wusste sie. Oder vielleicht war sie einfach nur neugierig. Sie zog sich ein Kissen übers Gesicht, schloss die Augen und sah sofort wieder Ben und seine feindselige Miene vor sich. Wie er sich gerade von ihr zurückgezogen hatte, sie abgewiesen hatte, auch wegen ihrer eigenen Reaktion darauf. Sie war offensichtlich mit den Themen Zurückweisung und Verlassenwerden, mit denen der Tod ihres Vaters und Brads Betrug sie konfrontiert hatten, noch nicht so gründlich fertig war, wie sie es gedacht hatte. Darlas Besuch hatte alles wieder in ihr aufgewirbelt. Vielleicht war ihr Interesse an dem Fall nur ein Ausdruck für ihre eigenen unguten Gefühle.

Aber, meldete sich eine beharrliche Stimme in ihr, was, wenn Duane und Megan recht hatten? Dass sie Talent für solche Nachforschungen hatte. Die Leute vertrauten sich ihr gern an, das war schon immer so gewesen. Und zumindest Raquel schien sich sicher zu sein, dass Keeley ihr helfen könnte. Nicht jeder hielt sie für so inkompetent, wie Ben das im Augenblick offenbar tat. Wenigstens stand sie nicht unter dem gleichen Druck wie er, baldmöglichst einen passenden Sündenbock zu finden. Die Anweisung seiner Vorgesetzten, den Fall so schnell wie möglich aufzuklären, war schlicht unfair.

Sie schüttelte den Kopf über ihre Gedanken. Dann sprang sie auf. Sie würde duschen, danach einige Zeit auf ihrer Yoga-Matte verbringen, um sich zu entspannen. Nach dem heutigen Tag war sie ziemlich erledigt, und sie wusste, wie wichtig es war, gut zu sich zu sein, wenn sie sich so fühlte. Sie würde Ben später anrufen, beschloss sie, und sich entschuldigen, aber ihm auch ihre Sichtweise noch einmal darlegen. Obwohl sie nicht so genau wusste, worin die eigentlich bestand.

Als sie aus der Dusche kam, fühlte sie sich schon viel besser. Ihr Telefon klingelte. Als sie Bens Namen auf dem

Display sah, griff sie mit klopfendem Herzen nach dem Handy.

»Hallo, Babe?« Sie wollte gerade eine Entschuldigung hervorsprudeln, als Bens Stimme sie unterbrach.

»Ich würde gern mit dir noch mal deine Aussage durchgehen. Ich muss genau wissen, was in dem Gespräch zwischen dir und Edna gesagt wurde. Ihr wart wirklich nur zu zweit, ja?« Als sie seinen Tonfall hörte, verspürte sie gleich wieder Panik in der Magengrube.

»Ja, es sei denn, du zählst die Katze mit. Was ist los, Ben, was ist passiert?«

Irgendwie wusste sie, was er sagen würde, ehe er die Worte aussprach.

»Sie ist tot, Keeley. Edna ist ermordet worden.«

Kapitel 9

Keeley setzte sich hin, griff mit der Hand nach der Bettkante. Der Boden schien unter ihren Füßen zu wanken. Edna tot? Erst vor ein paar Stunden hatte sie ihr das Gesicht zerkratzt. Ben redete weiter, und seine Stimme klang, als käme sie aus weiter Ferne, war durch das Rauschen in ihren Ohren gerade eben zu vernehmen. Da hörte sie Megans Stimme – *Im Augenblick weht ein unguter Wind durch Belfrey* – und schnappte nach Luft. Sie tastete an ihrem Hals nach dem Kristallanhänger, den ihr Megan gegeben hatte, und berührte dort nur nackte Haut. Der Anhänger war weg. Wahrscheinlich in dem Handgemenge mit Edna verlorengegangen. Mit Edna, die nun tot war.

Nicht nur tot. Ermordet.

Ben sprach weiter, diesmal lauter.

»Es sieht aus, als wäre dieselbe Mordwaffe benutzt worden wie bei Gerald, obwohl wir nicht wissen, was es war, und nicht ganz sicher sein können. Sie ist erstochen worden.«

Keeley atmete langsam aus, formte ihren Mund zu einem kleinen »Oh«, versuchte die Panik zu mildern, die sie ergriffen hatte, ehe sie sprach.

»Es muss gerade eben erst passiert sein. Wie hast du es herausgefunden?«

Nach einer Pause antwortete Ben: »Ich bin noch einmal zu ihr zurückgegangen, um mit ihr über Geralds ›Kind der

Liebe‹ zu sprechen, von dem sie dir erzählt hat. Es könnte ja für den Fall von Bedeutung sein. Da habe ich sie gefunden. Ich habe gehört, wie die Katze gejault hat wie nur was, als ich vor der Tür stand, und die war nicht abgeschlossen, also bin ich reingegangen. Ich habe versucht, alle Nachbarn zu fragen, ob sie was gesehen haben, aber die meisten waren nicht zu Hause. Das Cottage steht ziemlich einsam; von der High Street aus kann man es nicht einsehen.«

Keeley war wie benommen. Wer würde denn eine alte Frau wie Edna umbringen wollen? Zugegeben, freundlich war sie gerade nicht, aber sie war eine alte Dame. Da kam ihr ein plötzlicher Gedanke, und mit ihm kam die Angst.

»Du glaubst doch nicht, dass es was mit meinem Besuch bei ihr zu tun hatte?«

Wieder eine Pause. »Keine Ahnung«, antwortete Ben. »Vielleicht, vielleicht auch nicht. Wer weiß, dass du bei ihr warst? Wichtiger noch, wer weiß, worüber du mit ihr gesprochen hast?«

»Nur Megan«, sagte Keeley und tastete wieder nach dem Anhänger, der nicht mehr da war. »Und Raquel und Duane haben mich gebeten, mit ihr zu reden. Duane meinte, Raquel hätte von Geralds Geheimnis gewusst; wie viel er davon erfahren hat, da bin ich mir nicht sicher.« Sie dachte an Megans Anschuldigungen gegen ihren Cousin, und ihr wurde schwindelig. Sie musste sich hinlegen.

Ben hatte wohl mitbekommen, dass es ihr nicht gut ging, denn nun sagte er mit sanfterer Stimme: »Ich komme später noch bei dir vorbei. Ruh dich erst mal aus.«

»Mach ich.« Keeley ließ sich auf dem Sofa zurücksinken; sie war völlig erschöpft. »Bis später.«

»Bis später.« Er beendete das Gespräch, ehe Keeley die

Chance hatte, das »Ich liebe dich« loszuwerden, das ihr noch auf den Lippen lag.

Sie schloss die Augen, atmete langsam ein, doch obwohl sich ihr Körper ein wenig entspannte, bekam sie das Chaos ihrer Gedanken nicht in den Griff. Edna war tot. Und es war nicht unwahrscheinlich, dass ihr Besuch bei Edna Anlass zu dieser Tat war. Reue erfasste sie, obwohl sie versuchte, dieses Gefühl mit logischem Denken einzudämmen. Niemand außer Megan hatte gewusst, dass sie die alte Dame besuchen wollte. Und es war niemand da gewesen, der sie hätte belauschen können. Es konnte alles purer Zufall gewesen sein, vielleicht ein Einbruch, der außer Kontrolle geraten war, irgendetwas, das überhaupt nichts mit dem Mord an Gerald zu tun hatte … Doch während Keeley noch versuchte, sich diesen Hergang einzureden, wusste sie, dass es nicht so war. Ihrer Meinung geschah kaum etwas im Leben zufällig. Ursache und Wirkung spielten für sie als Yogi eine große Rolle. Und wenn ihr Besuch bei Edna dazu beigetragen hatte, dass die alte Dame ermordet worden war, dann wusste sie, dass die Kette von Ereignissen dort noch nicht zu Ende war. Wenn, sagte eine leise, nagende Stimme in ihrem Inneren, Edna ermordet worden war, weil sie etwas über Gerald und den Mord an Gerald wusste, dann war jeder in Gefahr, der einmal angedeutet hatte, dass er oder sie etwas über Geralds Geheimnis wusste. Zum Beispiel Raquel und Duane.

Und zum Beispiel sie selbst, Keeley.

Ihre Augen weiteten sich. Unruhe ergriff sie. Erneut atmete sie bewusst langsam in drei Stufen ein und aus, wie sie es Schülern beibrachte, die von Angst geplagt wurden. Als sie sich ein wenig entspannt hatte, dachte sie: Jeder, der eine alte Frau wie Edna umbrachte, musste verzweifelt sein.

Was immer sie gewusst hatte, es hatte gereicht, um dafür getötet zu werden. Aber war ein uneheliches Kind eine so böse Sache?

Doch wie rational sie auch an die Dinge heranging, das ungute Gefühl nagte weiter an ihr, die Angst wollte sie nicht mehr loslassen. Schließlich fiel sie in einen unruhigen Schlaf, unterbrochen von Bildern von Edna, die sich auf sie stürzte, während eine schattenhafte Figur im Hintergrund stand und eine scharfe Waffe erhob.

Ein Geräusch ließ sie mit einem Ruck erwachen. Sie fuhr auf, schnappte nach Luft und sah Darla, die mit einer Mischung aus Besorgnis und Ärger auf sie herabblickte.

»So früh am Abend schläfst du schon, meine Liebe?«

»Es ist ja beinahe dunkel«, murmelte Keeley zu ihrer Verteidigung, schwang die Beine über die Sofakante und stand auf. Plötzlich bedrückte sie die Gegenwart ihrer Mutter, und sie wollte weg von ihr.

»Ich habe das Café früher zugemacht«, sagte Darla, »denn es war wenig los und du warst auch noch nicht zurück. Ich dachte, du wolltest nur zu Megan. Du hättest mir ruhig sagen können, was du vorhattest, Keeley.«

Ihre Mutter hatte recht. Nachdem Edna auf sie losgegangen war, hatte Keeley das Café und Darla ganz vergessen.

»Tut mir leid. Wo warst du?«, fragte sie und überlegte, ob ihre Mutter wohl schon von Ednas Tod gehört hatte. Die Nachricht würde sicher bald in Belfrey die Runde machen. Sie hoffte nur, dass ihr Besuch bei Edna nicht auch von den Klatschtanten durchgehechelt würde, wusste aber, dass das sich wohl kaum verhindern ließ. Sie seufzte, dachte an die Fragen, mit denen ihre Gäste sie morgen bombardieren würden.

»Oh, hier und da«, antwortete ihre Mutter vage und ließ die Hand mit unbestimmter Geste durch die Luft fahren. Als Keeley klar wurde, dass Darla keine Ahnung hatte, was geschehen war, erzählte sie ihr davon, verschwieg allerdings das außereheliche Techtelmechtel des Bürgermeisters. Darlas Augen wurden schreckensweit.

»Na, ich habe sie ja immer für eine übellaunige alte Schachtel gehalten, aber ich kann mir trotzdem nicht vorstellen, warum jemand sie umbringen sollte. Hätte sich herausgestellt, dass sie Gerald ermordet hat, das hätte mich weniger überrascht.«

»Genau das denke ich auch«, gab Keeley zu. Darla war beileibe nicht die Einzige, die Edna einiges zutraute. Es war also gut möglich, dass die Person, die Edna ermordet hatte, das getan hatte, weil sie einen persönlichen Groll gegen sie hegte, der nichts mit dem Bürgermeister zu tun hatte.

Doch das würde bedeuten, dass im Augenblick nicht nur ein Mörder frei in Belfrey herumlief, sondern zwei.

»Sind solche Sachen hier auch vorgekommen, nachdem du damals hergezogen bist?«, erkundigte sich Keeley bei ihrer Mutter. In den Erinnerungen an ihre Kindheit und Jugend war Belfrey ein idyllisches, aber ziemlich langweiliges Städtchen, in dem nicht sehr viel passierte. Das hatte sich allerdings drastisch geändert, seit sie wieder zurück war.

Darla schien über die Frage nachzudenken.

»Nein«, sagte sie schließlich und schaute versonnen. »Ich kann mich nicht erinnern, dass hier je was Ähnliches geschehen ist. Es gab eigentlich überhaupt sehr wenig Kriminalität. Einmal hat jemand im Laden deines Vaters eingebrochen und das beste Hackfleisch gestohlen. Hinter verschlossenen Türen war allerdings einiges los; nicht gerade

Mord und Totschlag, aber es gab jede Menge Klatsch und Tratsch. Private Angelegenheiten, du weißt schon.«

»Und Affären«, sagte Keeley leise und dachte an Gerald und sein heimliches uneheliches Kind. Erst als ihre Mutter errötete, begriff sie, was sie gesagt hatte.

»Das habe ich nicht gemeint«, sagte Keeley, aber ihre Mutter verschwand bereits im Badezimmer.

Nach jenem Telefongespräch, in dem Keeley in siebenundzwanzig Minuten mehr über ihre Mutter erfahren hatte als in den vorangegangenen siebenundzwanzig Jahren, war nie wieder von Darlas Seitensprung in ihren frühen Ehejahren vor Keeleys Zeugung die Rede gewesen.

Außer, machte sich wieder ihre nörgelnde innere Stimme bemerkbar, dass sie nicht an Zufälle glaubte. Edna schien eine Menge Dinge von den Leuten in Belfrey gewusst zu haben. Vielleicht hatten deshalb viele einen Grund, sie umzubringen?

Keeley schnappte sich ihre Jacke, überwältigt von den Ereignissen des Tages und ihren möglichen Folgen.

»Ich gehe noch ein bisschen spazieren«, rief sie ihrer Mutter zu, während sie schon die Treppe hinunterlief. Darla antwortete nicht, aber das hatte sie nicht erwartet. Ihre Mutter hatte sich seit ihrer Ankunft merkwürdig verhalten, und auch heute kam es Keeley seltsam vor, dass sie so vage davon geredet hatte, wo sie gewesen war. Aber sie hatte andere Dinge zu bedenken als das Benehmen ihrer Mutter. Sie hoffte, dass ihr Kopf nach einem schnellen Spaziergang wieder klar sein würde. Normalerweise hätte sie ihre Yoga-Matte hervorgezogen, aber ihre kleine Wohnung, die spätsommerliche Hitze und die Anwesenheit ihrer Mutter hatten sie völlig aus dem Gleichgewicht gebracht.

Die High Street ging sie heute besser nicht entlang, denn dort würde man sie vielleicht mit Fragen bombardieren. In Belfrey machten Nachrichten blitzschnell die Runde, und der Mord an Edna würde nicht lange verborgen bleiben. Natürlich sollte eigentlich niemand außer Ben, Megan und Kate wissen, dass sie bei Edna gewesen war, aber wer konnte sagen, wer das noch mitbekommen hatte? Der Gedanke, dass Ednas Mörder sie gesehen haben könnte, jagte ihr einen Schauder über den Rücken.

Sie ging stattdessen durch die Gasse hinter dem Café, die zum Wasserpark führt. Dieser wunderschöne Park mit seinen chinesischen Pavillons und Pfauen lag gleich am Fluss Ashbourne und war eine beliebte Touristenattraktion. Um diese Tageszeit sollte er allerdings ruhig und friedlich sein.

Doch selbst die heitere Gelassenheit der Uferlandschaft konnte ihre aufgewühlten Gedanken nicht beruhigen. Keeley setzte sich auf eine Holzbank, beobachtete die Schwäne, die vorüberglitten und die Wasseroberfläche kräuselten, und wünschte, sie könnte zu ihnen ins kühle Wasser steigen. Mücken surrten ihr um den Kopf und ärgerten sie. Sie erinnerten sie an die Zeit ihrer Yoga-Ausbildung in Indien. Jeden Tag hatten während der Morgenmeditation die Fliegen sich auf ihre helle Haut und ihr blondes Haar gestürzt, und sie hatte Wochen gebraucht, bis sie gelernt hatte, sie zu ignorieren. »Nimm an, was ist, versuche nicht, es zu ändern«, hatte der Lehrer sie ermahnt, als sie wie wild nach den Insekten schlug, die ihr um den Kopf schwirrten. Jetzt verspürte sie dieselbe Gereiztheit und stand seufzend auf. Selbst in der idyllischsten Umgebung würde sie heute keinen Frieden finden. Sie hätte eine gute Stunde auf der Yoga-

Matte gebrauchen können, aber ohne ihre Mutter im Raum. Vielleicht würde Darla heute Abend noch einmal auf einen ihrer geheimnisvollen Ausflüge gehen.

Sie musste mit Raquel reden. Die hatte vielleicht noch nicht einmal von dem Mord an Edna erfahren und wollte sicher wissen, was Keeleys Besuch bei Edna gebracht hatte.

Keeley ging durch die Gasse zum Yoga-Café zurück, dann weiter bis zu einer Reihe kleiner Cottages. Eines davon – sein Giebel war pink angestrichen und vor dem Zaun parkte ein glänzender roter Sportwagen – fiel sofort ins Auge. Raquels Cottage. Keeley ging über den Gartenweg zum Haus und klopfte laut an die Tür, hoffte, dass Raquel zu Hause war, und tadelte sich, dass sie nicht zuerst im Bistro vorbeigeschaut hatte.

Ihre Sorgen waren grundlos. Raquel machte sofort auf. Sie schien ein wenig verdattert und ziemlich wütend zu sein.

»Ist was passiert?«, fragte Keeley. Raquel verzog das Gesicht.

»Ich dachte, es wären die Kinder aus der Nachbarschaft. Die klopfen immer an und rennen dann weg. Das ist jetzt deren Lieblingsbeschäftigung. Das und mir ›Mörderin‹ nachschreien.« Obwohl sie wütend wirkte, schien Raquel den Tränen nahe zu sein.

»Das ist langsam nicht mehr lustig«, fuhr sie fort, doch dann leuchteten ihre Augen auf. »Hast du was rausgefunden? Weißt du, wer der Täter war?«

Sie hatte also das mit Edna noch nicht gehört, wurde Keeley klar. Sie holte tief Luft.

»Du solltest dich besser hinsetzen«, sagte sie. Raquel riss die Augen weit auf, hockte sich gehorsam auf die Kante ihres weißen Ledersofas, die neiderregend braunen Beine elegant unter den Körper gezogen.

»Edna ist tot«, sagte Keeley und zuckte vor ihrem eigenen brüsken Ton zurück, denn erst jetzt begriff sie, dass es stimmte, was sie da gerade sagte. Sie musste sich selbst hinsetzen und ließ sich neben Raquel nieder, die kreidebleich geworden war und deren Augen wie dunkle Kreise in ihrem Gesicht standen.

»Was? Wie?«

»Sie ist vor wenigen Stunden ermordet worden«, sagte Keeley leise. Raquels Teint schlug von Weiß in Grau um, wurde dann puterrot.

»Na, ich war's nicht«, blaffte sie. »Ich war den ganzen Tag im Bistro.« Keeley war wie vor den Kopf geschlagen; mit dieser Reaktion hatte sie nicht gerechnet.

»Das habe ich eigentlich auch nicht angenommen«, sagte Keeley vorsichtig und rief sich ins Bewusstsein, dass Raquel im Augenblick unter ziemlich großem Stress stand. »Ich habe mich nur gefragt, ob du eine Ahnung haben könntest, wer es gewesen sein könnte? Wenn wir davon ausgehen, dass es derselbe Mörder war …« Sie ließ ihre Vermutung ein wenig im Raum stehen und sah, dass Raquel erneut erbleichte.

»Wer würde denn Edna umbringen wollen? Ich meine, sie war eine boshafte alte Hexe, aber die hatte doch ohnehin nicht mehr lange zu leben.«

Angesichts der Herzlosigkeit dieser Bemerkung blieb Keeley der Mund offen stehen. Sie machte ihn rasch wieder zu und holte tief Luft, ehe sie weiterredete. Schließlich hatte sie sich bereiterklärt, Raquel zu helfen, weil sie Gerechtigkeit wollte, nicht weil Raquel so nett war.

»Vielleicht wusste sie was, das sie nicht hätte wissen sollen? Duane hat mir erzählt, dass Gerald ein uneheliches Kind hatte. Es überrascht mich, dass du das gestern nicht erwähnt hast.«

Raquel zuckte die Schultern.

»Hab ich vergessen. Das schien mir nicht so wichtig zu sein. Ich meine, das ist doch Jahre her. Er hat seine Tochter nie kennengelernt. Du willst diese Geschichte doch sicher nicht wieder ans Licht zerren? Ehrlich, Keeley, ich dachte, du wärst begabt für solche Ermittlungen.« Raquel schniefte, als könnte sie gar nicht glauben, dass Keeley sie so enttäuscht hatte. Keeley merkte, wie sie ganz steif wurde. Warum machte sie sich überhaupt die Mühe, dieser Ziege zu helfen? Aber, erinnerte sie sich wieder, es ging ja nicht nur um Raquel, es ging um Gerald und Edna und eigentlich um ganz Belfrey. So unausstehlich Raquel auch war, sie hatte es nicht verdient, dass man sie auf der Straße mit Steinen bewarf.

»Wir müssen hier alles im Blick behalten«, sagte Keeley mit mehr Geduld, als sie eigentlich noch übrig hatte. »Schließlich haben wir nicht viele Anhaltspunkte. Hatte Gerald sonst noch Geheimnisse, von denen du weißt?«

»Ich glaube nicht.«

»Es muss doch jemand Grund haben, sowohl Gerald als auch Edna zu grollen.« Keeley fiel wieder ein, was Edna über John gesagt hatte.

»Der Gärtner! Edna hat erzählt, dass sie sich mit ihm gestritten hat; hast du das mitbekommen?«

Raquel verzog das Gesicht. »Ich habe es gehört. Sie hatte ein böses Mundwerk, die Alte. Wenn ich es mir recht überlege, hatte wahrscheinlich halb Belfrey das eine oder andere Motiv, sie umzubringen. Ich war oben im Haus und hatte das Fenster offen. John kam seine Gartengeräte holen. Ich habe gehört, dass er was zu Edna gesagt hat, und die hat angefangen zu kreischen. Ich dachte, die würde ihm die Augen auskratzen.«

Keeley hob die Hand und fasste sich an die Wange. Das glaubte sie nur zu gern.

»Hast du gehört, was sie zu ihm gesagt hat?«

»Nicht alles. Aber sie hat gekeift, er wäre ein Stümper und er würde versuchen, von Gerald Geld zu erschwindeln, er hätte seine Arbeit nicht ordentlich gemacht. Sie sagte, sie würde dafür sorgen, dass er in Belfrey nie wieder Arbeit bekäme.«

Keeley dachte darüber nach. Das klang wie eine leere Drohung, aber wenn ein Mann seine junge Familie nur mit Mühe und Not ernähren konnte, wenn er gerade seinen Job verloren hatte – wer weiß, was da eine so gehässige Bemerkung auslösen konnte? Es schien ein fadenscheiniges Mordmotiv, aber Keeley hatte sonst wenige Anhaltspunkte. Vielleicht war er zufällig auf irgendwas gestoßen, das für Gerald und seine Haushälterin wichtig war. Es würde sich bestimmt lohnen, mit ihm zu reden.

Da gab es nur ein Problem.

»Er kann es aber nicht gewesen sein. Tom hat ja eine Frau aus Geralds Haus kommen sehen.«

Raquel schnaubte verächtlich.

»Tom hat gesagt, er hätte *mich* gesehen, und das glaubst du doch nicht etwa«, erklärte sie.

Das stimmte allerdings. Keeley nickte. Ein Besuch bei John, der würde ihr etwas zu tun geben. Da musste sie nicht untätig herumsitzen und warten, bis Ben sich bei ihr meldete. Sie würde am besten mit den Schrecken dieses Tages fertigwerden, wenn sie etwas Nützliches tat. In der Wohnung war ihre Mutter und hinderte sie daran, in Ruhe ihre Yoga-Übungen zu machen. Kochen musste sie ihm Moment nicht, also würde sie Ermittlungen anstellen.

»Ich gehe hin und rede mit ihm. Eigentlich könnte ich das gleich machen; es ist Abend, und da ist er wahrscheinlich zu Hause. Ich meine mich zu erinnern, dass er nicht allzu weit weg wohnt.«

»Du müsstest den Bus nehmen. Ich fahr dich hin, wenn du möchtest, und warte um die Ecke oder so.«

Keeley schaute sie überrascht an. »Das ist nett von dir, danke.«

Raquel tat es mit einer Handbewegung ab. »Ich habe nichts Anderes vor. Und du hilfst mir ja, denke ich mal.«

Während Raquel sich fertigmachte, suchte Keeley im Telefonbuch nach Johns Adresse. Sie überlegte, ob sie nicht vorher anrufen sollte, entschied sich aber dagegen. Was würde sie denn sagen, wenn er zu Hause war: O hi, ich wollte nur rausfinden, ob Sie den Bürgermeister und seine Haushälterin umgebracht haben oder ob sie vielleicht eine Ahnung haben, wer es sonst gewesen sein könnte? Kann ich kurz rüberkommen und mit Ihnen drüber reden? Besser, sie ginge einfach hin und versuchte ihr Glück, in der Hoffnung, dass er ihr nicht gleich die Tür vor der Nase zuschlug.

Schon bald wünschte Keeley, sie hätte Raquels Angebot, sie zu John zu fahren, nicht angenommen. Der rote Sportwagen röhrte los, und Raquel überschritt sämtliche Geschwindigkeitsbegrenzungen, während sie im Seitenspiegel lässig ihren Lippenstift überprüfte.

»Äh, meinst du nicht, du solltest ein bisschen langsamer fahren?«, fragte Keeley, an der die Cottages mit furchterregender Geschwindigkeit vorbeisausten. Der Wagen röhrte nur noch lauter, als sie eine Steigung nahmen.

Raquel schaute sie an.

»Also ehrlich, Keeley, du bist und bleibst ein Angsthase, was? Ich erinnere mich noch dran, dass du auf der Kirmes nie auf die aufregenderen Karussells wolltest.«

»Ich bin nicht schwindelfrei«, erwiderte Keeley und schloss die Augen, als das Auto gefährlich nah an einem Baum vorbeifuhr. »Raquel, bitte schau wenigstens auf die Straße.«

Raquel seufzte, wandte jedoch ihre Aufmerksamkeit wieder der Straße zu und verlangsamte das Tempo. Nun fuhr sie nur noch doppelt so schnell wie erlaubt. Sie schien über Keeleys Kritik an ihrem Fahrstil verärgert zu sein.

»Wie steht's mit Duane?«, fragte Keeley und versuchte, sich von dem Gedanken abzulenken, dass sie womöglich demnächst in Raquels glänzendem Sportwagen ums Leben kommen würde. Die Frage tat ihr sofort leid, weil Raquel sich erneut zu ihr umwandte und das Auto dabei ein wenig nach links ausbrach. Wie um alles in der Welt hatte die Frau ihre Führerscheinprüfung bestanden? Vielleicht hatte der ziemlich reiche Mr. Philips ein paar Strippen gezogen, oder Raquels Fahrkünste hatten sich seither dramatisch verschlechtert.

»Duane?«

Raquels Stimme klang verärgert, und Keeley wünschte, sie hätte nicht gefragt. Das fehlte gerade noch, dass zu Raquels ohnehin schon unberechenbarem Fahrstil noch Stress hinzukam.

»Ich meine ja nur, es ist schön, dass ihr zwei wieder Freunde seid; dass er dich in dieser Sache unterstützt.«

Raquel seufzte, behielt aber zum Glück die Augen auf der Straße.

»Ich glaube, Duane würde mich sogar unterstützen, wenn ich es gewesen wäre«, sagte sie mit seltener Einsichtigkeit. »Ich sollte ihn mehr zu schätzen wissen. Ich weiß, dass ich ihn sehr verletzt habe, aber er ist einfach nicht mein Typ.«

»Hilfsbereit, braungebrannt und attraktiv, das ist nicht dein Typ?«, fragte Keeley mit einem leisen Lachen. Raquel zuckte die Achseln. »Er ist einfach so … so jung. So wenig mondän.«

Eher nicht reich oder wichtig genug, überlegte Keeley, die wusste, dass das stimmte, obwohl sie sich gemein vorkam, weil sie das dachte. Duane hatte eigentlich bei Raquel nie wirklich eine Chance gehabt.

»Ben war auch nicht mein Typ«, erwiderte Keeley. Raquel prustete ungläubig.

»Also bitte, Keeley, in der Schule hast du ihm ständig Kuhaugen gemacht. Haben wir alle.«

»Ich meine, als ich nach Belfrey zurückgekommen bin«, sagte Keeley und merkte, wie sie rot wurde, weil sie sich an ihre Schwärmerei für Ben aus Schulzeiten erinnerte. »Ich dachte, er würde sich als arroganter Affe erweisen. Und ich glaube, er meinte, ich hätte was mit dem Mord an Terry Smith zu tun.«

»Das war nicht das letzte Mal, dass er sich geirrt hat«, sagte Raquel mit einiger Bitterkeit. Keeley biss sich auf die Unterlippe, um Ben nicht zu verteidigen. Sie konnte Raquel schlecht erzählen, was ihr Ben über den Druck berichtet hatte, den seine Vorgesetzten ihm machten. Oder dass er inzwischen auch Zweifel an Raquels Schuld hatte.

»Dieser Fall ist für alle schwierig«, sagte sie stattdessen diplomatisch. Um so mehr jetzt, da Ben noch in einem zweiten Mordfall zu ermitteln hatte. Würde er Raquel erneut befragen? Das schien wahrscheinlich, da sie ja die Hauptverdächtige – die einzige Verdächtige – in dem Mord an Gerald war. Kein Wunder, dass Raquel auf die Nachricht von Ednas Tod so reagiert hatte. Keeley schaute aus dem Fenster auf die zu schnell vorbeirauschende Landschaft, die Belfrey umgab. Es war wirklich herrlich hier. In ihrer Jugend hatte sie das nicht wirklich zu schätzen gewusst. Nach ein paar Jahren im Gewühl und Trubel von London und später New York war sie nun dankbar für die sanft gewellte Hügellandschaft, in der sie aufgewachsen war. Aber sie hatte auch gelernt, dass das Leben hier nicht so friedlich war, wie die grünen Hügel und die idyllischen Cottages es einem erscheinen ließen. In der Ferne ragten die hohen grauen Klippen rings um die Stadt Matlock in den Himmel, der im Dämmerlicht inzwischen violett geworden war. Matlocks Schönheit war ungezähmter als die von Belfrey, aber das Amber Valley hier im Herzen Englands war wirklich eine der atemberaubendsten Landschaften, die Keeley je gesehen hatte. Als Kind hatte sie ihre Umgebung als selbstverständlich hingenommen; sie war an unzähligen Morgen zur Schule gestapft, ohne auch nur den Kopf zu heben und sich die Schönheit ringsum anzusehen. Einen Augenblick lang verspürte sie tiefe Dankbarkeit für ihre Heimatstadt und dann Wut auf den, der Belfrey gerade in Furcht versetzte und ins Chaos stürzte. Es schien beinahe unmöglich, dass inmitten solch herrlicher Naturschönheit jemand gemein und verbittert genug sein konnte, um Morde zu begehen. Sie fragte sich, ob Ben, der täglich vor Ort ermitteln musste, ähnlich empfand.

»Ben war schon immer ein sturer Bock, sogar in der Schule«, sagte Raquel und riss Keeley aus ihren Gedanken. Keeley antwortete nicht, sondern dachte an ihre Schulzeit zurück. Sie war damals kaum mehr als Raquels schüchterne, ein wenig mollige Trabantin gewesen. Für die beliebten Jungs wie Ben Taylor war sie unsichtbar – hatte sie zumindest gedacht. Ben hatte ihr jedoch, als sie sich wiedergesehen hatten, gestanden, dass er damals tatsächlich in sie verliebt gewesen war. Das würde sie aber Raquel lieber nicht weiterzählen, die wäre sicher beleidigt, weil Ben sie kaum bemerkt hatte.

»Wir waren alle anders, damals in der Schule«, erwiderte Keeley, obwohl sie sich oft fragte, wie viel von dem schüchternen, molligen Mädchen noch in ihr weiterlebte. Und Raquel? Wenn Keeley ganz ehrlich war, schien sich Raquel kaum verändert zu haben.

»Na ja, du bist jetzt viel dünner«, sagte Raquel. Dass Keeley zusammenzuckte, fiel ihr offenbar nicht auf. »Aber sonst glaube ich nicht, dass du dich groß verändert hast.«

»Oh?«, sagte Keeley und machte sich auf einen Schwall von Beleidigungen gefasst.

»Du warst schon immer schlau, und es hat dir nie Mühe bereitet, die Leute dazu zu bringen, dich zu mögen. Die mochten dich einfach.«

Jetzt drehte Keeley den Kopf zu Raquel und starrte sie mit offenem Mund an.

»Ich war immer richtig neidisch auf dich«, sagte Raquel in beinahe nüchternem Ton. Keeley blinzelte überrascht. Dieser Tag entwickelte sich zum bizarrsten aller Zeiten. Sie wollte etwas sagen, schrie dann aber leise auf, als Raquel den Wagen scharf nach links herumriss. Keeley wurde gegen die Tür geschleudert, der Sicherheitsgurt schnitt ihr in den Hals.

»Was machst du denn?«

»Tut mir leid«, sagte Raquel und brachte den Wagen wieder auf den rechten Weg. »Da war ein Igel.«

Raquel rettete Igel? Die Ereignisse der vergangenen Tage hatten sie eindeutig milder gestimmt.

»Und ich habe den Wagen gerade waschen lassen.«

Vielleicht auch nicht.

Den Rest der Fahrt schwiegen sie. Keeley dachte immer noch über Raquels Worte nach. Der Gedanke, dass Raquel, der sie sich als Teenager so unterlegen gefühlt hatte, damals sogar neidisch auf sie gewesen war, noch ehe sie schlanker geworden war, einen tollen Beruf gefunden und sich schließlich den bestaussehenden Jungen der Schule geschnappt hatte, war für sie beunruhigend und schmeichelhaft zugleich.

»Da ist es, da oben.« Raquel deutete auf ein etwas mitgenommen wirkendes Steinhaus, das sich oberhalb der Straße an den Hang schmiegte. »Ich parke hier um die Ecke. Du musst zu Fuß raufgehen.«

»Okay.« Keeley atmete ein paarmal tief ein und aus, um sich zu beruhigen, stählte ihre Nerven. Sie hielt es zwar für unwahrscheinlich, dass der Gärtner der Mörder war, aber er war der einzige Verdächtige, den sie noch hatte, und wieder einmal spazierte sie allein in eine unbekannte Situation.

»Wenn ich in einer halben Stunde nicht zurück bin, rufst du Ben an«, sagte sie. Raquel zog die Augenbrauen in die Höhe.

»Wird der nicht wütend sein, weil du hier bist?«

»Dreißig Minuten«, sagte Keeley mit fester Stimme,

schnallte sich los und stieg aus. Nach einem weiteren tiefen Atemzug ging sie den steilen Pfad zum Haus hinauf. Vor der Haustür blieb sie kurz stehen und hob die Hand, um zu klopfen, als sie drinnen ein Baby weinen hörte, dann laute Stimmen. Na toll. Das hatte ihr gerade noch gefehlt, noch ein Drama. Sie schaute über die Schulter den Hang hinunter, fragte sich einen Augenblick lang, ob sie einfach zurückgehen und Raquel erzählen sollte, es wäre niemand zu Hause gewesen. Sie konnte ja morgen allein wieder herkommen, nachdem sie die Nacht geschlafen und sich Zeit genommen hatte, über alle Ereignisse nachzudenken.

Ihre angeborene Ehrlichkeit siegte. Sie klopfte, wenn auch leise. Die Stimmen verstummten, dann hörte sie Schritte näher kommen. Sie strich sich das Haar glatt, versuchte so ruhig und professionell auszusehen, wie sie konnte.

John riss ungestüm die Tür auf und schaute sie mit finsterer Miene an. Nachdem er Keeley erkannt hatte, wirkte er zunächst verwirrt und schien dann milder gestimmt zu sein.

»Miss Carpenter? Aus dem Café?«

»Ja, das stimmt. Wie geht es Ihnen?«, fragte sie fröhlich.

»Äh, prima, danke«, sagte er. In seiner Stimme schwang eindeutig die Frage mit, was sie hier zu suchen hatte, wenn er auch zu höflich war, um sie auszusprechen. Keeley holte tief Luft.

»Ich wollte mit Ihnen gern über die Zeit reden, als Sie für Bürgermeister Buxby gearbeitet haben. Wenn ich nicht ungelegen komme«, fügte sie hinzu und zuckte zusammen, als das Baby einen schrillen Schrei ausstieß. John verzog das Gesicht, und er sah erschöpft aus.

»Nein, es ist nur Arabelle, sie schreit jeden Abend um die

gleiche Zeit stundenlang. Die Ärzte sagen, es ist eine Kolik, aber alle Kolikmittel der Welt helfen ihr nicht. Wir müssen einfach warten, bis sie es überstanden hat.«

»Das klingt schwierig«, sagte Keeley voller Mitgefühl. John nickte, verengte dann misstrauisch die Augen. »Worum geht es? Hat er sie geschickt? Ich habe dieser Hexe von Haushälterin schon gesagt, dass ich die Arbeitsgeräte nicht gestohlen habe.«

Keeley machte große Augen. Er wusste nichts?

»Äh, nein. Der Bürgermeister ist tot.«

John wurde kreidebleich. Vor Überraschung oder schlechtem Gewissen?, fragte sie sich. Er beugte sich vor und schaute den Pfad hinunter, als wolle er sich versichern, dass niemand sie belauscht hatte. Dann machte er einen Schritt zurück und hielt ihr die Tür auf.

»Kommen Sie rein.«

Zum zweiten Mal an diesem Tag betrat Keeley allein das Haus eines möglichen Mörders. Aber, überlegte sie, während John hinter ihr die Tür schloss, diesmal war es anders. Raquel wartete draußen auf sie, und Johns Frau und das Baby waren auch im Haus.

»Kommen Sie mit in die Küche, damit wir Mary und das Baby nicht stören«, sagte John. Er führte sie in eine kleine, aber sehr ordentliche Küche, zog an dem alten Holztisch, der mitten im Raum stand und den meisten Platz einnahm, zwei Stühle hervor. »Also, worum geht es?«, fragte er, als Keeley sich gesetzt hatte. Sie schaute ihn an und hoffte, dass sich kein Misstrauen auf ihrer Miene abzeichnete. Konnte es sein, dass er es wirklich nicht wusste?

»Vor ein paar Tagen hat man Bürgermeister Buxby tot aufgefunden. Ermordet.« Sie beobachtete sein Gesicht genau, aber dort sah sie nur aufrichtige Überraschung. Er lehnte sich auf dem Stuhl zurück und blinzelte.

»Echt? Von wem?«

»Nun, das wissen wir nicht.«

John runzelte die Stirn. »Und was hat das alles mit mir zu tun?«

»Ich versuche nur, herauszufinden, was in den Wochen vor dem Mord beim Bürgermeister so alles los war.«

»Okay. Ich nehme an, Ihr Freund ermittelt in dem Fall?«

Keeley nickte und hatte ein schlechtes Gewissen, als ihr klar wurde, dass John wohl dachte, sie wäre mit Bens Wissen hier – vielleicht sogar auf seine Bitte hin.

»Das hat in Belfrey ganz schön für Unruhe gesorgt, wie Sie sich sicher vorstellen können. Ich bin überrascht, dass Sie noch nichts davon gehört hatten.«

John zuckte die Achseln. »Ich war die letzten paar Wochen anderswo arbeiten. Ich bin erst vor zwei Tagen wieder nach Hause gekommen.«

»Oh? Und wo haben Sie gearbeitet?« Keeley versuchte, unschuldig zu wirken. Wenn John beweisen konnte, wo er gearbeitet hatte, verschaffte ihm das wahrscheinlich ein wasserdichtes Alibi für die Nacht von Geralds Tod.

Aber nicht für den Mord an Edna. Keeley überlegte, ob sie ihm auch von diesem Mord erzählen sollte. Dann beschloss sie, damit noch zu warten. Er hatte sich ja vorhin an der Tür nicht gerade schmeichelhaft über die alte Frau geäußert.

»Unten in Birmingham. Es war eine größere Sache – Landschaftsbau für eine Wohnanlage. Ich hatte Glück, den Job zu bekommen nach der Verleumdungskampagne, die dieser Schweinehund gegen mich gestartet hat. Tut mir leid, ich weiß, dass er tot ist, aber wir beide konnten uns wirklich nicht leiden.«

»Was ist denn passiert?« Mal hören, wie sehr sich seine Version der Ereignisse von Raquels unterscheiden würde. John seufzte und lehnte sich wieder zurück, legte einen Fuß auf das Knie des anderen Beins.

»Womit soll ich anfangen? Es war von Beginn an ein Alptraum. Erst hat er über meine Preise gestöhnt, ständig seine Meinung geändert, was gemacht werden sollte, dann hat er versucht, mich dazu zu bringen, durch Pfusch die Kosten zu drücken – aber so was mache ich nicht, ich arbeite ordentlich. Dann hat mir diese Haushälterin dauernd auf der Pelle gehangen, sich beschwert, ich würde nur Dreck machen, und mich mit Argusaugen beobachtet, als würde ich irgendwas stehlen. Und was seine Freundin betrifft …« John unterbrach sich kopfschüttelnd.

»Raquel? Was war mit der?«

»Ja, so hieß sie. Jung, dunkle Haare. Eine von diesen jungen Frauen, die nur aus Titten und Make-up bestehen. Sie hat mich wie wild angeflirtet, und ich habe versucht, höflich zu bleiben und so, habe ihr gesagt, ich fühlte mich geschmeichelt, wäre aber verheiratet. Danke, aber nein danke, wissen Sie? Ich habe versucht, das so nett wie möglich rüberzubringen. Aber sie war verdammt hartnäckig. Und ehe ich mich's versehe, behauptet sie, ich hätte sie belästigt, und schmeißt mich vom Gelände. Ich habe nicht mal Zeit genug bekommen, meine Gerätschaften einzusammeln.«

Genau das habe ich erwartet, dachte Keeley. Zumindest in diesem Punkt glaubte sie ihm alles.

»Wann hatten Sie dann diesen Streit mit Edna, der Haushälterin?«

»Ein paar Tage später, als ich noch mal hingefahren bin, um meine Gerätschaften abzuholen. Sie hat mich beschuldigt, ich hätte sie gestohlen, sagte, ich hätte die Sachen aus dem Gartenschuppen genommen. So ein Quatsch! Ich benutze immer nur meine eigenen Gartengeräte«, sagte er voller Stolz. »Sie hat mir damit gedroht, sie würde mich anschwärzen, meinen guten Ruf ruinieren. Erst habe ich mir nichts weiter dabei gedacht, bis dann die nächsten zwei Jobs, die ich in Belfrey hatte, plötzlich abgesagt wurden. Ich weiß nicht, wie viel Einfluss diese alte Hexe hatte, aber der Bürgermeister hatte bestimmt welchen. Da haben wir uns echt Sorgen gemacht. Wir sind mit den Hypothekenzahlungen im Rückstand, dazu das Baby, Gott sei Dank kam dann die Sache in Birmingham.«

Er tat Keeley wirklich leid, obwohl er anscheinend Grund genug gehabt hätte, sich zu rächen.

»Das muss schrecklich gewesen sein. Sie waren bestimmt total wütend.«

»Allerdings. Ich hätte ihn eigenhändig umgebracht, wenn ich die Gelegenheit dazu gehabt hätte, das können Sie mir glauben.«

Keeley war entsetzt. Das war eine herzlose Bemerkung, besonders da sie ihm ja gerade erst von Geralds Tod erzählt hatte. Blufftte er? War er der Täter?

»Was ist mit Edna?«, fragte sie.

»Mit der Haushälterin? Wie meinen Sie das?«

»Sie wurde heute tot aufgefunden«, antwortete Keeley und beobachtete seine Reaktion genau. Er starrte sie an.

»Sie ist tot, die auch?«

Wenn er ihr etwas vormachte, dann machte er das sehr gut. »Ja, sie ist ebenfalls umgebracht worden.«

John schüttelte den Kopf, schaute schockiert, beugte sich dann über den Tisch vor. Sie fragte sich, was er wohl sagen würde.

Das fand sie nicht mehr heraus, denn an der Haustür war ein lautes Klopfen zu hören, das sie beide auffahren ließ. John erhob sich und wollte zur Tür gehen, als seine Frau rief: »John, es ist dieser Polizist aus der Stadt.«

Ben. Keeley sprang auf, merkte, dass ihre Wangen feuerrot wurden. Sie musste weg von hier.

»Oh, da kommt Ihre bessere Hälfte«, sagte John sarkastisch. Er dachte wohl, dass sie beide versuchten, ihm etwas in die Schuhe zu schieben. Er ging aus dem Zimmer, und Keeley schaute sich nach Fluchtmöglichkeiten um. Sie rannte zur Hintertür und betete, dass die nicht verschlossen sein würde.

Sie war offen, und schon lief sie quer durch den kleinen Garten und sprang über die Hecke, ehe die beiden in der Küche auftauchten. Sie flitzte den Hang wieder hinunter durch die Gasse und hoffte, dass Ben sie nicht sehen würde. Als sie auf Raquels Auto zulief, bemerkte sie, dass Ben seinen Wagen genau gegenüber auf der anderen Straßenseite geparkt hatte. Hatte er Raquel bemerkt? Sie riss die Beifahrertür auf und warf sich auf den Sitz.

»Schnell, schnell«, keuchte sie. Raquel ließ den Motor an und fuhr los, während sie noch auf Keeley starrte.

»Bitte schau auf die Straße«, flehte Keeley, »aber fahr nicht langsamer.«

»Okay, Okay. Was ist denn da oben passiert? Hat Ben dich erwischt? Ich habe mitgekriegt, wie er seinen Wagen geparkt hat, also habe ich mich geduckt. Ich glaube nicht, dass er mich gesehen hat.«

Gott sei Dank. Keeley erzählte der ungläubig staunenden Raquel, was geschehen war.

»Du bist einfach abgehauen? O Gott, Keeley, was werden die Leute denken? Aber was hat er gesagt? Ist er der Mörder?«

»Na, wenn er es war, dann wird er es kaum zugeben, oder? Ich hatte keine Gelegenheit, ihm zu Edna Fragen zu stellen, aber es scheint, als hätte er ein Alibi für die Tatzeit, als Gerald ermordet wurde.« Sie überlegte, wie lange man wohl bis nach Birmingham und zurück brauchte. Vielleicht hätte er es rein von der Zeit sogar schaffen können, Gerald umzubringen – und seine Arbeit diente ihm nun als Alibi.

Keeley berichtete Raquel von dem Gespräch, ließ aber seine Einschätzung ihrer Person geflissentlich weg. Wenn seine Version der Ereignisse stimmte, ob dann Raquel ein schlechtes Gewissen hatte, weil ihre Lügen zu seiner Entlassung geführt hatten?

»Er ist ein kaltschnäuziger Lügner. Der war ganz hin und weg von mir.« Wohl kaum.

Sie fuhren schweigend zurück. Schließlich hielt Raquel vor dem Yoga-Café und drehte sich zu Keeley um.

»Was jetzt? Bist du immer noch bereit, mir zu helfen?« Ihr üblicher fordernder Ton war einem Flehen gewichen. Keeley seufzte. Ben würde sehr wütend sein. Sie hätte bleiben sollen; sie hatte jedes Recht, dort zu sein und nicht in Panik zu verfallen und wegzurennen, wie sie es gemacht hatte. Dass John ihm nicht von ihrem Besuch erzählen würde, darauf konnte sie ja wohl nicht hoffen.

»Ja. Ich will eine Nacht drüber schlafen und dann morgen überdenken, wo wir stehen.«

»Danke, Keeley«, sagte Raquel, und es klang, als meinte

sie es ehrlich. Keeley wandte sich überrascht zu ihr hin, aber Raquel schaute bereits aus dem Fahrerfenster, sie wollte wieder losfahren. Keeley stieg aus, winkte, was Raquel nicht sah, schloss das Café auf und trat ein. Sie atmete tief durch. Sie hatte gar nicht gemerkt, dass sie die Luft angehalten hatte.

Kapitel 10

Keeley wollte gerade die Treppe in die Wohnung hochgehen, als sie draußen ein Auto hörte. Vielleicht hatte Raquel etwas vergessen. Doch als sie aus dem Fenster schaute, sah sie draußen Ben aus seinem Mercedes steigen. Er blickte grimmig drein, und ihr Herz schlug in ängstlicher Erwartung einen Trommelwirbel in ihrer Brust. Natürlich, John hatte es ihm erzählt. Sie verfluchte sich, weil sie weggerannt war. Sie machte ihm die Tür auf und wollte automatisch in seine Arme sinken, wich aber sofort zurück. Eine böse Vorahnung überkam sie, als sie den unergründlichen Ausdruck auf seinem attraktiven Gesicht wahrnahm, den sonst so vollen Mund, der nun zu einer dünnen Linie verkniffen war. Ben war nicht nur ärgerlich, er kochte vor Wut.

»Ist deine Mutter oben?«, stieß er hervor. »Wir müssen uns unter vier Augen unterhalten.«

»Ja, sie ist oben. Wir können, wenn du willst, hier im Café bleiben«, sagte Keeley und gab sich alle Mühe, ihre Stimme nicht ängstlich klingen zu lassen. Eigentlich hatte sie ja nichts falsch gemacht. Sie zog den nächsten Stuhl heran und setzte sich, atmete ein paar Mal langsam ein und aus, während Ben ihr gegenüber Platz nahm und die Handflächen auf den Tisch legte. Diese Geste kannte sie. Es war, als würde er jetzt gleich *sie* befragen, als stünde sie selbst unter Verdacht. Sie verspürte einen Anflug von Ärger.

»Was um alles in der Welt«, sagte er und betonte jedes

Wort, »hast du dir dabei gedacht, zu John Steele zu gehen?«

Keeley schluckte, suchte verzweifelt nach Ausreden, entschied sich dann aber für die Wahrheit.

»Ich wollte ihm ein paar Fragen zu den Morden stellen.«

»Das habe ich mir gedacht. Er schien zu glauben, dass du mit meinem Wissen dort aufgetaucht bist – nun zumindest, bis du so überstürzt aufgebrochen bist.«

Keeley wand sich auf ihrem Stuhl; ihr Verhalten war ihr jetzt sehr peinlich.

»Das habe ich ihm gegenüber nie behauptet.«

»Ich wette, du hast ihn aber in dem Glauben gelassen.« Ben schüttelte den Kopf, schaute sie verzweifelt an. »Keeley, was hast du dir bloß dabei gedacht?«, wiederholte er.

»Ich habe ihm nur ein paar Fragen gestellt«, sagte sie. Das klang sehr defensiv. »So was ist schließlich nicht verboten.«

»Danke, dass du mich daran erinnerst«, erwiderte er trocken. »Aber *warum* hast du es überhaupt getan? Ich hatte dich doch gebeten, dich da rauszuhalten.«

»Nein, Ben, du hast es angeordnet.«

Er zog die Augenbrauen in die Höhe. »Also, darum geht es? Dass du irgendwas beweisen willst? Das ist kein Spiel, Keeley. Hier sind Menschen ums Leben gekommen.«

»Das weiß ich auch«, blaffte sie und spürte, wie ihre Wut wuchs. Wie konnte er bloß glauben, dass sie nicht wusste, wie wichtig das alles war, nachdem eine Frau, mit der sie noch vor wenigen Stunden gesprochen hatte, nun tot war? »Rede nicht mit mir, als wäre ich ein Kind.«

»Dann benimm dich nicht wie eines«, blaffte er zurück. Sie starrten einander wütend an, bis Ben mit müder Resignation in der Stimme sagte: »Es geht um Raquel, nicht?

Ich bin ihrem Auto begegnet. Ich weiß, dass sie dich hier abgesetzt hat. Sie hat dich um Hilfe gebeten, und du konntest einfach nicht nein sagen.« Das klang sarkastisch, und Keeley spürte, wie ihr ganz heiß vor Empörung wurde.

»Ben, sie leidet wirklich. Die Kinder haben auf der Straße mit Steinen nach ihr geworfen, Herrgott noch mal. Und du hast selbst gesagt, dass sie vielleicht als Sündenbock herhalten muss. Ich wollte nur helfen.«

»Helfen? Wem? Mir nicht. Seit wann liegt dir so viel an Raquel?«

Keeley seufzte. Diese Frage hatte sie sich allerdings auch schon gestellt.

»Es geht nicht um sie speziell. Ich hasse einfach jede Art von Ungerechtigkeit.«

»Und du findest, ich bin ungerecht.« Er verschränkte die Arme und funkelte sie beleidigt an.

»Nein«, antwortete sie und wählte ihre Worte ab jetzt vorsichtig. »Aber als Kriminalbeamtem sind dir doch in gewisser Weise die Hände gebunden, nicht? Während ich als Amateurin, na ja, ein wenig mehr Freiheit habe, den Leuten Fragen zu stellen und vielleicht ein bisschen dämlich zu tun.«

Bens Gesichtsausdruck ließ keinerlei Zweifel daran, dass er sie tatsächlich für dämlich hielt.

»Nun, das alles muss aufhören. Und zwar sofort.«

»Wie bitte?« Keeley riss die Augen weit auf, war nicht in der Lage, das Gehörte zu verarbeiten. So hatte Ben noch nie mit ihr gesprochen.

»Ich sagte, das muss aufhören.«

»Ich bin nicht eine von deinen Verdächtigen«, erwiderte sie und merkte, dass sie lauter wurde. Darla könnte sie vielleicht hören, aber im Augenblick war sie so wütend, dass ihr das egal war. »Du kannst mir nicht befehlen, was ich zu tun habe.«

»Du hast ja keine Ahnung, was du tust«, sagte er herablassend. Keeley stellten sich die Nackenhaare auf.

»Ach nein? Nun, wenn man bedenkt, dass du sowohl bei Edna als auch bei John gleich nach mir aufgetaucht bist, dann war ich doch offensichtlich auf der richtigen Spur, oder nicht?«

Ein Muskel zuckte in Bens Kiefer.

»Ab sofort, Keeley, hältst du dich da raus. Oder …« Er verstummte und wandte das Gesicht von ihr ab. Panik ergriff Keeley.

»Oder was?«

Er antwortete ihr nicht, und Keeley dämmerte es, dass hier etwas ganz entschieden schiefgelaufen war. Ein Teil von ihr wollte gar nicht wissen, was. Sie beugte sich zu ihm, versuchte, die Besorgnis nicht zu zeigen, konnte aber ihre Panik nicht mehr verbergen, als er aufstand, die Arme verschränkte und aus dem Fenster schaute, während er weitersprach. Er sah überall hin, nur nicht zu ihr.

»Ich kann das nicht mehr, Keeley.«

Ihr Hirn weigerte sich, zu begreifen, was das bedeutete, und es sprudelte aus ihr heraus: »Meinst du den Fall? Natürlich kannst du weitermachen, du bist ein toller Detektiv, Ben. Es kommt dir vielleicht im Augenblick so vor, als wäre alles ein bisschen zu viel, wo nun auch noch Edna ermordet wurde. Gott weiß, das hat mich auch sehr schockiert.« Noch während sie redete, ging ihr auf, dass es das nicht war, was er ihr sagen wollte.

»Es geht nicht um den Fall, Keeley. Es geht um uns.«

Keeley wich das Blut aus dem Gesicht.

»Ben? Was meinst du damit?«

Sie stand auf und streckte den Arm nach seiner Hand aus. Er zog die Hand weg, und seine Ablehnung schmerzte sie sehr. Er starrte aus dem Fenster, so dass sie nur sein Profil sehen konnte, weigerte sich, ihr in die Augen zu schauen. Wieder zuckte es in seinem Kiefer, ein sicheres Zeichen dafür, dass er sehr aufgewühlt und verstört war. Aber als er antwortete, war seine Stimme kalt wie Eis.

»Das hier. Wir zwei. Unsere Beziehung. Ich glaube, wir brauchen eine Pause.«

Keeley blinzelte ihre Tränen fort.

»Du machst Schluss mit mir«, sagte sie in seltsam mattem Tonfall. Es war eine Aussage gewesen, keine Frage, aber er antwortete trotzdem.

»Ja, ich denke, das mache ich.«

Keeley hielt die Luft an, wartete darauf, dass er noch etwas sagen würde, versuchte, einen Sinn in seinen Worten zu entdecken. Fragen schossen ihr durch den Kopf, aber sie sagte nur ein einziges Wort: »Warum?« Es klang schrecklich flehend, und sie schloss die Augen, spürte wieder Tränen, die nun über ihre Wangen zu rinnen drohten. Sie versuchte es mit tiefen Atemzügen, aber Brustkorb und Hals waren eng und wie zugeschnürt.

Jetzt schaute Ben sie an, und nur eine Sekunde lang meinte sie Verzweiflung in seinen Augen zu erkennen, aber dann blinzelte er, und sie war fort. Seine Miene war wieder streng und emotionslos.

»Es funktioniert einfach nicht, Keeley. Ich habe mit diesen Morden so viel zu tun, und du lässt dich nicht davon abbringen, durch die Gegend zu rennen und dich einzumischen und mir noch mehr Arbeit zu machen. Ich habe im Augenblick schlicht keine Zeit für uns.« Sein Blick wanderte von ihr fort.

»Nein«, sagte Keeley wütend. Diesmal hielt sie die Tränen nicht zurück. Ben schien ihre Verzweiflung nicht bemerken zu wollen, er starrte weiter angestrengt aus dem Fenster.

»Das kannst du nicht machen, einfach so. Das lasse ich nicht zu.«

Ben schloss kurz die Augen, aber vorher sah sie einen Sekundenbruchteil, wie verletzt er war. Sie machte einen Schritt auf ihn zu, wollte ihn zwingen, sie anzuschauen, aber er zuckte weg.

»Du willst das nicht wirklich, Ben Taylor. Ich weiß es.«

Er holte tief Luft, sein Atem flatterte. Einen Augenblick lang flackerte die Hoffnung in ihr auf. Doch dann wich wieder jede Spur von Emotion aus seiner Miene und seiner Stimme.

»Doch, leider, Keeley, ich will es.«

»Warum?«, fragte sie erneut. Wieder flammte Wut in ihr auf, als er nicht antwortete.

»Nur weil ich heute bei Edna und bei John war? Weil ich ein paar Fragen gestellt habe, ehe du dort ankamst? Das ist der Grund, oder?« Sie lachte bitter. »Ich habe mich in deine tollen Ermittlungen eingemischt, ein paar Sachen rausgekriegt, ehe du, der große Detective Constable Ben Taylor drauf gekommen bist, und jetzt willst du nichts mehr mit mir zu tun haben? Das ist ein Witz.« Sie setzte sich auf ihrem Stuhl zurück, verschränkte die Arme, ließ der Wut die Oberhand über den Schmerz.

»Es geht nicht nur um deine Einmischung«, erwiderte

Ben und war nun auch wütend. »Du hast dich in Gefahr gebracht und hättest die Lösung des ganzen Falls in Frage stellen können. Wir sind hier nicht in einem Fernsehkrimi, wo du und Raquel rumrennen und Miss Marple spielen könnt.«

Seine Worte stachen Keeley wie Wespen.

»Das weiß ich doch!« Glaubte er wirklich, dass sie ein dummes Mädel war, das mit seiner Freundin Detektiv spielte, als hätte es den Ernst der Geschehnisse nicht begriffen?

»Du hättest dich raushalten sollen.«

»Ja, weil *du* es gesagt hast«, blaffte sie und erschrak über diese kindische Antwort. Trotzdem wollte sie ihre Wut nicht loslassen, denn sie wusste, dass sie, sobald der Zorn verraucht war, nur noch den nackten Schmerz haben würde, und sie wollte nicht akzeptieren, was er ihr sagte, wollte nicht wahrhaben, was hier gerade geschah. Sie spürte, wie die Ahnung von dem Verlust, der ihr bevorstand, über ihr schwebte, und wie dieser Verlust nur darauf wartete, mit seinem ganzen, zerschmetternden Gewicht auf sie einzustürzen.

Sie sprach mit leiserer Stimme weiter, ließ die Arme an die Seite sinken, obwohl sie sich instinktiv von all dem abschirmen wollte. Sie musste es versuchen. Hier stand Ben. Sie liebte ihn. Und er liebte sie, da war sie sich sicher, trotz der Worte, die aus seinem Mund kamen.

»Ben, bitte tu das nicht. Wir können das klären.«

Aber ihre Worte hatten nicht die erhoffte Wirkung. Ben stand jetzt nur noch steifer da, und seine Stimme war so emotionslos, dass sie schon beinahe grausam klang.

»Ach ja? Du hörst doch auf nichts, was ich sage, Keeley. Und ich habe einfach keine Zeit, mir zu allem Überfluss auch noch Sorgen um dich zu machen. Von diesem Fall hängt für mich sehr viel ab. Die Leute in Belfrey sind verängstigt, und sie erwarten von mir, dass ich die Sache aufkläre. Das kann ich nicht, wenn du rumrennst und überall Chaos verursachst.«

Keeley wurde wieder wütend.

»Ich verursache Chaos? Das ist doch ein bisschen übertrieben. Also, wenn ich das richtig verstehe« – ihre Stimme wurde erneut lauter, hallte in dem kleinen Café wider, als käme sie von jemand anderem, so feindselig und völlig anders als sie. »Du willst also nichts mehr mit mir zu tun haben, weil ich deine Chance gefährde, diese Mordfälle aufzuklären? Weil du keine Gelegenheit vergehen lassen kannst, als der große Held dazustehen? Oder weil du sauer bist, dass ich was rausgefunden habe, was du nicht hattest?«

Wieder zuckte der Muskel in Bens Kiefer, wenn auch diesmal wohl aus Wut. Sie wusste, wie stolz Ben sein konnte, wie viel seine berufliche Laufbahn ihm bedeutete. Nur, dachte sie verzweifelt, hatte sie nie wirklich begriffen, dass sie ihm mehr bedeutete als ihre Beziehung. Als sie.

»So ist es nicht.«

»Ich glaube schon. Ich glaube, du hast nur Angst um deine wunderbare Beförderung.« Sie stand auf, schob den Stuhl nach hinten, marschierte auf die Tür zu und hielt sie ihm auf. Ben drehte sich langsam um, Überraschung flackerte in seinem Blick auf.

»Ich möchte, dass du gehst«, sagte sie so bestimmt, wie sie konnte, obwohl sie hörte, wie ihre Stimme bebte. »Jetzt gleich, bitte.«

Ben starrte sie einen Augenblick an, und wieder sah sie Schmerz in seinen Augen aufflackern. Er öffnete den Mund, als wollte er etwas sagen. Ihr Herz vollführte einen Sprung, pochte hoffnungsvoll, wartete darauf, dass er sagte, er hätte es sich anders überlegt, er meine es nicht so. Doch dann schloss er den Mund, und der Blick war verschwunden. Er kam zu ihr herüber und trat durch die Tür, ohne sie anzusehen, drehte sich jedoch draußen noch einmal zu ihr um. Sie merkte, wie ihre freie Hand zitterte, und sie steckte sie rasch in die hintere Tasche ihrer Jeans, weil sie nicht wollte, dass er sah, wie sehr sie litt.

»Pass auf dich auf. Ich melde mich. Wegen Edna«, erklärte er und erstickte den letzten Keim von Hoffnung in ihr.

»Gut«, sagte Keeley, obwohl es alles andere als gut war, und machte die Tür hinter ihm zu. Dann ging sie ohne einen Blick zurück in die Küche, schloss die Tür hinter sich und lehnte sich an das Holz. Sie holte tief Luft und starrte an die Decke, ohne etwas zu sehen. Sie wartete auf Tränen, auf die Traurigkeit, spürte jedoch nur einen dumpfen Schmerz und eine schreckliche, schleichende Taubheit. Als sie wieder nach vorn ging, den Schlüssel in der Tür umdrehte und dann die Treppe hinaufstieg, fühlten ihre Gliedmaßen sich schwer und müde an. Ihre Gedanken flossen träge, als wäre ein Nebel in ihr Gehirn gesickert und sie könnte nicht verarbeiten, was gerade geschehen war.

Darla lag mit einer Gesichtspackung und einer Schlafmaske im Bett. Keeley sagte kein Wort zu ihr, legte sich aufs Sofa und zog sich die Decke über, plötzlich von einem ungeheuren Schlafbedürfnis übermannt. Der Schlaf kam schnell, senkte sich über sie, so dass ihr die Augen von allein zufielen.

Mitten in der Nacht schrak sie auf, hörte eine Eule rufen und ihre Mutter leise schnarchen. Sie hatte Tränen auf den Wangen und hob die Hand, um sie fortzuwischen. Dabei kam ihr wieder die Erinnerung an Bens Worte, und mit ihr kam ein Schmerz, unerwartet und heftig. Sie verkroch sich wieder unter ihre Decke, entsetzt, als sie ihr eigenes Wimmern hörte. Als ein Schluchzen in ihr aufstieg, barg sie ihr Gesicht im Kissen, um ihre Mutter nicht zu wecken. Ihre Schultern zitterten, dann ihr ganzer Körper. Sie blieb so liegen, bis ihre Augen brannten und ihr Körper völlig ermattet war. Dann fiel sie in unruhigen Schlaf, den schreckliche Träume begleiteten. Träume, in denen Gerald auftauchte, mit verdrehtem und blutigem Oberkörper, und Keeley anflehte, ihm zu helfen, in denen auch Raquel sie mit ausgestreckten Händen um Hilfe bat. Edna stürzte sich auf sie, hieb mit den Fingernägeln, die zu Katzenkrallen wurden, auf sie ein. Am schlimmsten war es, als Ben in dem Traum auftauchte. Verzweifelt versuchte sie, ihm etwas Wichtiges mitzuteilen, aber egal, wie laut sie auch schrie, er konnte sie weder sehen noch hören.

Bhujangasana - Die Kobra

Diese sanfte Rückwärtsbeugung kräftigt den Bauch. Sie wird als Einzelübung oder Teil einer fließenden Abfolge von Yoga-Haltungen durchgeführt, die man Sonnengrüße oder *Surya Namaskar* nennt.

Anleitung

- Lege dich auf den Bauch, mit flachaufliegenden Zehen und der Stirn auf dem Boden. Halte die Beine locker geschlossen, wobei sich Knie und Fersen leicht berühren. Spanne dich nicht an. Lege die Hände mit den Handflächen nach unten unter die Schultern, lege die Ellbogen eng an den Oberkörper an. Atme dreimal tief ein und aus.
- Halte das Gleichgewicht mit den Händen, hebe bei einem Ausatmen den Kopf, die Schultern, den Brustkorb und den Bauch nur so weit, dass der Bauchnabel auf dem Boden bleibt. Drehe dabei deine Wirbelsäule Wirbel für Wirbel ein. Jetzt solltest du leicht nach oben blicken, mit in den Nacken gelegtem Kopf und sanft gebeugtem Rücken. Die Schulterblätter sollten entspannt unten bleiben. Wenn diese Dehnung deinen Rücken belastet, neige dich wieder ein bisschen nach unten, um die Biegung zu verringern und/oder beuge deine Ellbogen an.
- Atme fünfmal tief ein und aus, ehe du auf ein Ausatmen den Oberkörper wieder senkst.

Nutzen

Diese Übung stärkt den Rücken und die Schultern, sie entspannt die Schultern und erhöht die Biegsamkeit des mittleren Rückens und der Wirbelsäule. Die Dehnung des Brustbereichs kann bei Atemwegserkrankungen wie Asthma hilfreich sein, aber du solltest mit deinem Arzt sprechen, ehe du diese Übung machst. Die Haltung ist auch gut für den Kreislauf und die Verdauung, sie stärkt die Bauchmuskulatur, erfrischt und kann ebenso Linderung von Krämpfen während der Menstruation bringen.

Kontraindikationen

Schwangerschaft, Leistenbruch, schwache Handgelenke und Karpaltunnelsyndrom. Frage deinen Arzt, ehe du die Übung machst, wenn du irgendwelche Probleme mit der Wirbelsäule hast.

Kapitel 11

Keeley wachte auf, und die Sonne schien durchs Fenster auf sie. Ihre angenehme Wärme zauberte Keeley ein Lächeln aufs Gesicht, bis sie ganz erwachte und sich an die Ereignisse des Vorabends erinnerte. Dann stürzten sie mit voller Wucht wieder über sie herein. Sie stand auf und ging ins Bad, ohne ihre Mutter zu begrüßen, die mit Lockenwicklern im Haar an der Theke in der Küchenzeile saß und in einer Zeitschrift blätterte.

»Alles in Ordnung mit dir, Liebes? Du siehst schrecklich blass aus.«

Keeley murmelte eine kaum hörbare Antwort und machte die Tür hinter sich zu, stützte sich aufs Waschbecken und betrachtete sich im Spiegel. Sie sah mehr als blass aus; sie war kreidebleich, abgesehen von den rötlichen Schwellungen um die Augen, weil sie in der Nacht geweint hatte. Sie hatte das Gefühl, sich durch einen zähen Nebel zu bewegen. So trostlos, so verloren hatte sie sich lange nicht gefühlt. Nicht einmal Brads Betrug hatte sie so mitgenommen. Ihr war zumute wie in den ersten Tagen nach dem Tod ihres Vaters.

Sie richtete sich auf und schüttelte den Kopf, ermahnte ihr Spiegelbild, sich nicht so lächerlich zu benehmen. Eine Beziehung war zu Ende, das war nichts, was sie nicht durchstehen konnte. Mit dem Verlust ihres Vaters war das nicht zu vergleichen. Sie spritzte sich kaltes Wasser ins Gesicht und verordnete sich ein paar erfrischende Atemzyklen, die zumindest bewirkten, dass sie sich nicht mehr wie eine lebende Leiche fühlte, wenn sie auch den Schmerz in ihrer Brust nicht lindern konnten.

Dieser Schmerz blieb den ganzen Morgen, gab ihr das Gefühl, wie ein Automat zu funktionieren, während sie ihre Matte für die Yoga-Übungen ausrollte, duschte, sich anzog und sich darauf vorbereitete, das Yoga-Café zu öffnen. Er ebbte auch kaum ab, als sie während des morgendlichen Ansturms ein Frühstück nach dem anderen zubereitete und servierte. Heute war sie froh darüber, dass so viel los war: So kam sie nicht dazu, über Bens Worte nachzugrübeln. Alle Gespräche drehten sich, wie erwartet, nur um den Mord an der armen Edna, für die, schätzte Keeley, ihre Mitbürger, nun da sie tot war, mehr Mitgefühl zeigten als zu ihren Lebzeiten. Nur Jack schien sich nicht für dieses Thema zu interessieren und tätschelte mit abwesendem Gesichtsausdruck seinen Hund Bambi. Keeley hörte sich alle Spekulationen an, ohne einen Kommentar abzugeben, war froh, dass offenbar nicht alle von ihrem Besuch bei der alten Frau wussten. Ansonsten hatte sie erstaunlich wenig Interesse an dem Thema, außer dass es ihr jedes Mal einen Stich versetzte, wenn Bens Name fiel.

Megan kam kurz vor Mittag, als sich der Frühstücksrummel ein wenig gelegt hatte, schaute Keeley nur einmal kurz an und dirigierte sie in die Küche.

»Was ist?«, fragte sie mit sorgenvoll aufgerissenen Augen. »Ist es wegen Edna?«

Keeley schüttelte den Kopf und schlang sich die Arme um den Leib, als ihr plötzlich Tränen in die Augen schossen.

»Nein, das ist es nicht. Es ist wegen Ben. Es ist …, wir haben Schluss gemacht.« Zu ihrem Entsetzen brach sie erneut in Tränen aus, und Megan schloss sie in die Arme, stützte ihr Kinn auf Keeleys Kopf und gab beruhigende Laute von sich, als spräche sie mit einem Baby. Es war seltsam tröstlich.

»Das kann ich einfach nicht glauben«, sagte Megan, als sich Keeley endlich wieder beruhigt hatte, einen Schritt zurücktrat und sich die Augen wischte. »Das kann nicht sein. Ben ist völlig vernarrt in dich.«

»Nicht mehr«, schniefte Keeley, nahm ein Papiertaschentuch und schnäuzte sich. Dann berichtete sie von den Ereignissen des Vorabends und ihrem letzten Gespräch. Als sie fertig war, schaute Megan sie nachdenklich an.

»Das klingt ganz so, als wäre ihm alles über den Kopf gewachsen, mal abgesehen davon, dass er sich Sorgen macht, du könntest in was verwickelt werden, was möglicherweise gefährlich ist.« Sie seufzte. »Ich wünschte, ich hätte dich nicht ermutigt, Edna und John zu besuchen. Sieh dir nur an, was das für Probleme gemacht hat.«

»Das ist nicht deine Schuld. Ich habe mich ja selbst entschieden, dorthin zu gehen. Außerdem finde ich, Ben ist nicht fair. Er war so eiskalt.« Sie dachte an den verletzten Blick, der über sein Gesicht gehuscht war, fragte sich aber, ob sie sich das alles nur eingebildet und gesehen hatte, was sie sehen wollte, um den Schlag zu mildern, den es ihr versetzt hatte, dass Ben ihre Beziehung aufkündigte. Sie zurückstieß.

»Ich denke, du musst ihm ein bisschen Zeit lassen. Ich kann mir nicht vorstellen, dass dieser Bruch für immer ist, Keeley. Ihr zwei seid füreinander bestimmt. Eure astrologischen Häuser passen perfekt zusammen.«

Keeley unterdrückte den Reflex, die Augen zu verdrehen. Megans Version von New-Age-Spiritualität war nicht gerade das, was sie jetzt brauchte. Aber sie wusste, dass ihre Freundin es gut meinte.

»Ich glaube das nicht. Er schien finster entschlossen zu sein.« Sie wusste, dass Ben, wenn er einmal eine Entscheidung getroffen hatte, im Allgemeinen davon nicht mehr abwich, auch wenn er sie später bereute. Er war stur und stolz, und sie hatte diese Charakterzüge liebenswert gefunden, ehe sie sich gegen sie wandten.

»Also sprich mit ihm.«

Keeley schüttelte den Kopf. Sie hatte auch ihren Stolz, und ganz gleich, wie verzweifelt sie war, sie würde ihn nicht anflehen, sie nicht zu verlassen. Das hatte sie ja gestern schon beinahe getan, und er war trotzdem gegangen. Diese Wunde würde eine ganze Weile nicht heilen, das wusste sie.

»Ihr seid beide so stur«, tadelte Megan und sprach Keeleys Gedanken laut aus. »Aber du hast wohl recht, wenn du sagst, dass er nicht fair ist. Seine Reaktion ist völlig überzogen, und genau deswegen glaube ich, dass er zurückkommt.«

Keeley zuckte die Achseln, sie fühlte sich emotional und körperlich völlig ausgelaugt. Dann hörte sie die Glocke an der Cafétür klingeln und Kunden hereinkommen. »Ich gehe jetzt besser wieder nach vorn.«

»Ich helfe dir«, sagte Megan, und Keeley lächelte ihr dankbar zu.

Norma und Maggie standen an der Theke, und Keeley drehte sich der Magen um. Das hatte ihr gerade noch gefehlt, dass die beiden Klatschtanten Ednas Tod durchhechelten.

»Haben Sie schon gehört? Ist das nicht furchtbar?«, kreischte Norma, und die Aufregung in ihrem Gesicht strafte ihre Worte Lügen.

»Schrecklich«, sagte Keeley und versuchte zu übersehen, wie Megan hinter den beiden Grimassen schnitt, während sie die Tische abwischte und Geschirr einsammelte. »Was kann ich Ihnen bringen?«

»Oh, nur zwei Tassen Tee. Wir kommen gerade vom Brunch im Bistro.«

»Ach, ich dachte, Sie wollten einen Bogen um diesen Ort machen«, meldete sich Megan mit freundlicher Stimme, aber zynischer Miene. Keeley warf ihr einen warnenden Blick zu.

»Na ja, wissen Sie, wir dachten, wir gehen mal hin und bieten Raquel unsere Unterstützung an«, mischte sich Maggie ein, zog sich einen Stuhl heran und nahm die Speisekarte zur Hand. Sosehr sie auch Kundschaft brauchte, Keeley hoffte doch, dass die beiden nichts zu essen bestellen würden. Heute konnte sie nicht gerade viel Toleranz und Gutmütigkeit aufbringen. Da tauchte in ihren Gedanken ein Bild von Ben auf, und sie schloss die Augen, als könnte sie es so verdrängen.

»Aber sie war sehr unhöflich zu uns. Und das mit der armen Edna schien ihr gar nichts auszumachen«, fuhr Maggie ungerührt fort.

Norma nickte. »Ja. Sie war immer gemein zu ihr, hat die Frau regelrecht aus ihrem Job vertrieben. Es würde mich nicht überraschen, wenn sie beide Morde begangen hätte.«

»Ich wusste gar nicht, dass Sie beide so gut mit Edna befreundet waren«, sagte Megan, wiederum mit trügerisch freundlicher Stimme. Normas und Maggies Interesse an den Menschen ging gewöhnlich nur so weit, wie sie ihnen Anlass zu Klatsch und Tratsch boten. Keeley dachte an diese Vorliebe der beiden und fragte: »Kannten Sie Edna und Gerald gut?« Schließlich gab es jetzt keinen Ben mehr, der sie ausschimpfte, wenn sie sich einmischte.

Norma war hocherfreut über die Frage, setzte sich mit stolzgeschwellter Brust auf und sagte voller Wichtigkeit: »Na ja, mit dem Bürgermeister war ich sehr gut befreundet. Der hat große Stücke auf mich gehalten, wirklich. Wir kennen uns ja auch schon sehr lange.«

»Meinen Sie, es wäre möglich, dass diese Morde mit etwas oder jemandem aus der Vergangenheit zu tun haben? Vorausgesetzt«, korrigierte sich Keeley rasch, weil sie nicht wollte, dass die beiden Klatschtanten ihre Theorien in ganz Belfrey herumtratschten, »diese beiden Todesfälle haben überhaupt etwas miteinander zu tun.«

»Oh, aber das müssen sie!«, mischte sich Maggie mit offensichtlichem Vergnügen ein.

Norma schaute nachdenklich drein. »Der Bürgermeister war ein guter Mensch, eine Stütze der Gesellschaft. Aber, na ja, ich weiß nicht, ob ich Ihnen das erzählen sollte …« Sie legte eine Pause ein, wartete offensichtlich auf Ermunterung, doch weiterzureden. Keeley ignorierte Megans zur Decke gerollte Augen und beugte sich über die Theke. »Sagen Sie's schon«, forderte sie Norma auf.

»Na ja, man soll ja nicht schlecht von den Toten reden«, sagte Norma fromm und fuhr dann ohne weitere Aufforderung fort: »Aber in seinen jungen Jahren war er ein furchtbarer Schürzenjäger, sogar noch, als er schon verheiratet war. Seine Frau hat natürlich beide Augen zugedrückt, aber ich bin sicher, er glaubte auch sehr diskret vorzugehen.

Doch die Leute reden, wissen Sie. Es ist wirklich schrecklich, wie viel manche tratschen«, schloss sie ohne jede Ironie. Megan unterdrückte ein prustendes Lachen, konnte es gerade noch als Husten tarnen. Keeley verkniff sich ein Lächeln. Interessant, dachte sie.

»Aber das ist lange her«, nahm Maggie den Erzählfaden auf. »Ich denke nicht, dass es Licht in diese Sache bringen kann. Nein, ich glaube immer noch fest, dass alles mit Raquel zu tun hat. Die gehört eingesperrt. Ehrlich, Keeley, ich bin überrascht, dass Ihr Ben sie noch nicht hinter Gitter gebracht hat.«

Keeley zuckte bei den Worten »Ihr Ben« zusammen. Er war nicht ihrer, nicht mehr. Außerdem gehörten einem Leute nicht, tadelte sie sich und versuchte, sich nicht einsam und verlassen zu fühlen.

»Ich kann mir nicht vorstellen, warum Raquel Edna umbringen sollte«, meldete sich Megan zu Wort. Keeley seufzte. Sie dachte nun wieder an den Streit mit Ben. Genau deshalb war er ja so wütend auf sie, weil sie sich für diesen Fall interessierte, und da stand sie nun und diskutierte schon wieder darüber. Sie wandte sich von den anderen ab und begann, die Henkeltassen auf den Regalen neu zu ordnen, versuchte, nicht auf das Gespräch zu hören, das hinter ihr weiterging.

»Na ja, wer weiß. Vielleicht hatte Edna irgendwelche Beweise dafür gefunden, dass Raquel Gerald umgebracht hat?«

»Wissen Sie«, meinte Norma, »vielleicht hatte Keeley doch recht. Möglicherweise hat eine von Geralds abgelegten Geliebten all die Jahre einen Groll gegen ihn gehegt? Und ich wette, Edna kannte all seine Geheimnisse.«

»Es könnte ja sein, dass es auch ein, zwei uneheliche Kinder gibt«, vermutete Megan in völlig unschuldigem Ton.

Keeley fuhr herum und funkelte sie an, aber Megan lächelte nur nichtssagend zurück.

Dieser Gedanke schien Norma und Maggie sehr zu erregen. »Er könnte eine ganze Horde haben, wer weiß.«

»Na ja, offensichtlich wusste Edna das.«

»Oder Diana«, sagte Maggie. Keeley runzelte die Stirn.

»Diana Glover? Wieso sollte die denn etwas über Gerald wissen?«

»Nun, sie hat doch vor einigen Jahren mit Edna zusammen bei ihm gearbeitet, hat gekocht und so, als seine Frau noch gelebt hat und er seine ganzen Techtelmechtel hatte. Es hat sogar mal Gerüchte gegeben, dass sie was miteinander hatten, und dann hat sie plötzlich nicht mehr da gearbeitet. Das war kurz, nachdem sie Ted kennengelernt hatte.«

Keeley war überrascht. Irgendwie hatte sie sich nie vorstellen können, dass Diana noch ein anderes Leben gehabt hatte, vor dem auf der Farm der Glovers, aber natürlich musste sie ja auch einmal jung gewesen sein. Und hübsch, dachte sie und erinnerte sich daran, dass sie neulich Dianas feine Gesichtszüge bewundert hatte. Hatte sie eine Affäre mit Gerald gehabt? Diana hatte langes dunkles Haar, genau wie die Frau, die Tom gesehen hatte. Keeley zügelte ihre Gedanken, erschrocken über die Richtung, die sie genommen hatten. Wenn sie nicht vorsichtig war, würde sie werden wie Norma und Maggie. Sie musste lächeln. Die Vorstellung, dass Megan und sie in dreißig Jahren die nächste Generation der stadtbekannten Klatschtanten wären, war eine willkommene Abwechslung von der Melancholie dieses Morgens.

»Ich bin sicher, Diana weiß nichts«, sagte Keeley leise, »und es hat auch keinen Zweck, wenn wir das hier durchhecheln. Die Polizei wird der Sache schon auf den Grund gehen.«

»Wollen wir hoffen.« Norma schnaubte ungläubig, aber Keeley hatte sich schon abgewandt und schob weiter Henkeltassen hin und her. Megan, der aufgefallen war, dass sich ihre Freundin in sich zurückzog, wurde auch still, und als Norma und Maggie merkten, dass ihnen niemand mehr zuhörte, tranken sie ihren Tee aus und gingen.

Megan sah Keeley überrascht an.

»Na, das war ja interessant. Scheint ganz so, als hätte unser verehrter Herr Bürgermeister eine ziemlich aufregende Vergangenheit gehabt.«

»Wir haben alle unsere Leichen im Keller«, sagte Keeley diplomatisch. Megan grinste und legte den Kopf schief, schaute Keeley mit einem belustigten Funkeln in den Augen an. »Ach ja? Und was ist deine? Du kommst mir nicht wie der geheimnistuerische Typ vor.«

»Kannst du das nicht an meiner Aura ablesen?«, neckte Keeley ihre Freundin, froh auch über diese Ablenkung. »Ich weiß es nicht. Ich war übergewichtig und total süchtig nach Chicken Nuggets. Das würde man von einer ausgebildeten Ernährungsberaterin und Yoga-Lehrerin wohl kaum erwarten. Was ist dein dunkles Geheimnis?«

Megan zuckte die Achseln. »Ich glaube, ich habe auch eins. Ich höre mir manchmal richtig kitschige Popmusik an. Anstatt der Hippie-Musik mit Panflöten und so, die die Leute wohl für meine Lieblingsmusik halten.«

Keeley musste erneut lachen und sagte dann mit ernster Stimme. »Na ja, Geralds Leichen im Keller waren ein bisschen bedeutender. Trotzdem sind ein paar Affären in längst vergangenen Zeiten doch kaum ein gutes Mordmotiv.«

»War es auch bestimmt nicht der Gärtner? Der scheint mir derjenige zu sein, der in letzter Zeit einen echten Groll auf die beiden hatte.«

Keeley schüttelte den Kopf.

»Der hat ein Alibi. Zweifellos wird Ben das überprüfen.«

»Dann bleiben uns nur die Affären. Vielleicht ist eine der Frauen nie über Gerald hinweggekommen und war eifersüchtig auf Raquel. Dann hat sie Edna umgebracht, weil sie meinte, die hätte was davon mitgekriegt.«

Keeley dachte darüber nach. »Aber hätte Edna das mir gegenüber nicht erwähnt?«

Megan zuckte die Achseln. »Vielleicht wollte sie nicht, dass du es weißt. Sie hat sich ja immer schützend vor ihn gestellt. Sie wollte offensichtlich nicht, dass jemand von der unehelichen Tochter erfuhr. Ich frage mich, was aus der geworden ist. Ob sie weiß, wer ihr Vater ist?«

»Ich könnte mir vorstellen, dass sie ihn verachtet, weil er ja nie versucht hat, zu ihr Kontakt aufzunehmen«, sagte Keeley mit neutraler Stimme, denn ihr war gerade etwas eingefallen.

»Du meinst, die Tochter hat ihn umgebracht?«, fragte Megan, als könnte sie Gedanken lesen.

»Möglich ist es. Ich meine, wenn einen der eigene Vater vollkommen ignoriert, daraus könnte doch ein tiefer Groll entstehen.« Bei ihrer Arbeit mit traumatisierten und schwierigen Jugendlichen in New York hatte Keeley aus erster Hand die Folgen von Ablehnung und Vernachlässigung im Kindesalter miterlebt.

»Sie hat es vielleicht nicht einmal gewusst«, erwiderte Megan. »Wenn die Mutter verheiratet war oder jemanden kennengelernt hat, als das Mädchen noch klein war, dann ahnt sie möglicherweise gar nicht, dass Gerald ihr leiblicher Vater war.«

Keeley nickte. »Aber das ist alles Spekulation. Ben weiß jetzt, dass es die Tochter gibt, also wird er dem nachgehen.«

Megan lächelte schief. »Wenn du nicht mit Edna und vorher mit Duane geredet hättest, wüsste Ben rein gar nichts davon. Er könnte dir ruhig ein bisschen dankbarer sein.«

»Ich glaube, er findet einfach meine Einmischung störend«, sagte Keeley mit einem Seufzer. Ihre Stimmung wurde rasch wieder schlechter. Den Gedanken, dass die vertraute Zweisamkeit mit Ben nun zu Ende sein sollte, konnte sie immer noch nicht so recht begreifen. Sie hoffte, Ben würde es sich noch einmal anders überlegen, sehnte sich danach, aber das wollte sie auf keinen Fall zugeben.

Megan wollte antworten, wurde aber durch ein Klingeln an der Tür daran gehindert. Suzy und Christian kamen herein. Suzys Haar war nun nicht mehr pink, sondern zitronengelb, und sie trug eine große Mappe unter dem Arm. Christian war so attraktiv wie immer. Keeley dachte erneut, was für ein seltsames Paar die beiden mit ihrem so grundverschiedenen Temperament doch abgaben. Aber wer weiß schon, was hinter verschlossenen Türen geschieht? Viele Leute hätten sich auch Ben und sie nicht zusammen vorstellen können.

»Ich habe ein paar von meinen Bilder mitgebracht, um sie dir zu zeigen, damit wir festlegen können, was wir wo aufhängen«, sagte Suzy in dem mürrischen Ton, der typisch für sie zu sein schien.

»Das ist fantastisch.« Keeley heuchelte Begeisterung, aber, ehrlich gesagt, hatte sie nach den Ereignissen der letzten Tage das Kunstfestival völlig vergessen. Die Aussicht, dass das Café voller Leute von außerhalb sein würde, die in der Zeitung von den Morden in Belfrey gelesen hatten und zweifellos jede Menge Fragen stellen würden, stimmte sie auch nicht gerade fröhlich. Aber sie hätte die Gelegenheit, neue Rezepte auszuprobieren, und wenn sie sich den Rest der Woche auf das Kochen konzentrierte, würde sie das hoffentlich von Ben ablenken.

»Wie geht's dir?«, fragte Christian und warf ihr ein freundliches Lächeln zu. Keeley lächelte zurück und versuchte, Suzys giftigen Blick zu übersehen.

»Es ging mir schon besser«, gestand ihm Keeley. »Das waren ein paar schwierige Tage. Zum Glück kommt nun das Festival, und ich kann mich auf was anderes konzentrieren. Stellst du deine Sachen noch im Bistro aus, jetzt, wo es wieder offen ist?«

Christian nickte erfreut. Suzy drängte sich rasch dazwischen, schlug ihre Mappe auf und verteilte ein paar Bilder auf der Theke. Sie sahen so ähnlich aus wie die, die Christian ihr auf seinem Handy gezeigt hatte. Wunderschön, aber ein wenig düster. Eigentlich nicht das, was die Atmosphäre in ihrem Yoga-Café widerspiegelte; sie hätte lieber Christians Arbeiten gezeigt.

Suzy schaute sich mit konzentrierter Miene um.

»Ich glaube, die drei Bilder in Mischtechnik kommen an die Wand da, ein paar kleinere an die hintere – den Tisch da musst du woanders hinstellen, Keeley, der ist im Weg. Und dann bleibt noch das Fenster für mein neues Bild, das ziemlich groß ist. Ich bin beinahe fertig.«

»Sie arbeitet die Nächte durch«, sagte Christian, und obwohl sein Tonfall weiter liebenswürdig war, lag doch eine Spur von Unzufriedenheit darin, dass sie ihm so wenig Aufmerksamkeit schenkte. Er kam bei Suzy sicher meist an zweiter Stelle hinter ihrer Malerei.

»Die Farben hier passen eigentlich nicht dazu, oder?« Suzy schaute die Wände an, die in frischem Zitronengelb gestrichen waren und weiße Zierleisten hatten. »Hast du mal an ein schönes Violett gedacht? Oder vielleicht Grau? Das wäre ein wunderbarer Hintergrund für meine Arbeiten.«

Keeley biss sich auf die Lippe und ignorierte Megan, die angesichts dieser Anmaßung vor Lachen prustete.

»Äh, nein. Habe ich nicht. Ich glaube, das würde nicht so recht widerspiegeln, was ich hier machen möchte.«

»Na ja, du könntest die Wände ja hinterher wieder so streichen, wie du willst«, sagte Suzy, als wäre ihre Bitte völlig vernünftig. Keeley beschloss, so zu tun, als hätte sie nichts gehört, und betrachtete weiter die Bilder. Ein Blick zu Christian zeigte ihr, dass der zumindest den Anstand hatte, ein wenig verlegen zu schauen.

»Ich bin mir sicher, dass Keeley ihr Café lieber so lassen möchte, wie es ist«, tadelte er seine Freundin vorsichtig. »Es sieht sehr schön aus; du hast hier wirklich was Tolles aufgebaut«, sagte er zu Keeley, die vor Freude über sein Lob errötete. Suzy funkelte sie wütend an und packte ihre Mappe wieder zusammen.

»Ich komme morgen noch mal, um das genau zu besprechen«, sagte sie, machte auf dem Absatz kehrt und forderte Christian mit einem Kopfrucken auf, ihr zu folgen. Er warf Keeley und Megan ein reizendes, entschuldigendes Lächeln zu, ehe er hinter ihr her trottete. Als die Tür hinter den beiden zuging, schaute Megan Keeley mit hochgezogenen Brauen an.

»Da hat eindeutig sie die Hosen an, was? Ich kann mir nicht vorstellen, was er an ihr findet. Schade, er ist so attraktiv.«

Einen Augenblick lang wirkte Megan beinahe verträumt, und Keeley grinste überrascht.

»Du magst ihn, was?« Zum ersten Mal, seit sie sich kannten, bekundete Megan Interesse an einem Mann. Megan errötete.

»Ich finde einfach, dass er ein netter Typ ist. Allerdings kann ich Teile seiner Aura nicht entziffern. Ich glaube, er hat irgendein Trauma hinter sich. Vielleicht mag er Suzy deswegen. Sie ist sehr dominant, da fühlt er sich vielleicht beschützt.«

Aus irgendeinem Grund musste Keeley wieder an Diana Glover denken. Sie war nicht der Meinung, dass diese von ihrem herrschsüchtigen Ehemann Ted beschützt wurde. Keeley schob den Gedanken von sich und lächelte Megan nachsichtig an, die sie dann mit ihrem nächsten Satz völlig überraschte: »Es würde mir nichts nützen, selbst wenn er sich von unserer gequälten Künstlerseele trennte. Ich glaube, der mag *dich*.«

»Mich?« Keeley war sich nicht sicher, ob ihr das gefiel. Sie war doch mit Ben zusammen. Korrektur: sie war nicht mehr mit Ben zusammen, dachte sie traurig.

»Ja, das kann man an seinen Augen ablesen, wenn er dich anschaut. Ich bin überrascht, dass er noch nicht in einem deiner Yoga-Kurse aufgetaucht ist.«

»Ich bezweifle, dass Suzy ihn da hinlassen würde«, erwiderte Keeley mit einem Achselzucken. »Eigentlich würde Suzy ein bisschen Yoga gut tun. Ich traue mich aber nicht, ihr das vorzuschlagen, sie ist so kratzbürstig.«

»Unglaublich, dass sie allen Ernstes vorgeschlagen hat, du sollst das Café neu streichen«, sagte Megan lachend. Keeley zwang sich, mit ihrer Freundin zu lachen, aber sie war nicht mit dem Herzen dabei. Die Gedanken an Ben hatten ihr die Wirklichkeit wieder vor Augen geführt. Zwei Leute waren tot, und Ben hatte sie verlassen. Plötzlich fühlte sie sich ganz leer.

Nachdem Megan gegangen war, bewegte sich Keeley wie automatisch durch den restlichen Nachmittag, war froh, dass im Café nicht allzu viel los war. Dann schloss sie ein wenig früher als sonst und ging im Supermarkt die Zutaten für das Essen beim Kunstfestival einkaufen. Sie würde heute Abend das Rezept für die Quiche mit Ziegenkäse und Walnüssen ausprobieren.

Nicht einmal das Einkaufen der Zutaten konnte sie erheitern. Auch als sie mit ihren Einkaufstaschen nach Hause ging, fehlte es ihr an Begeisterung. Sie hatte der Versuchung nachgegeben und einen Käsekuchen aus der Tiefkühltheke gekauft, weil sie glaubte, ihre Mutter würde sich vielleicht über ein Stück Kuchen freuen. Zumindest war das ihre Ausrede. Es war lange her, dass Keeley Zucker als Trost benutzt hatte, aber es war ja auch lange her, dass ihr jemand das Herz gebrochen hatte. Sie hatte tief drinnen immer gewusst, dass Brad nichts für sie war, dass ihre »Liebe« zu ihm, wenn sie genauer hinsah, eher auf ihrem Bedürfnis beruhte, geliebt und begehrt zu werden. Mit Ben war das anders. Es war echt. Und sie war sich so sicher gewesen, dass sie eine gemeinsame Zukunft haben würden. Und dass er es genauso sah.

Als sie in die Wohnung zurückkam, zog sich ihre Mutter gerade eine Leinenjacke über und besprühte sich mit einem blumigen Parfum. Sie sieht hübsch aus, dachte Keeley, wie immer neidisch auf die perfekten Gesichtszüge und die mühelos schlanke Figur ihrer Mutter.

»Gehst du aus?«, fragte sie, seltsamerweise enttäuscht. Ihr wurde klar, dass ihr die Gesellschaft ihrer Mutter willkommen gewesen wäre. Sie gewöhnte sich allmählich daran, sie um sich zu haben, und die unberechenbaren Bemühungen ihrer Mutter, ein wenig, na ja, mütterlicher zu sein, waren merkwürdig rührend.

»Ja, ich bin auf dem Sprung zur Matlock Women's Association«, sagte Darla. »Ich komme nicht zu spät zurück.« Sie küsste die Luft neben Keeleys Wange und verschwand in einer Duftwolke. Zumindest schloss sie Freundschaften, dachte Keeley, als sie ihre Einkäufe zur Küchenzeile trug und ihre Kochutensilien bereitlegte. Sie stellte den Käsekuchen zum Auftauen auf einen Teller.

Während sie frischen Lauch, Möhren und Petersilie putzte und kleinschnitt, wartete sie auf die Erleichterung, die ihr diese schlichten, sich wiederholenden Handgriffe gewöhnlich verschafften. Aber das dauerte heute. Keeley kochte für ihr Leben gern. Es erschien ihr wie eine Erweiterung ihrer Yoga-Übungen, weil es ihr ermöglichte, sich auf die Aufgabe und den Augenblick zu konzentrieren und auf die guten Ergebnisse, die das alles auf ihren Körper und Geist hatte. Allmählich begannen der Rhythmus des Schneidens und die frischen Düfte sie zu trösten. Als sie den Blätterteig ausrollte und den Lauch mit Kräutern und Zitrone anbriet, spürte sie, wie ein Teil der Anspannung aus ihrem Körper wich und der Schmerz zwar nicht verschwand, aber doch nachließ.

Während die Quiche im Ofen war, merkte Keeley, dass sie zum Käsekuchen linste. Obwohl sie sonst eigentlich lieber frische, selbstgemachte Desserts mochte, wirkte diese zuckrige Leckerei sehr verlockend. Ein Stück würde kaum was schaden, redete sie sich ein.

Sie setzte sich mit dem Käsekuchen aufs Sofa und nahm das Lokalblatt zur Hand, das ihre Mutter auf einem Kissen hatte liegen lassen. Sie blätterte durch, begriff eigentlich nichts von dem, was da stand, und aß den Kuchen, ohne wirklich etwas zu schmecken. Er war weg, ehe sie sich's versah, also schnitt sie sich ein weiteres Stück ab, diesmal ein größeres, wild entschlossen, es diesmal zu genießen.

Als sie sich wieder hinsetzte und erneut nach der Zeitschrift griff, fiel ihr ein Artikel über den Frauenverein von Matlock und dessen letzten Verkauf von Backwaren auf. Sie erinnerte sich, dass Darla ja gesagt hatte, dort würde sie hingehen. Sie überflog den Artikel zerstreut. Als sie zu dem Teil kam, in dem es darum ging, wann die Treffen stattfanden, nämlich an Sonntagnachmittagen und Dienstagmorgen, runzelte sie die Stirn. Heute war Mittwochabend! Vielleicht hatte sich der Journalist geirrt. Oder Darla. Obwohl das ihrer Mutter so gar nicht ähnlich sah.

Oder sie hatte gelogen. Nein, so was sollte sie ihrer Mutter nicht unterstellen. Trotzdem: Darla benahm sich seltsam, war in der einen Minute viel zu nett, dann wieder wie immer, und ständig ging sie mit »alten Freunden« aus, die Keeley nie kennengelernt hatte. Vielleicht führte sie was im Schilde, obwohl sich Keeley nicht vorstellen konnte, was das sein sollte.

Als Keeley klar wurde, dass ihre Mutter sie über ihre Pläne für den Abend bewusst belogen hatte, ertappte sie sich dabei, dass sie wieder in Richtung Käsekuchen unterwegs war. Diesmal machte sie sich nicht die Mühe, ein Stück abzuschneiden, sondern nahm gleich den ganzen Rest mit zum Sofa. Während sie aß, dachte sie an ihre Mutter und Ben und Brad und ihren Vater und aß schneller, als könnte sie damit gegen die Tränen und die Verlustgefühle ankämpfen, die in ihr hochstiegen.

Dann schaute sie auf den Teller und stellte fest, dass sie den ganzen Kuchen aufgegessen hatte. Ihr war schlecht, sie fühlte sich aufgedunsen und war entsetzt über sich selbst, erinnerte sich an die Kommentare ihrer Mutter zu ihren Oberschenkeln. Keeley stellte den Teller auf dem Boden ab, rollte sich auf dem Sofa unter ihrer Decke zusammen und versuchte, gegen die Tränen anzukämpfen, die ihr in die Augen traten. Sie wollte nicht noch eine zweite Nacht mit Weinen verbringen.

Sie war wohl eingeschlummert, denn als sie die Augen wieder aufschlug, wurde es gerade dunkel. Sie vernahm ein Geräusch, setzte sich auf und sah Darla mit gerötetem Gesicht ins Zimmer treten.

»Bist du gerade erst nach Hause gekommen?« Keeley war übel. Da fiel ihr der Käsekuchen ein, und sie schaute nach unten und schob den leeren Teller mit einem Fuß unter das Sofa. Sie schämte sich und wollte nicht, dass ihre Mutter ihn sah und sofort wusste, dass sie in die Gewohnheiten ihrer Kindheit zurückgefallen war. Zucker als Alternative zu Liebe, dachte Keeley bitter und voller Selbstmitleid.

»Ja«, antwortete ihre Mutter ohne eine weitere Erklärung. Das Treffen des Frauenvereins musste ziemlich lange gedauert haben, und die leichte Röte auf den Wangen ihrer Mutter deutete darauf hin, dass sie Wein getrunken hatte. Vielleicht hatten sie eine Weinprobe veranstaltet? Da erinnerte sich Keeley an die Zeitschrift.

»Also warst du beim Treffen des Frauenvereins?«, fragte sie bemüht leichthin. Trotzdem warf ihr ihre Mutter einen verärgerten Blick zu.

»Ja, Liebes, wie ich es dir gesagt habe. Was soll dieses Verhör? Dein Freund ist der Polizist, nicht du.«

Keeley zuckte innerlich zusammen bei diesem Kommentar, ging ins Bad, wusch ihr Gesicht und putzte sich die Zähne. Sie rollte sich wieder auf dem Sofa zusammen und schlief in den Kleidern ein. Sie fühlte sich völlig allein und verlassen.

Kapitel 12

Am nächsten Morgen stand Keeley auf einem Bein aufrecht in der Baum-Haltung, den Blick auf die Wand vor sich gerichtet. Als sie aufwachte, war sie noch so voller Selbstmitleid gewesen wie am Vorabend, aber als sie das Sofa verlassen und sich im Bad im Spiegel betrachtet hatte, ihre geschwollenen, vom Weinen geröteten Augen, da hatte sie einen Funken Rebellion in sich verspürt. Sie würde es sich nicht gestatten, wegen Ben Taylor völlig zusammenzubrechen. Dazu war sie viel zu stark. Es würde wehtun, das wusste sie, und zwar sehr, aber es würde sie nicht umbringen. Sie hatte immer noch ihr Café, ihre Freunde, ihr Yoga und vor allem ihre Integrität. Sosehr sie ihn auch liebte, sie brauchte ihn nicht.

Keeley durchlief eine Reihe von Bewegungen im Stand, die Kraft und Gleichgewicht stärken und ihre Widerstandskraft aufbauen sollten. All das hatte sie jetzt bitter nötig. Dumpfe Trauer hatte sie noch immer im Griff, sosehr sie auch versuchte, alle Gedanken an Ben aus ihrem Kopf zu verbannen. Aber, befahl sie sich selbst, sie musste einfach weitermachen.

Darla schlief noch, während sich Keeley auf eine weitere Morgenstunde mit Diana vorbereitete. Vielleicht hatte sie doch etwas mehr Wein getrunken, als Keeley vermutet hatte. Bei einem Treffen des Frauenvereins war sie wohl kaum gewesen. Aber das war Darlas Angelegenheit.

Diana war gesprächiger als sonst. Der Bluterguss um ihr Auge herum war beinahe völlig verschwunden. Als Keeley ihr die Hand auf den unteren Rücken legte, um ihr eine Rückwärtsdehnung zu erleichtern, fiel ihr ein, dass Norma und Maggie gesagt hatten, Diana hätte Gerald recht gut gekannt. Sie wollte sie danach fragen, wusste aber nicht so richtig, wie sie das anstellen sollte. Da begann Diana plötzlich selbst kopfschüttelnd vom Schicksal der armen Edna zu reden.

»Wissen Sie, ich habe früher mit ihr zusammen bei den Buxbys gearbeitet, ehe Gerald Bürgermeister wurde. Ich habe da ein bisschen gekocht. Es war gar nicht so leicht, mit Edna auszukommen. Sie war ganz schön herrisch. Aber das hat sie nun wirklich nicht verdient.« Diana schauderte.

»Das verdient niemand«, meinte Keeley leise.

»Wer es wohl getan hat? Hat Ben noch keine Anhaltspunkte?«, fragte Diana, während sie sich zum Entspannen hinlegte. Dann wurde sie rot und hielt sich erschrocken die Hand vor den Mund. »Oh, tut mir leid, das sollte ich nicht fragen, oder?«

»Ach was, das ist ganz natürlich«, versicherte ihr Keeley und versuchte, den schmerzhaften Stich zu ignorieren, den ihr Bens Name versetzte. »Aber nein, ich glaube, er hat keine.« Sie verriet Diana nicht, dass sie nicht mehr zusammen waren. Das sollten die Leute nach und nach selbst rausfinden. Die einzige Person, der sie davon erzählt hatte, war Megan, und sie fürchtete sich vor der Zeit, wenn die Sache öffentlich bekannt war. Norma und Maggie würden zweifellos auftauchen und sie mit Fragen bombardieren. Und je länger sie die spitzen Anmerkungen ihrer Mutter hinausschieben könnte, desto besser.

»Ich glaube, es war Raquel«, vermutete Diana. Keeley zuckte die Achseln, wollte plötzlich nicht mehr in ein weiteres Gespräch hineingezogen werden; die Sprache könnte ja wieder auf Ben kommen. Doch Dianas ungewöhnliche Gesprächigkeit wollte nicht versiegen. Normalerweise legte Keeley Wert darauf, dass ihre Schülerinnen sich auf ihren Atem konzentrierten, aber es war eine so erfreuliche Veränderung, dass Diana so mitteilsam war, dass sie sie weiterreden ließ.

»Alle haben so überrascht getan, als die beiden was miteinander angefangen haben, aber er war immer schon ein Schürzenjäger, wissen Sie. Er hat sogar mit mir ziemlich viel geflirtet, als ich da gearbeitet habe. Deswegen hat Edna mich wahrscheinlich nicht leiden können.«

»Wirklich? Du liebe Güte.« Seit dem Tod des Bürgermeisters schien jeder irgendeine Geschichte über seine Geilheit zu erzählen zu haben.

»O ja«, fuhr Diana fröhlich fort, tat es dabei Keeley gleich und zog die Knie an die Brust. »Das war eine Weile in Belfrey Stadtgespräch. Schrecklich eigentlich, denn so was kann so viel Unheil anrichten. Besonders, nachdem George es schließlich rausgefunden hat …« Diana verstummte mit entsetzter Miene, als ihr auffiel, was sie gerade gesagt hatte. Es dauerte eine Weile, bis Keeley begriff, was Dianas Worte bedeuteten. Sie fuhr auf und saß plötzlich aufrecht da, die entspannte Haltung war vergessen.

»George? Damit meinen Sie meinen Vater, ja?«

Diana setzte sich ebenfalls auf; sie sah aus, als würde sie jeden Augenblick in Tränen ausbrechen. »Keeley, es tut mir so leid. Ich bin eine solche Idiotin. Ted sagt immer, ich sollte lernen, den Mund zu halten.«

Keeley schüttelte den Kopf. »Nein, Diana, das ist schrecklich, dass er so was sagt. Aber was haben Sie gemeint?« Als Diana die Lippen zusammenpresste, als wollte sie sich so am Weitersprechen hindern, fügte Keeley noch hinzu: »Bitte!«

Diana seufzte. »Die Leute haben behauptet, dass Gerald und Ihre Mutter, Sie wissen schon, ein Verhältnis hätten. Es war nicht allgemein bekannt, und es ist alles vertuscht worden. Ich weiß nicht mal, ob es stimmte.« Diana ruderte offenbar zurück.

»Ist schon in Ordnung«, versicherte ihr Keeley. »Ich weiß, was passiert ist; meine Eltern waren damals noch nicht allzu lange verheiratet.« Ich wusste nur nicht, dass Gerald der Mann war, mit dem meine Mutter eine Affäre hatte, dachte sie, während ihr alle möglichen Bilder durch den Kopf jagten. Warum hatte Darla ihr das nicht erzählt, als sie von Geralds Tod erfuhr? Darla hatte die Nachricht ziemlich gelassen hingenommen, als wäre Gerald für sie kaum mehr als ein alter Bekannter gewesen. Vielleicht hat Diana sich ja geirrt, dachte Keeley, vielmehr hoffte sie es, aber ihr Bauchgefühl sagte ihr, dass es stimmte.

Am Ende der Übungsstunde war Diana wieder beinahe so zurückhaltend wie sonst; sie konnte Keeley kaum in die Augen schauen, als sie bezahlte und fortging. Keeley empfand Mitleid mit ihr und rief sie noch einmal zurück.

»Diana? Bitte machen Sie sich keine Gedanken über das, was Sie gesagt haben, ehrlich, das ist nicht so schlimm.«

Diana schenkte ihr ein schwaches Lächeln. »Ich hoffe nur, dass Sie nicht zu bestürzt darüber sind, ich habe einfach nicht nachgedacht, ehe ich geredet habe. Ich hatte in letzter Zeit ungeheuer viel zu tun, wissen Sie, weil ich auf der Farm allein bin, solange Ted nicht da ist.«

»Ted ist nicht da?« Das könnte erklären, warum Diana gesprächiger als sonst war; sie erholte sich gerade ein wenig von ihrem herrschsüchtigen Ehemann.

»Ja, er ist ein paar Tage auf der Jagd. Am Wochenende kommt er zurück.« Ein Schatten huschte bei den letzten Worten über ihre Augen, und sie eilte fort. Keeley schaute ihr hinterher, wünschte, sie könnte mehr für diese Frau tun. Dann wanderten ihre Gedanken wieder zu dem zurück, was sie gerade erfahren hatte. Ihre Mutter und Gerald? Alles in ihr wehrte sich dagegen, aber eigentlich war es wohl gar nicht so abwegig. Die beiden waren ungefähr gleich alt und hatten in ihrer Jugend ausgesprochen gut ausgesehen. Mitgefühl mit ihrem verstorbenen Vater überkam Keeley. Er musste am Boden zerstört gewesen sein.

Als Keeley nach ihrer Rückkehr nach Belfrey und dem Mord an Terry Smith von dem Seitensprung ihrer Mutter erfahren hatte, hatte sie das schockiert und verstört. Doch das ungewöhnlich offene Gespräch, das sie danach mit Darla geführt hatte, hatte ihr das Gefühl vermittelt, ihre Mutter nun besser zu kennen, und ihr auch möglich gemacht, zu begreifen, wie tief die Liebe ihrer Eltern trotz Darlas kaltem Äußeren gewesen war. Also hatte sich ihr Groll gelegt. Aber dass der gerade ermordete Bürgermeister der frühere Liebhaber ihrer Mutter gewesen war, das war doch ein schwerer Schlag für sie.

Ein schrecklicher Verdacht stieg in Keeley auf. Wusste ihre Mutter womöglich etwas? Das könnte ihr ziemlich seltsames Verhalten in letzter Zeit erklären. Wieder einmal fragte sich Keeley, ob Darla wirklich beim Treffen des Frauenvereins in Matlock gewesen war.

Es gab nur eine Methode, das herauszufinden. Keeley

holte ihr Telefon, das sie während der Stunde mit Diana weggeräumt hatte, suchte im Schrank das örtliche Telefonbuch und rief in Matlock an.

Es war noch früh, und sie hoffte beinahe, dass niemand antworten würde, aber eine krächzende Stimme meldete sich am anderen Ende: »Ja?«

»Guten Morgen«, sagte Keeley freundlich, hatte jetzt schon ein schlechtes Gewissen wegen der Lüge, die sie ihrem Gegenüber gleich auftischen würde. »Ich wollte wegen des Treffens des Frauenvereins am Mittwoch fragen. Kann man da einfach hingehen?«

»Das ist aber nicht am Mittwoch, meine Liebe«, erwiderte die Stimme, alt und krächzend und nicht als Männer- oder Frauenstimme zu identifizieren. »Dienstags und sonntags nach dem Gottesdienst, das ist schon viele Jahre so.«

Keeley beendete das Gespräch ohne ein weiteres Wort. Warum sagte ihre Mutter nicht ehrlich, wo sie gewesen war? Und warum hatte sie die Nachricht von Geralds Tod so gelassen aufgenommen? Aber die Vermutung, ihre Mutter könnte irgendetwas mit den jüngsten Ereignissen in Belfrey zu tun gehabt haben, war schlicht lächerlich.

Und doch.

Logisch war es zwar nicht; denn warum sollte Darla Gerald umbringen wollen, einen Mann, mit dem sie vor siebenundzwanzig Jahren eine Affäre gehabt hatte? Sie hatte eher kein Motiv. Trotzdem ließ es sich nicht leugnen, dass das Verhalten ihrer Mutter, gelinde gesagt, verdächtig war: Sie log, was ihre Verabredungen anging, verschwieg ihr, wie gut sie Gerald gekannt hatte, und sie war überhaupt völlig unberechenbar. Und dann waren die Morde auch noch gleich nach ihrer Ankunft in Belfrey geschehen. Wenn Darla nicht ihre Mutter wäre, sie würde sie durchaus für eine mögliche Verdächtige halten.

Und das würde Ben sicher auch tun. Sollte sie ihm das sagen? Besser nicht. Obwohl Darla und sie sich nicht immer gerade blendend verstanden, hatte sich ihre Mutter doch in letzter Zeit mehr Mühe gegeben, besser mit ihr auszukommen, und sie würde sie nur auf einen halbgaren Verdacht hin nicht bei der Polizei anschwärzen. Da Ben ohnehin im Augenblick kaum mit ihr sprach, würde die Tatsache, dass Darla ihre Mutter war, wohl kaum Mitgefühl in ihm erwecken. Ben würde, wie immer, nur seine Arbeit machen.

Nein, sie würde Ben nichts sagen. Es wäre besser, wenn sie selbst mit ihrer Mutter spräche.

Keeley trommelte mit den Fingern auf die Theke, ihre Gedanken waren in Aufruhr, als sie auf dem Boden unter der Kasse ein Stück Papier liegen sah. Sie hob es auf und erblickte auf der Rückseite die Farbskizze eines jungen Mädchens mit gehetztem Blick. Die musste am Tag zuvor aus Suzys Mappe gefallen sein. Die Skizze war hervorragend ausgeführt und zeigte ein für Suzy typisches Motiv. Die Augen des Mädchens schauten einen flehend an.

Die Glocke an der Tür läutete. Keeley drehte sich um und sah Christian, ausnahmsweise allein, hereinkommen.

»He«, sagte er mit seinem gewohnten Charme, und trotz ihrer trüben Stimmung musste ihm Keeley einfach mit einem warmen Lächeln antworten. »Ich war gerade bei Raquel, um mit ihr über das Aufhängen meiner Arbeiten am Samstag zu sprechen, und da dachte ich, ich schau mal vorbei. Ich weiß im Augenblick nicht so recht, was mit mir anzufangen, und Suzy hat sich im Dachgeschoss verschanzt.«

»He. Ich habe gerade das hier gefunden. Es muss gestern aus Suzys Mappe rausgerutscht sein. Könntest du ihr das zurückgeben?« Sie reichte ihm die Skizze. Christian nahm sie entgegen, nickte und starrte darauf.

»Das habe ich noch nie gesehen.«

»Es ist wunderschön«, sagte Keeley. Christian nickte.

»Wie ich schon gesagt habe, sie ist ungeheuer begabt. Da lohnt es sich beinahe, sich mit ihren Stimmungsschwankungen abzufinden.« Er lachte über seine Bemerkung, und Keeley lachte mit, war froh, dass er ausgesprochen hatte, was alle anderen wahrscheinlich dachten.

»Sie wirkt überaus ernst. Betreibst du deine Kunst auch mit solcher Leidenschaft?«

Christian nickte begeistert.

»O ja, ich wollte nie was anderes machen. Ich interessiere mich aber für alle Formen kreativen Ausdrucks, nicht nur für bildende Kunst. Ganz besonders mag ich Performance und Lyrik.« Er sah schüchtern aus, als er das sagte. Keeley ertappte sich bei dem Gedanken, dass Ben Lyrik nicht mal erkennen würde, wenn sie ihm ins Gesicht sprang. Aber das war gemein, trotz des Bruchs zwischen ihnen. Früher einmal, besonders in der Zeit, die sie heute gern ihre »Yoga-Jahre« nannte, wäre jemand wie Christian genau ihr Typ gewesen: jungenhaft, entspannt und ein wenig künstlerisch angehaucht. Um Alphatiere wie Ben hatte sie seit Brad einen großen Bogen gemacht. Jetzt allerdings war Ben alles, was sie wollte.

Plötzlich kam sie sich wieder so allein und verlassen vor, dass sie den Blick abwenden musste, um die Tränen zu verbergen, die ihr in die Augen traten.

»Möchtest du was essen oder trinken?«, fragte sie und

bemühte sich, ihre Stimme ruhig zu halten. Christian nahm eine Speisekarte zur Hand.

»Ja, kann ich bitte einen Pfefferminztee haben? Und ein Omelett mit roter Paprika, Spinat und Kartoffeln.«

Keeley schenkte den Tee ein und ging in die Küche, um das Omelett zuzubereiten, dachte dabei immer noch an Ben. Sie ließ das Omelett gerade auf einen Teller gleiten, als sie meinte, seine Stimme zu hören, und zusammenzuckte. War sie so liebeskrank, dass sie schon seinen Geist heraufbeschwor? Sie trug den Teller ins Café hinaus und schüttelte den Kopf über sich selbst, als sie Ben an der Theke stehen und mit Christian reden sah. Sie reichte Christian sein Essen, und das Herz hämmerte ihr in der Brust, als sie zu Ben aufschaute.

»Kann ich was für dich tun?«, fragte sie mit kühler Stimme.

Ben sah zu Christian, ließ dann den Blick durch das leere Café und zurück zu Keeley schweifen. »Nein«, sagte er knapp, »ich wollte nur nachsehen, ob bei dir alles okay ist.«

»Natürlich. Warum sollte es das nicht sein?«, fragte Keeley genauso knapp zurück. Christian beobachtete die beiden voller Interesse, und Keeley nahm ihm gegenüber Platz und lächelte ihn an.

»Also, dann erzähl mir mehr von deiner Kunst«, sagte sie und schloss damit Ben völlig aus. Der starrte sie einen Moment an, machte kehrt und ging hinaus. Keeleys Gesicht verzog sich.

»Ich nehme an, ihr beide hattet Streit?«, sagte Christian und reichte ihr seine Serviette. Keeley wischte sich die Augen und nickte.

»Das könnte man sagen.«

»Möchtest du drüber reden? Rück mir den Kopf zurecht, wenn ich zu neugierig bin, aber wenn du einen Zuhörer brauchst, bin ich da.« Er nahm einen Bissen von seinem Omelett und nickte zufrieden. »Das ist richtig lecker«, fügte er hinzu.

»Danke«, erwiderte Keeley und seufzte. »Es gibt eigentlich nicht viel zu erzählen. Diese Morde haben alle sehr verstört. Er hat mich beschuldigt, ich hätte mich in den Fall eingemischt, nur weil ich ein paar Leute besucht und denen Fragen gestellt habe.« Sie hielt inne, sah das Interesse auf Christians Gesicht und begriff, dass sie zu viel gesagt hatte. Sie wollte nicht, dass ganz Belfrey von ihren Ermittlungen für Raquel erfuhr.

»Ich habe gehört, du hast schon mal einen Mord aufgeklärt«, sagte Christian zwischen zwei Bissen. »Man sollte meinen, er freut sich über deine Hilfe.«

»Ich weiß nicht, ob ›aufgeklärt‹ das richtige Wort ist. Ich bin irgendwie durch die Umstände da reingezogen worden. Ich hätte beinahe schlimm was abbekommen, also ist das bei Ben wohl Beschützerinstinkt.« Sie verteidigte ihn, merkte sie.

»Vielleicht. Aber vielleicht will er auch nicht, dass du ihm die Schau stiehlst.«

»Das hat Megan schon gesagt. Doch das ist einfach lächerlich, Ben ist nicht so«, erwiderte sie, obwohl sie in ihren stolzeren Augenblicken auch schon zu diesem Schluss gekommen war.

»Na, ich hoffe, ihr klärt das beide«, sagte Christian diplomatisch und schenkte ihr ein mitfühlendes Lächeln. Keeley wollte sagen, dass hoffe sie auch, aber diese Hoffnung kam ihr im Augenblick so nichtig vor, dass sie sie nicht einmal aussprechen mochte.

Christian aß weiter sein Omelett, und Keeley stand auf, als zwei ältere Frauen eintraten. Sie bestellten zwei von Keeleys Sommersahnebaisers. Keeley machte sich daran, die herzurichten, und dachte dabei über den kommenden Samstag nach. Sie freute sich überhaupt nicht darauf, wollte eigentlich nur, dass er so schnell wie möglich vorbeiginge. Normalerweise hätte Keeley die Gelegenheit begrüßt, sich am Gemeindeleben zu beteiligen, besonders an etwas, das wahrscheinlich neue Gäste ins Café locken und ihr die Möglichkeit geben würde, ein neues Rezept auszuprobieren. Doch der Gedanke daran, einen ganzen Tag mit Suzy zu verbringen, von ihren atemberaubenden, aber tragischen Bildern umgeben, erfüllte sie in ihrer jetzigen trüben Stimmung nicht gerade mit Begeisterung. Mehr noch, in den letzten Tagen hatte sie ein ungutes Gefühl wegen des Kunstfestivals beschlichen. Aber vielleicht war sie nur deshalb so negativ dazu eingestellt, weil die Ereignisse der letzten Woche alles andere als fröhlich gewesen waren.

Sie brauchte ein gutes, kräftiges Training, dachte sie und schaute auf die Uhr. Wenn es im Café weiter so ruhig war, würde sie früher zumachen, beschloss sie, und ihre Yoga-Matte ausrollen. Ein paar fließende Bewegungsabläufe und Yoga-Liegestütze waren jetzt genau das Richtige für sie.

Ganz zu schweigen von dem Käsekuchen von gestern Abend, den sie abtrainieren musste. Sie erinnerte sich daran, dass der Teller noch unter dem Sofa stand, und hoffte, dass Darla ihn nicht gefunden hatte. Sie war überrascht, dass ihre Mutter bisher nicht aufgetaucht war, aber vielleicht ging es ihr nicht so gut nach dem Wein, den sie gestern getrunken hatte. Bei dem Treffen, auf dem sie gar nicht gewesen sein konnte. Wieder überlegte Keeley, warum ihre Mutter sie belog.

Der Tag schien sich dahinzuschleppen, und wenige, aber ständig wechselnde Gäste sorgten dafür, dass sie nicht einfach weggehen konnte. Also war es spät am Nachmittag, als sie endlich in die Wohnung hinaufkam, wo ihre Mutter gerade ein Kleid bügelte. Sie hatte das Haar kunstvoll hochgesteckt und sorgfältig Make-up aufgelegt.

»Gehst du wieder aus?«, fragte Keeley und versuchte, nicht zu misstrauisch zu wirken, doch das gelang ihr nur unvollkommen. Darla verzog das Gesicht und spitzte die Lippen.

»Ich darf doch wohl meine Freunde und Bekannten haben, weißt du, meine Liebe.«

»Ich weiß, Mum, tut mir leid.«

Darla reagierte nicht, sondern bügelte einfach weiter. Keeley schaute ihr zu, trat von einem Bein aufs andere, überlegte, ob jetzt der richtige Zeitpunkt wäre, etwas zu sagen. Ihre Mutter zu fragen, wo sie gestern Abend wirklich gewesen war. Oder warum sie gelogen hatte. Oder sich nach Gerald zu erkundigen. Obwohl Keeley einerseits den brennenden Wunsch hegte, zu wissen, was zwischen ihrer Mutter und dem unglückseligen Bürgermeister vorgefallen war, wollte sie es andererseits überhaupt nicht wissen. Ein Grund dafür war sicher, dass ihr ganz anders wurde, wenn sie an eine leidenschaftliche Affäre zwischen Darla und Gerald bloß dachte, ein anderer war, dass Gerald nun tot war. Ihre Mutter als eine Art Verführerin zu sehen, war beinahe genauso schrecklich, wie sie sich als Mörderin vorzustellen.

Darla hob den Blick und sah ihre Tochter fragend an.

»Ist was?«

Keeley machte schon den Mund auf, um zu sprechen, schüttelte dann aber nur den Kopf.

»Nein. Es war ein langer Tag.«

Darla zog eine Augenbraue in die Höhe, während sie das Kleid umdrehte und mit geübter Präzision die Ärmel in Angriff nahm.

»Du wirkst gestresst, meine Liebe. Das Café wird doch nicht etwa zu viel für dich?«

»Nein!«, protestierte Keeley, die plötzlich in Panik geriet. Irgendwie hatte ihre Mutter das Gespräch an sich gerissen, und Keeley hatte wieder nichts herausgefunden.

Sie ging ins Bad und danach zum Sofa, wo sie darauf wartete, dass Darla verschwand und sie ihre Yoga-Matte ausrollen und sich aufs Training stürzen konnte. Sie wollte nicht die Augen ihrer Mutter auf sich gerichtet haben, während sie sich verrenkte und schwitzte.

Als Darla weg war, blieb Keeley jedoch noch ein paar Minuten sitzen und grübelte über das nach, was sie an diesem Tag alles erfahren hatte. Wenn sie ihrer Mutter Fragen stellte, würde sie wahrscheinlich ohnehin keine konkreten Antworten erhalten, dachte sie, und Ben davon zu erzählen, war auch keine Option. Mit Raquel konnte sie über ihren Verdacht wohl kaum reden.

Denn jetzt musste sie ja nicht nur Raquel aus der Patsche helfen. Von Raquels Unschuld war sie überzeugt, aber es fiel ihr schwer, genauso felsenfest an die Unschuld ihrer Mutter zu glauben.

Auf einmal war der Fall sehr persönlich geworden.

Vrkasana - Der Baum

Eine Übung im Stand, die sowohl das Gleichgewicht als auch die Konzentration fördert. Wie bei einem Baum sollte dein Standbein sich so anfühlen, als wäre es im Boden verwurzelt, dein Oberkörper sollte stark sein, und deine Arme sollten sich zum Himmel recken.

Anleitung

- Stelle dich mit hüftbreit gespreizten Beinen hin, halte den Rücken gerade, die Schultern nach hinten und unten. Schaue geradeaus und lasse die Arme entspannt an der Seite hängen. Konzentriere jetzt deinen Blick auf einen einzigen Punkt direkt vor dir und atme dreimal tief ein und aus. Führe die Arme zur Gebetshaltung vor die Brust.
- Beuge und hebe dein rechtes Bein und lege die Fußsohle an die Innenseite deines linken Oberschenkels. Um die Übung zu vereinfachen, lege den Fuß an das linke Schienbein, um sie zu erschweren, führe den rechten Fuß hinauf bis in die Leiste. Schaue weiter konzentriert nach vorn und atme regelmäßig. Finde dein Gleichgewicht. Wenn du dich damit wohlfühlst, hebe die Arme gerade über den Kopf. Halte die Hände, wenn du kannst, in der Gebetshaltung, wenn nicht, dann sollten die Handflächen zueinander zeigen.
- Nach drei bis fünf tiefen Atemzügen stelle den Fuß wieder auf dem Boden ab und wiederhole die Übung mit dem anderen Bein.

Nutzen

Diese Haltung stärkt die Oberschenkel, Waden und Fußgelenke und erhöht die Biegsamkeit der Lende und der inneren Oberschenkel, der Brust und der Schultern. Sie kann Linderung bei Ischias bringen.

Kontraindikationen

Migräne oder starke Kopfschmerzen, Schlaflosigkeit und niedriger Blutdruck. Wenn du hohen Blutdruck hast, hebe die Arme nicht über den Kopf.

Kapitel 13

»Du glaubst doch nicht etwa allen Ernstes, dass sie es war«, sagte Megan, und ihre Stimme war eher ein Flüstern, obwohl außer ihnen beiden niemand im Crystals and Candles war.

Keeley bekam sofort ein schlechtes Gewissen, weil sie ihren Verdacht laut ausgesprochen hatte.

»Nein«, antwortete sie Megan und versuchte damit, sich selbst und ihre Freundin zu überzeugen. »Das ist unmöglich. Sie hat sich vielleicht nur einen Freund angelacht.« Megan schaute sie aufmerksam an.

»Und wie würde es dir damit gehen?«

Keeley zuckte die Schultern. »Sie ist eine erwachsene Frau, das ist ihre Sache.«

In Wahrheit wusste sie nicht, wie sie sich dabei fühlen würde. Dass Darla mit einem anderen Mann als ihrem Vater zusammen sein könnte, war ihr ein Gräuel. Doch soweit sie wusste, hatte ihre Mutter seit Georges Tod keinen neuen Partner gehabt. Zehn Jahre allein waren eine lange Zeit. Kein Wunder, dass sie jetzt so kühl und verschlossen geworden war.

»Die Sache wirkt allerdings verdächtig«, sinnierte Megan. »Was meinst du, würde Ben dazu sagen, dass Darla mal ein Verhältnis mit Gerald hatte?«

»Er würde es für einen Grund halten, ihr ein paar Fragen zu stellen, da bin ich mir sicher«, erwiderte Keeley.

»Meinst du, er würde erwarten, dass du es ihm sagst?«, fragte Megan.

»Ich werde es ihm aber nicht sagen«, antwortete Keeley. Sie hatte gestern Abend lange darüber nachgedacht und hatte nicht die geringste Absicht, Ben von der Affäre ihrer Mutter zu berichten. Zumindest nicht, ehe sie etwas Handfesteres herausgefunden hatte.

»Ich habe mir überlegt, dass ich ihr einfach folge, wenn sie das nächste Mal weggeht«, gab Keeley zu. Sie erwartete, dass ihre Freundin ihr das ausreden würde, doch stattdessen nickte Megan.

»Gute Idee. Schließlich hat Fragen ja wenig Zweck, wenn sie dich schon einmal angelogen hat, nicht? Sie wird nur wieder lügen.«

»Trotzdem denke ich, das ist irgendwie nicht richtig. Ich meine, sie ist schließlich meine Mutter.«

Megan legte ihre Fingerspitzen zusammen und schaute Keeley aufmerksam in die Augen.

»Wenn es auch nur die winzigste Chance gibt, dass deine Mum irgendwas angestellt hat oder anstellt oder etwas über Gerald und Edna weiß, dann tust du ihr wahrscheinlich einen Gefallen, wenn du es rauskriegst, ehe Ben draufkommt.«

»Da hast du recht.« Keeley fragte sich, wie Ben wohl mit dem Fall vorankam. Hatte es vielleicht schon neue Entwicklungen gegeben, die ihr alle Sorgen über ihre Mutter abnehmen würden? Aber Ben würde ihr das sowieso nicht verraten.

»Ich wüsste gern, ob Ben was über Geralds uneheliche Tochter rausgekriegt hat«, meinte Megan und sprach damit aus, was Keeley gerade dachte. Die musste blinzeln. Manchmal war ihre Freundin so sehr auf ihrer Wellenlänge, dass sie sich fragte, ob Megan nicht doch hellseherische Fähigkeiten besaß.

»Ich habe das Amulett verloren, das du mir geschenkt hast«, sagte sie. »Ich glaube, es ist abgerissen, als Edna über mich hergefallen ist.«

Megan sah sie erschrocken an. »Echt? Ich habe einen wirklich mächtigen Zauber darauf gelegt. Die finstere Macht in Edna muss sehr stark gewesen sein, um den zu durchdringen.«

»Aha«, sagte Keeley und widerstand der Versuchung, die Augen zur Decke zu drehen. Dann kam ihr eine Idee. »Megan, kannst du eigentlich auch Liebeszauber und so?« Sie wurde rot, als sie ihre eigenen Worte vernahm.

Megan biss sich auf die Unterlippe. »Ja, aber ich bin nicht für so was. Man beugt damit den Willen eines anderen Menschen dem eigenen. Ich könnte dir aber was geben, das Versöhnung fördert; vielleicht ein paar Kräuter, die du Ben in den Tee tun kannst.«

Keeley wurde noch röter.

»Es war nur eine allgemeine Frage«, murmelte sie. »Ich habe damit nicht speziell Ben und mich gemeint.«

»Du willst also die Kräuter nicht haben?«, fragte Megan mit unschuldig aufgerissenen Augen. Keeley rutschte auf ihrem Stuhl hin und her. »Na ja, vielleicht doch, wenn es nur Kräuter sind. Obwohl ich nicht weiß, wie ich sie in seinen Tee bekommen soll, wenn wir uns kaum sehen.«

Megan antwortete nicht, sondern stand auf und ging in den hinteren Teil des Ladens. Keeley hörte, wie sie Behälter aufschraubte, ehe sie mit einer kleinen Tüte zurückkam.

»Tu das in deine Teekanne, wenn du Tee kochst. Es verbessert die Kommunikation und fördert liebevolle Gefühle. Du könntest es auch bei deiner Mutter damit versuchen.«

»Danke.« Keeley steckte leicht verlegen die braune Papiertüte in ihre Jutetasche.

»Ich gehe jetzt besser. Ich habe noch einen Kurs im Freizeitzentrum. Norma und Maggie werden auch da sein; ich kann ihnen vielleicht ein paar Fragen stellen.« Allerdings war sie immer misstrauisch bei Dingen, die sie von Norma und Maggie erfuhr, denn die beiden interessierten sich eher für pikante Gerüchte als für Fakten.

»Über deine Mum?«

»Nein, wenn die beiden da etwas wüssten, hätten sie es längst rumgetratscht. Aber möglicherweise gelingt es mir, in Erfahrung zu bringen, wer die Mutter von Geralds Tochter sein könnte.« Keeley wurde den Verdacht nicht los, dass das geheimnisvolle Mädchen der Schlüssel zu allen anderen Ereignissen sein könnte.

»Guter Plan; die beiden schienen ja der Ansicht zu sein, dass er ziemlich viele Affären hatte.«

Die beiden jungen Frauen verabschiedeten sich mit einem Kuss auf die Wange, und Keeley machte sich auf den Weg. Als sie sah, dass der Bus gerade die Straße entlangkam, entschloss sie sich, heute damit ins Stadtzentrum zu fahren. In Belfrey waren Busse, obwohl sie laut Fahrplan einmal in der Stunde kommen sollten, in Wirklichkeit sehr selten. Sie sollte unbedingt Auto fahren lernen, aber sie schien wenig Talent dafür zu haben. Es fiel ihr leicht, eine komplizierte Yoga-Haltung auf einem Bein einzunehmen, gleichzeitig Atemübungen zu machen und einen Kurs zu unterrichten, aber Autofahren schien denn doch viel zu kompliziert für sie zu sein. Als sie das letzte Mal ernsthaft eine Fahrstunde versucht hatte, hätte sie beinahe einen Unfall gebaut. Sie war in Tränen ausgebrochen, und der Fahrlehrer hatte ihr völlig entnervt geraten, lieber aufzugeben.

Auf dem Weg ins Stadtzentrum sann sie über ihren Plan nach. Wenn sie herausfand, wer Geralds ehemalige Geliebte und die Mutter des Kindes war, dann würde sie vielleicht herausfinden, wo sie und das besagte Kind sich jetzt aufhielten. Und was dann? Sie konnte schlecht bei diesen Leuten an die Tür klopfen und fragen: »Hi, haben Sie Gerald Buxby und seine Haushälterin umgebracht?« Trotzdem sagte ihr ihre Intuition, dass Geralds uneheliche Tochter ein wichtiger Teil dieser Geschichte war.

Sie hoffte, dass sie recht hatte. Sie musste recht haben; sonst blieb der Verdacht womöglich noch an ihrer Mutter hängen.

Die meisten Kursteilnehmerinnen warteten schon vor der Tür, als sie das Freizeitzentrum erreichte, und sie fing den Unterricht ohne große Vorreden an. Es waren keine Neuen gekommen, also begann Keeley gleich mit zehn Minuten Sonnengrüßen. Sie ging im Raum umher und half in den zweiten fünf Minuten den Teilnehmerinnen bei der Übung. Dann führte sie die Frauen durch einige Gleichgewichtsübungen im Stehen, behielt dabei stets die Uhr im Auge. Heute fiel es ihr schwer, so heiter und gelassen wie sonst zu sein und sich auf die Bedürfnisse ihrer Schülerinnen zu konzentrieren. Erst in den letzten zwanzig Minuten, als sich alle auf die Matten legten und ein paar Dehnungsübungen für die Hüfte machten, merkte sie, wie die übliche Ruhe sich über sie senkte und alle Sorgen wegen ihrer Mutter und Ben und der Morde in den Hintergrund traten. Dann war die Stunde zu Ende, und als sie von einer Savasana-Übung aufstand, war all das Schlimme wieder da.

Als Norma und Maggie nach der Stunde zu ihr kamen, um sich zu bedanken, hielt Keeley die beiden am Reden, bis alle anderen den Raum verlassen hatten. Dann sagte sie, nachdem sie sich mit einem schnellen Blick zur Tür vergewissert hatte, dass niemand zuhörte: »Ich habe über die vielen Techtelmechtel des Bürgermeisters nachgedacht.« Dieser Satz wurde von den Frauen mit eifrigen Mienen belohnt.

»Ja, weiter.«

»Nun, sind Sie wirklich sicher, dass er so viele Affären hatte? Ich meine, könnte das nicht nur Klatsch und Tratsch sein?«

Maggie schaute beleidigt, schüttelte den Kopf, dass ihr Doppelkinn nur so schwabbelte, aber Norma antwortete beflissen: »O nein, es waren tatsächlich sehr viele. Eine von den Frauen, Jessica Hunter, die war ursprünglich eine Freundin seiner Frau, aber wir wussten alle, dass da was lief. Man hat sie immer in Belfrey zusammen gesehen, während die arme Mrs. Buxby krank daheim war. Eine Sünde und eine Schande war das.«

»Was ist passiert?«

Norma schaute Maggie an, die die Geschichte für ihre Freundin weitererzählte.

»Das weiß niemand so genau. Sie ist einfach eines Tages aus der Stadt weggegangen. Ich habe gehört, dass sie kurz darauf geheiratet und ein Kind bekommen hat. Natürlich ist das lange her, zwanzig Jahre oder mehr.«

Keeley merkte, wie ihre Kopfhaut kribbelte. Das war die richtige Frau, da war sie sich sicher.

»Wieso wollen Sie das wissen?« Maggie schaute sie mit

ihren glänzenden schwarzen Augen an. Ihr Lächeln sollte wohl Wärme ausdrücken, aber die Augen hatten etwas Hartes, Kaltes, und einen Moment lang wünschte Keeley, sie hätte die beiden nicht gefragt.

»Aus demselben Grund wie alle anderen, denke ich. Wir wollen alle gern anderer Leute Geheimnisse erfahren.« Besonders, wenn sie nicht anwesend sind und uns hören können, dachte sie mit einer für sie untypischen Spur von Zynismus.

Sie verabschiedete sich von Maggie und Norma, ehe die beiden sie weiter ausfragen konnten, und eilte davon. Sie musste erst noch mal verdauen, was die Frauen ihr erzählt hatten. Eine Affäre mit Gerald, gefolgt von einem Umzug und einem Baby? Da brauchte man nicht viel Fantasie, um zu der Annahme zu gelangen, dass dieses Baby das berühmte uneheliche Kind war. Jetzt musste sie nur noch Jessica Hunter finden.

Keeley beschloss, zu Fuß zur High Street zu gehen; der Weg führte ja bergab. Unterwegs machte sie einen kleinen Abstecher in die Bücherei. Es ging doch nichts über das örtliche Telefonbuch, wenn man ein bisschen gute alte Detektivarbeit leisten wollte. Jessica konnte nicht allzu weit weggezogen sein, wenn die Nachricht von dem Baby nach Belfrey durchgesickert war. Keeley nahm die Telefonbücher von Matlock, Ripley, Bakewell und Derby zur Hand und setzte sich an einen Tisch in der Nähe. Sie war froh, dass niemand in der Bücherei war außer der Bibliothekarin, einer molligen, unscheinbaren Frau in einem langen violetten Kleid, die hinter der Theke saß und in einen erotischen Roman vertieft war. Da würde sie sich kaum dafür interessieren, was Keeley machte.

Die Lektüre der Telefonbücher erwies sich als wenig ergiebig, nur eine Jessica Hunter stand darin. Keeley ging vors Gebäude und rief sie an, um festzustellen, dass diese Jessica siebenundneunzig Jahre alt und beinahe taub war. Als sie wieder in die Bücherei zurückkam, erinnerte sie sich an das, was Maggie gesagt hatte, und hätte sich für ihre Dummheit treten können. Jessica Hunter hatte geheiratet. Also hieß sie nicht mehr Hunter. Es schien unmöglich zu sein, mehr herauszufinden, ohne in Belfrey alle möglichen Leute zu fragen, und das würde Ben sicher erfahren.

Dann kam ihr eine Idee.

»Entschuldigung«, sagte sie zu der schwer beschäftigten Bibliothekarin, die verärgert aufschaute, weil sie ihre heiße Lektüre unterbrechen musste, »darf ich mal den Computer benutzen?«

»Es gibt nur einen öffentlichen Computer«, erwiderte die Bibliothekarin und zeigte zu einem uralt aussehenden PC in der Ecke.

»Okay. Darf ich den benutzen?«

Die Bibliothekarin schnaufte verärgert, legte ihr Buch zur Seite und schrieb die Angaben fürs Login auf einen Zettel, den sie Keeley wortlos reichte, ehe sie sich wieder ihr Buch schnappte. Keeley konnte sich nur mit Mühe die Frage verkneifen, worum es in der Geschichte ginge, die sie las.

Am Computer rief Keeley das Archiv der Lokalzeitung auf und suchte nach Jessica Hunter. Wenn sie länger in Belfrey gelebt hatte, dann hatte sie wahrscheinlich an irgendeinem Fest oder Festival teilgenommen und war womöglich auch in der Zeitung erwähnt worden. Dank Google musste Keeley nicht endlose alte Ausgaben der *Belfrey Times* durchwühlen.

Es wurde gleich ein Artikel angezeigt, der sechs Jahre alt

war, und der berichtete nicht nur von einer Mithilfe beim Marmeladenstand. Jessica Landry, geborene Hunter, war weinend abgebildet, neben dem Foto eines Autounfalls. Ein Auto, das eine Gruppe von Teenagern gestohlen hatte, war verunglückt, und alle Insassen waren entweder tot oder verletzt, einschließlich des vierzehnjährigen Mädchens auf dem Rücksitz.

Jessicas Tochter Lydia war sofort tot gewesen.

Mit klopfendem Herzen klickte Keeley auf das winzige Bild von Lydia. Es war verschwommen, das Gesicht des Mädchens war ein wenig von der Kamera abgewandt, aber trotzdem sah Keeley die Ähnlichkeit mit dem Bürgermeister. Lydia Landry war Geralds Tochter, und ihr Tod erklärte, warum Gerald plötzlich aufgehört hatte, Unterhalt zu zahlen.

Keeley war ganz übel, als sie zum Café zurückging, und sie fühlte sich ziemlich schuldig, so als hätte sie sich in Jessica Hunters Trauer hineingedrängt. Ganz gleich, wie lange es her war, der Schmerz über den Verlust eines Kindes wurde wohl nie gelindert. Sie war froh, dass sie die Frau nicht angerufen hatte. Sie fragte sich, ob Ben sie schon gefunden und befragt hatte.

Keeley machte sich gerade eine Tasse Kräutertee – Darla glänzte mal wieder durch Abwesenheit –, als Ben höchstpersönlich bei ihr anrief. Hatten ihm Norma und Maggie von ihrem Gespräch erzählt?

»Hallo?«, meldete sie sich mit schuldbewusster Stimme.

Nach einer Pause hörte sie ein Räuspern.

»Keeley, wie ist dein Befinden?« Das war grauenhaft förmlich, keine Spur mehr von dem Mann, der vor wenigen Tagen noch ihr engster Freund gewesen war.

»Gut, danke, und deines?«

Noch eine Pause, in der all die ungesagten Worte mitschwangen. Als er dann wieder redete, verfiel er erneut in den kalten, knappen Tonfall, den sie inzwischen nur zu gut kannte.

»Ich wollte dich wissen lassen, dass ich den Informationen nachgegangen bin, die du mir über Gerald Buxbys mutmaßliche Tochter gegeben hattest.«

»Oh?« Keeley wollte lässig wirken, aber sie spürte, dass ihre Wangen puterrot wurden, und sie war nur froh, dass er sie nicht sah.

»Ja. Aber das hat mich in eine Sackgasse geführt. Und bei John war's auch nicht besser; er hat ein wasserdichtes Alibi für beide Morde.«

Ich weiß, wollte sie schon sagen, schluckte die Worte aber herunter.

»Aha«, erwiderte sie stattdessen und fragte sich, warum er sich überhaupt die Mühe machte, ihr das mitzuteilen. Andererseits fühlte sie sich geschmeichelt, weil er an sie dachte; sie überlegte, ob er vielleicht einen Vorwand suchte, um mit ihr zu reden, und ob er seinen Entschluss schon bereute. Sie dachte an die Kräuter in ihrer Tasche, die Megan ihr mitgegeben hatte. Vielleicht war dies eine gute Gelegenheit, ihn auf einen Tee einzuladen? Dann zerschmetterten seine nächsten Worte all ihre Hoffnungen.

»Ich möchte also, dass du es dabei bewenden lässt, Keeley. Du hattest keine Veranlassung, zu Edna zu gehen, und was du herausbekommen hast, hat sich ja auch als nutzlos erwiesen.« Der Tadel in seiner Stimme ließ Keeley die Nackenhaare hochstehen.

»Na gut«, blaffte sie. Wieder herrschte ungutes Schweigen, bis sich Ben erneut räusperte.

»Also, man sieht sich. Vielleicht morgen beim Kunstfestival.« Er legte auf, ehe sie antworten konnte. Keeley funkelte wütend ihr Telefon an, und eine Welle des Zorns schwappte über sie hinweg. Was dachte der eigentlich, wer er war, so mit ihr zu reden?

»Was für ein arroganter Arsch!«, sagte sie laut. Dann zog sie die Tüte mit Megans Kräutern aus der Tasche und warf sie wütend in den Müll. Von wegen Versöhnung!

Kapitel 14

»Was um alles in der Welt ist das wohl? Was meinst du?«, flüsterte Megan.

Die riesige Leinwand stand vor dem Fenster des Yoga-Cafés, mit einem großen Stück violetter Seide verhüllt. Suzy sollte um die Mittagszeit einen Vortrag halten und würde dann am Ende das Bild enthüllen. Sie hatte es zusammen mit Christian hergetragen, schien außerordentlich nervös und ängstlich darauf bedacht zu sein, dass niemand unter das Tuch schaute. Keeley fragte sich, was da enthüllt werden würde.

»Ich hoffe, es ist kein Akt«, flüsterte sie zurück. »Da trifft die älteren Leute hier echt der Schlag.« Obwohl sie damit rechnete, dass die meisten Kunden heute Besucher des Kunstfestivals sein und viele ihrer Stammgäste wegbleiben würden, hatte doch Jack versprochen, mal vorbeizuschauen, den eindeutig das Angebot eines besonders großen Stücks der neuen Quiche mit Ziegenkäse lockte. Keeley hatte sie als Tagesgericht auf die Karte gesetzt, dazu noch ihre Sommersahnebaisers. Außerdem hatte sie eine Extraportion ihres Sommereintopfs zubereitet und die Salatbar mit einem Halloumi-Sommersalat aufgestockt. Als sie am vergangenen Abend und frühen Morgen die Gerichte vorbereitet und schön präsentiert hatte, war ihre Leidenschaft für den Beruf wieder aufgeflammt. An Bens Einstellung zu ihr konnte sie nichts ändern, auch nicht daran, was da gerade mit Darla passierte, aber sie konnte, verdammt noch mal, richtig gutes Essen kochen.

Im Augenblick machte sich Suzy gerade über dieses gute Essen her – einen großen Teller mit Tofu Scramblies und einem getoasteten selbstgebackenen Muffin, und sie gab lobende Geräusche von sich, obwohl sie so missmutig wie immer dreinblickte. Christian war schon fort, um im Bistro seine eigene Ausstellung zu hängen, und Keeley überlegte, ob die junge Künstlerin sauer war, weil ihr Freund den Tag mit der glamourösen Raquel verbringen würde.

»Also, ich öffne jetzt«, sagte Keeley und schaute auf die Uhr. Suzy nickte zwischen zwei Bissen. Vor ihrem Vortrag wollte sie sich in eine Ecke des Cafés setzen und zeichnen. Keeley hielt das für eine sehr schöne Idee und hatte sich geschmeichelt gefühlt, doch Suzy hatte einfach nur das Gesicht verzogen, als Keeley ihrer Begeisterung Ausdruck verlieh.

Keeley schloss das Café auf und warf einen Blick auf die High Street, die sich belebte, während die anderen Besitzer der kleinen Geschäfte in Belfrey sich auf ihren Tag vorbereiteten. Die meisten zeigten ebenfalls Werke von einem oder zwei Künstlern aus der Gegend, von Bildhauern bis zu Leuten, die Karten machten oder Graffiti sprühten. Später am Nachmittag würde die High Street voller Stände sein. Es würden auch Gesichter bemalt werden und Henna-Künstler und dergleichen auftreten. Sogar ein Jongleur und ein mobiler Tätowierer aus Matlock hatten sich angekündigt, hatte Keeley gehört. Sie lächelte vor sich hin. Belfrey kam endlich im einundzwanzigsten Jahrhundert an. Als sie hier aufwuchs, hatte sich Keeley oft danach gesehnt, der damals miefigen Kleinstadt zu entfliehen.

In der ersten Stunde war nicht viel los. Nur Ethel kam wie üblich zum Frühstücken vorbei und machte sich dann eilends auf den Weg: »Ehe die Touristen kommen.« Keeley freute sich, dass sie und ihre anderen Samstagmorgengäste wie gewohnt erschienen, obwohl die meisten merklich schneller wieder verschwanden als sonst. Keeley vermutete, dass es etwas mit Suzy zu tun hatte, die heftig zeichnend in der Ecke saß. Ihr konzentrierter Gesichtsausdruck wurde nur ab und zu von einem finsteren Blick unterbrochen, wenn Gäste kamen und sie fragten, woran sie arbeitete, oder etwas über ihre Gemälde wissen wollten. Mit der Einstellung würde sie wohl nichts verkaufen, aber Keeley war sich nicht sicher, ob Suzy das überhaupt vorhatte, da sie so lächerlich hohe Preise angegeben hatte.

Schon bald ging Megan, um das Crystals und Candles aufzumachen, und Darla tauchte gegen Mitte des Vormittags auf, als sich das Café gerade mit Kunstliebhabern und Touristen zu füllen begann. Keeley hatte schon bald alle Hände voll zu tun und war froh, als sich Darla eine Schürze umband und half, wenn auch mit leicht gequälter Miene.

»Du musst das wirklich besser organisieren«, sagte ihre Mutter, wenn auch keine echte Kritik in ihrem Tonfall lag, eher die Macht der Gewohnheit.

»War es nett gestern Abend?«, fragte Keeley, ehe sie sich bremsen konnte, während sie Äpfel für den Mixer kleinschnitt. Ihre Mutter hielt inne, schien zu erstarren, entspannte sich dann aber wieder und schaute Keeley in die Augen.

»Ich muss nachher mal mit dir reden, Liebes«, sagte sie leise, was Keeley nichts Gutes ahnen ließ.

»Worüber?«

»Jetzt nicht, Liebes«, erwiderte Darla mit einer Bestimmtheit, bei der sich Keeley wieder wie eine Fünfjährige fühlte. »Es ist sehr wichtig, und ich fürchte, es wird dich ziemlich schockieren.« Dann ging sie in die Küche, und Keeley gaffte ihr hinterher. Was wollte sie ihr wohl erklären?

Sicherlich den Grund für ihr seltsames Verhalten in letzter Zeit. Würde sie ihr von einem neuen Liebhaber berichten oder etwas viel Schlimmeres gestehen?

Die Mittagszeit rückte rasch näher, und Suzy erhob sich, um ihren Vortrag zu halten. Das Café war nun gedrängt voll, sehr viele Leute fanden keinen Sitzplatz mehr und standen an den Wänden, tranken Tee und aßen Baisers. Keeley war die Quiche mit Ziegenkäse schon beinahe ausgegangen, sie schnitt gerade ein großes Stück für Jack ab, ehe es zu spät war.

Wie aufs Stichwort klang die Glocke an der Tür, und Jack kam herein, treu gefolgt von Bambi, der leise bellte und aufgeregt mit dem Schwanz wedelte, als er die Menge der Gäste sah. Suzy, die gerade zu sprechen anfangen wollte, schaute wütend zu Jack herüber. Jack schaute zurück und paffte an seiner Pfeife, bis Suzy verwirrt den Blick abwandte. Keeley verkniff sich ein Grinsen. Diesen alten Mann konnte man so leicht nicht ins Bockshorn jagen.

»Hier ist deine Quiche«, sagte Keeley und schob ihm den Teller über die Theke. »Es sollte auch noch für Bambi reichen.« Der Hund hatte seinen Namen gehört und wedelte noch heftiger mit dem Schwanz, wobei er mindestens drei Leute hinter sich an den Beinen traf.

»Worüber redet die eigentlich?«, fragte Jack nach ein paar Minuten Vortrag von Suzy.

»Sie spricht kurz darüber, wie es ist, wenn man Kontakt

mit der Muse aufnimmt, glaube ich«, sagte Keeley, »und dann will sie das große Gemälde da drüben enthüllen.«

»Was soll die Geheimnistuerei? Es ist doch nur ein Bild.«

»Ich bin sicher, dass es ein sehr gutes ist.«

»Na, jedenfalls verstehe ich kein Wort von dem, was sie sagt.« Jack wandte sich wieder seiner Quiche zu und lehnte sich an die Theke. Keeley versuchte, Suzy zuzuhören, während sie herumging, Teller und Tassen einsammelte und ihrer Mutter in die Küche brachte, die dort spülte, obwohl das, wie sie betonte, ihre Maniküre ruinieren würde.

»Eine wahre Künstlerin«, sagte Suzy gerade mit einer gehörigen Portion Arroganz in der Stimme, »sollte nie vor schwierigen Themen zurückschrecken. Trauer, Wut, sogar Brutalität und Misshandlung …, das sind alles Nährböden, auf denen große Kunst gedeihen kann, wie eine Lotusblume im Schlamm.«

Keeley verzog das Gesicht, obwohl ringsum die Künstlerkollegen Suzy voller Bewunderung anhimmelten. Die Glocke an der Tür bimmelte, und Keeley schaute über die Köpfe hinweg, wer da wohl kam. Sie fragte sich allmählich, wie sie noch mehr Leute im Café unterbringen sollte. Ein großer, breitschultriger Mann trat ein. Sie konnte sein Gesicht nicht genau sehen, aber diesen Körperbau würde sie überall erkennen.

Ben.

Sie sah zu, plötzlich wie am Boden festgewachsen, wie er sich einen Weg durch die Menge zu ihr bahnte, die Augen konzentriert auf ihr Gesicht gerichtet. Die Leute machten Ben automatisch Platz, ohne recht zu begreifen, dass sie es taten. Megan würde das zweifellos auf seine Aura zurückführen.

»Hey«, sagte er. Keeley nickte nur, war sich nicht sicher, was sie sagen sollte. Ihr Herz begann zu hämmern; sie wollte nichts von sich geben, das ihm Rückschlüsse darauf erlaubte, wie ihr zumute war. Seine Stimme klang leiser, weniger selbstsicher als am Vorabend am Telefon. Keeley spürte, wie Hoffnung in ihr aufflackerte.

»Hallo«, erwiderte sie ungewohnt förmlich. »Ich dachte, so was wäre nicht dein Ding?«

»Ist es auch nicht«, gab er zu, »aber ich dachte, ich schau mal, wie du klarkommst. Und ich wollte mich entschuldigen, dass ich gestern so kurz angebunden war. Es war ein langer Tag.«

»Verstehe. Danke«, sagte sie noch immer kühl. Jack schaute mit unverhohlenem Interesse zu ihnen herüber. Sie schwiegen verlegen. Verwirrt wandte Keeley ihre Aufmerksamkeit erneut Suzy zu und versuchte, die Fassung wiederzugewinnen.

»Wie Sie an meinem neuesten Projekt sehen werden, lasse ich mich von all dem inspirieren, was an der Menschheit finster ist«, sagte Suzy und hob eine Ecke des Seidentuchs hoch. »Vom Tod. Von der Tragödie …« Sie legte eine bedeutungsvolle Pause ein und zog dann die Seide mit dramatischer Geste von der Leinwand.

»Von Mord.«

Keeley blieb der Mund offen stehen, und ein kollektives Aufstöhnen ging durch das Café. Darla, die hinter der Theke stand, stieß ein ersticktes Gurgeln aus. Bambi, der die Atmosphäre spürte, knurrte leise. Auf der Leinwand war in schreienden Farben ein Mann dargestellt, der verdreht auf einem Stuhl saß und über und über mit Blut beschmiert war. Nicht irgendein Mann. Gerald Buxby.

Suzy hatte in schrillen Farben und mit allen grausigen Einzelheiten den Mord am Bürgermeister von Belfrey gemalt.

Kapitel 15

Jemand stieß einen kleinen Schrei aus. Jack pfiff leise. Keeley spürte, wie Ben neben ihr erstarrte. Als eine der Stammkundinnen an ihrem Omelett würgte, bahnte sich Keeley einen Weg durch die Menge und trat Suzy gegenüber. Die stand neben ihrem Gemälde, hatte die Arme darum gelegt und präsentierte es den Zuschauern mit triumphierender Miene.

»Was machst du da?«, fragte Keeley empört und streckte die Hand nach dem Tuch aus, das Suzy noch immer festhielt. »Deck das sofort wieder zu.«

Suzy nahm die Hände – und das Tuch – hinter den Rücken und funkelte Keeley zornig an.

»Das ist Kunst«, sagte sie laut. Hinter Keeley murmelten ein paar Touristen zustimmend.

»Das ist völlig unangemessen«, zischte Keeley nun wütend. Wie konnte Suzy so unsensibel sein und ein solches Werk nur eine Woche nach dem Tod des Bürgermeisters hier enthüllen? In seiner Heimatstadt und vor Leuten, die ihn gekannt und gemocht hatten? Die ihn zum Bürgermeister gewählt hatten?

»Ich will dieses Bild nicht in meinem Café haben!«

Kein Wunder, dass Suzy so darauf bedacht gewesen war, dass niemand zu Augen bekam, woran sie arbeitete.

Im Moment sah Suzy aus, als würde sie Keeley am liebsten ins Gesicht schlagen. »Du ruinierst meine Ausstellung«, sagte sie mit leicht hysterischer Stimme.

»Das hast du bereits selbst gemacht«, erwiderte Keeley mit Bestimmtheit. »Deck das sofort ab und bring es raus.«

»Nein«, konterte Suzy trotzig, während sie das Seidentuch nach wie vor hinter dem Rücken hielt. Keeley erwartete beinahe, dass sie mit dem Fuß aufstampfen würde.

»Dann bringe ich es raus. Ich will das nicht hier drin haben, Suzy.« Keeley trat auf das Gemälde zu und packte es an der einen Seite.

»Ben, könntest du mir mal bitte helfen?«, rief sie über die Schulter hinweg. Ben eilte mit grimmigem Gesicht auf sie zu. Wieder machten ihm die Leute bereitwillig Platz.

Da griff Suzy an. Sie stürzte sich auf Keeley und versuchte, sie von dem Gemälde wegzuschubsen.

»Hände weg von meiner Arbeit!«, kreischte sie. Ihre Augen waren weit aufgerissen, sie fletschte die Zähne und sah so grausig aus, dass Keeley unwillkürlich einen Schritt zurückwich, aber immer noch das Gemälde festhielt. Suzy packte mit aller Gewalt das andere Ende der Leinwand. Keeley geriet ins Straucheln, und die Beine gaben unter ihr nach. Das Gemälde kippte nach vorn und drückte nun mit seinem ganzen Gewicht gegen ihren Körper.

Dann kam etwas Großes, Weiches auf sie zu gestürzt, und das Gemälde wurde ihr aus den Händen gerissen. Keeley spürte, wie sie fiel.

Genau in Bens Arme. Sie blickte auf, als er sie auffing, und ihr stockte der Atem, weil sie so nah bei ihm war und seine Arme um sich fühlte. Einen Augenblick lang vergaß sie das Gemälde und das Café und die kleine Menschenmenge, die zuschaute. Ihre Welt schrumpfte auf sie und Ben zusammen und darauf, dass er sie wieder umfangen hielt.

Dann ließ er sie los und wandte sich dem Chaos zu, das

vor ihnen ausgebrochen war. Die Welt stürzte erneut über Keeley herein. Als Erstes nahm sie ein schreckliches Knurren wahr. Das Gemälde war auf den Boden gefallen, und Bambi hatte sich darüber hergemacht, riss mit gefletschten Zähnen daran herum. Keeley hatte noch nie gesehen, dass der Hund derart gewalttätig auf etwas reagierte. Ihre Gäste gingen ratlos umher, und eine alte Dame schlug ohne jede Wirkung mit ihrem Regenschirm nach Bambi. Suzy raufte sich das Haar und jammerte.

»Mein Gemälde!«, kreischte sie. »Er zerstört mein Gemälde!«

»Jack, ruf deinen Hund zurück«, sagte Ben. Keeley meinte, eine Spur Belustigung in seiner Stimme zu hören.

Jack kam zu Bambi herüber, legte dem Hund die Hand auf den Rücken. »Bambi. Aus.« Er sagte das mit so leiser Stimme, dass es kaum hörbar war, aber der Hund hielt inne, hob den Kopf und ließ die Leinwand los, die nun stark zerrissen war. Suzy sank schluchzend auf die Knie. Bambi schaute sich um, erblickte Keeley und kam zu ihr herüber, leckte ihr die Hand und schaute sie mit großen, erwartungsvollen Augen an.

»Ich nehme an, er hat versucht, dich zu schützen«, sagte Jack liebenswürdig. »Es hat für ihn in seinem Hundehirn wahrscheinlich so ausgesehen, als hätte dich das Gemälde angegriffen.«

Keeley wuschelte dem Hund das Fell hinter den Ohren. Er saß ihr zu Füßen, japste und wedelte mit dem Schwanz. Keeley schaute sich im Café um. Ein paar Stammgäste gingen, während die Auswärtigen, die gekommen waren, um sich Suzys Ausstellung anzuschauen, entweder um einen der größeren Tische herumstanden und aufgeregt redeten oder sich um Suzy scharten und sie zu trösten versuchten. Darla saß neben der Kasse und beobachtete die ganze Szene mit ihrer üblichen Mischung aus Abstand und Verachtung.

»Wir räumen das besser jetzt auf«, sagte Keeley und hoffte, dass die Leute die Anspielung verstehen und sich verziehen würden.

»Noch nicht«, meinte Ben. Seine Stimme hatte einen harten Unterton. Keeley schaute ihm fragend hinterher, als er nun zu Suzy ging und ihr wieder auf die Beine half. Obwohl die Malerin ihn dankbar ansah, lag keinerlei Mitgefühl in Bens Miene.

»Interessantes Thema«, sagte er trocken. Keeley japste nach Luft, als ihr klar wurde, was jetzt kommen würde. »Ich muss schon sagen, es sieht verblüffend ähnlich aus wie am Tatort. Ich wüsste gern, was Sie zu diesem Bild inspiriert hat.«

Suzy erblasste unter ihrem ohnehin schon kreideweißen Make-up. Erwartungsvolles Schweigen senkte sich über das Café.

»Ich verstehe nicht ganz«, sagte Suzy, obwohl Keeley glaubte, dass sie nur zu gut verstand.

»Könnten Sie bitte mit auf die Wache kommen? Ich würde Ihnen gern ein paar Fragen stellen.« Das war als freundliche Bitte formuliert, aber den Tonfall kannte Keeley. Hier hatte Detective Constable Taylor gesprochen, nicht Ben. Und er erwartete, dass man seinen Bitten Folge leistete.

Suzy stand der Mund offen. »Verhaften Sie mich?«

»Nein«, antwortete Ben, und das *noch nicht* schien unausgesprochen mitzuschwingen, wurde aber trotzdem mitgehört, wie man an der atemlosen Stille im Café ablesen konnte. »Ich möchte Ihnen ein paar Fragen stellen.« Er streckte den Arm nach Suzy aus. Die starrte darauf, lehnte sich dann auf Ben, als wäre er das Einzige, was sie noch aufrecht hielt. Ben führte sie aus dem Café. Keeley schaute den beiden nach und blinzelte, weil alles so surreal geworden war.

Sie schaute sich im Café um. »Ich muss jetzt hier wirklich aufräumen«, sagte sie mit lauter Stimme. »Wenn niemand etwas zu essen oder zu trinken bestellen möchte, ist die Ausstellung damit geschlossen.« Das Leben kehrte wieder ins Café zurück. Die Leute standen auf und gingen. Die beiden Frauen, die neben Suzy gekauert hatten, suchten die Überreste des anstößigen Gemäldes zusammen.

»Wir sind ihre Freundinnen. Wir passen drauf auf«, meinte eine von ihnen und blickte Keeley wütend an, als wäre sie persönlich für die Zerstörung des Werkes verantwortlich. Das stimmte ja teils auch, überlegte sie, als sie zu Bambi hinüberschaute, der nun friedlich zu Jacks Füßen lag.

»Danke«, murmelte sie und begann, die Tische abzuräumen. Sie wartete, bis das Café leer war, ehe sie sich mit ihrer Mutter und Jack an die Theke setzte.

»Na so was!«, sagte Jack dann. »Hast du noch was von dieser Quiche?«

»Ich hol dir noch was«, sagte Darla und bat Keeley mit einer Handbewegung, mit ihr in die Küche zu kommen. Dort wandte sie sich mit weit aufgerissenen Augen ihrer Tochter zu.

»Was ist um Gottes willen da draußen gerade passiert?«

»Das weißt du genauso gut wie ich, Mum«, erwiderte Keeley.

»Nun, sie ist doch deine Freundin.« Keeley antwortete, dass sie Suzy wohl kaum als ihre Freundin bezeichnen würde, aber Darla fuhr fort: »Ich glaube nicht, dass du solche Leute in deinem Café als Gäste haben solltest. Und ganz sicherlich solltest du keine Gräuel wie dieses … dieses Ding da ausstellen, das sie eben enthüllt hat.«

Keeley war verletzt. »Das ist wirklich nicht fair, Mum«, sagte sie und zuckte zusammen, als sie merkte, dass sie wieder in die Rolle der Dreizehnjährigen zurückgefallen war. »Woher sollte ich denn wissen, dass sie Geralds Tod gemalt hat?«

»Du hättest darauf bestehen müssen, dass sie dir das Thema nennt, und ihr sonst verbieten sollen, das Bild hier zu enthüllen. Ist das dein Café oder nicht? Du musst alles unter Kontrolle haben, Keeley. So hätte *ich* es jedenfalls gemacht.«

»Aber ich bin nicht du, Mum«, sagte Keeley leise und fuhr sofort vor dem vernichtenden Blick zurück, den ihre Mutter ihr zuwarf.

»Das weiß ich nur zu gut, meine Liebe«, blaffte Darla und wollte schon wieder ins Café zurückgehen. Keeley war beschämt, und Groll stieg in ihr auf. Nach all den Jahren schaffte es ihre Mutter immer noch mit einem einzigen Blick, dass sie sich völlig bedeutungslos vorkam. Sie schloss die Augen, holte tief Luft und dachte daran, dass es ihr gut ging, dass sie in Sicherheit war, dass sie nicht der Mensch war, als den ihre Mutter sie immer hinzustellen versuchte. Als sie die Augen wieder öffnete, sah sie zu ihrer Überraschung, dass Darla an der Tür stehen geblieben war, sich halb zu ihrer Tochter umgedreht und eine beinahe reumütige Miene aufgesetzt hatte.

»Es tut mir leid«, sagte ihre Mutter. Die Worte klangen neu und ungewohnt aus ihrem Mund. »Ich habe das nicht so gemeint, meine Liebe. Du hast mit dem Café etwas Wunderbares geschaffen, und ich bin sehr stolz auf dich.« Dann wandte sie sich rasch um und verließ die Küche, ehe die verdatterte Keeley noch eine Antwort formulieren konnte. Sie fand ja schon länger, dass ihre Mutter sich seltsam verhielt, aber jetzt wurde ihr die Sache völlig schleierhaft. Sie blinzelte die Tränen weg, die ihr in die Augen geschossen waren, als ihre Mutter Stolz auf ihre Tochter an den Tag legte. Danach hatte sich Keeley ihr Leben lang gesehnt, es aber nicht mehr für möglich gehalten.

Irgendwas stimmte hier nicht, und sie fragte sich erneut, worüber ihre Mutter mit ihr sprechen wollte. Das Debakel mit Suzy hatte vielleicht neue Verdachtsmomente im Zusammenhang mit dem Mord an Gerald aufgetan, aber Keeley hatte Darla als Verdächtige noch nicht ganz ausgeschlossen. Vielleicht hatte die bevorstehende Beichte zu dieser ungewohnt milden Stimmung geführt.

Keeley sammelte sich und ging zu ihrer Mutter ins Café. Jack zog sich gerade den Mantel über.

»Ich muss mit dem alten Jungen hier Gassi gehen«, sagte er und deutete auf Bambi, der die Ohren aufstellte, als er sein Lieblingswort hörte. Der riesige Hund wirkte so harmlos. Keeley mochte kaum glauben, dass sie noch vor ein paar Augenblicken mit angesehen hatte, wie er wie ein Wilder über Suzys Gemälde herfiel und es zerfetzte. »Ich denke, ich komm dann später noch mal vorbei.«

»Das wäre toll«, sagte Keeley und lächelte ihn mit aufrichtiger Zuneigung an. Gleich nach ihrer Rückkehr nach Belfrey war sich Keeley unsicher gewesen, ob sie mit dem alten Mann klarkommen würde, dessen schroffe Art man leicht für Unhöflichkeit halten konnte. Doch in den letzten

Monaten hatte sie ihn sehr in ihr Herz geschlossen. Sogar ihre Mutter schien ihn zu mögen.

Wusste Jack das von Darla und Gerald? Er war es ja gewesen, der im April Ednas Anschuldigung bestätigt hatte, es hätte in Keeleys Familie einen Seitensprung gegeben. Allerdings hatte er sich geweigert, ihr Genaueres davon zu erzählen, und ihr stattdessen geraten, ihre Mutter zu fragen. Jack wusste sehr viel mehr über die meisten Leute, als er sich anmerken ließ, doch es war so gut wie unmöglich, ihm etwas davon zu entlocken. Trotzdem war Keeley klar, dass er am ehesten herausfinden könnte, ob ihre Mutter irgendeinen alten Groll gegen Gerald gehegt hatte.

Hoffentlich müsste sie ihn aber nie darum bitten. Es würde sich bestimmt herausstellen, dass Suzy die Mörderin war, Ben würde sie verhaften, und dann wäre der ganze Schlamassel vorbei. Und vielleicht, ganz vielleicht konnte sie Ben dazu bringen, mit ihr über ihre Beziehung zu reden. Sie war sich sicher, dass sie sich seinen Gesichtsausdruck nicht eingebildet hatte, als er sie in seinen Armen aufgefangen hatte. Eventuell gab es doch noch eine Chance. Sie hätte Megans Kräutermischung wohl doch nicht so voreilig wegwerfen sollen.

Wie aufs Stichwort spazierte Megan durch die Tür, begleitet von David, dem Bildhauer-Druiden, der wieder in eine Art lange Tunika und weite Hosen gekleidet war, diesmal aber in Schwarz. Heute war er lehmverschmiert.

»Was ist passiert?«, fragte Megan und umarmte Keeley. »Du siehst aus wie ein Gespenst.«

»Ich bin überrascht, dass du noch nichts davon gehört hast. Darüber redet doch bestimmt inzwischen ganz Belfrey.« An das diesjährige Kunstfestival würde man sich bestimmt noch lange erinnern.

Während Darla die Getränke zubereitete, erzählte Keeley Megan und ihrem Begleiter, was geschehen war. Megan war angemessen schockiert, im Gegensatz zu David, der die Augen geschlossen hatte und im Schneidersitz auf einem Stuhl saß. Keeley fragte sich, ob er jemals redete.

»Meditiert er?«, flüsterte sie Megan tonlos zu, die nickte. »Er absorbiert die Energie des Cafés.«

»Na, die ist heute wohl nicht sonderlich positiv«, meinte Keeley und versuchte, Darlas lautes Prusten zu überhören.

»Ich wusste ja, dass sie an was ziemlich Seltsamem arbeiten musste, hätte aber nie im Leben vermutet, dass es so was sein würde. Sie hat echt eine dunkle Energie um sich, diese Frau. Ich weiß, du glaubst nicht dran, Keeley, aber du solltest mir wirklich erlauben, hier ein Reinigungsritual durchzuführen.«

»Mach ich vielleicht sogar«, murmelte Keeley und stand auf, um ein älteres Paar zu bedienen, das gerade hereingekommen war. Nachdem sie den beiden ihre Teller mit Salat und Halloumi gereicht hatte, setzte sich Keeley wieder hin. Inzwischen hatte der Druide die Augen wieder aufgeschlagen, schaute aber immer noch sehr in sich gekehrt und geistesabwesend drein.

»Meinst du, sie war's?«, fragte Megan. Keeley hob unsicher die Hände.

»Vielleicht. Wer weiß? Aber was war ihr Motiv?«

Megan wirkte aufgeregt. »Möglicherweise«, sagte sie, beugte sich über den Tisch und glaubte wohl zu flüstern, redete aber in Wirklichkeit so laut, dass die halbe High Street mithören konnte: »Möglicherweise ist Suzy die uneheliche Tochter? Sie hat doch etwa das richtige Alter.«

Keeley schüttelte den Kopf. »Nein.« Sie warf einen Blick

auf den Druiden, der sie nun interessiert musterte. »Ich erkläre es dir später«, sagte sie, »aber das ist sie bestimmt nicht.« Es könnte allerdings eine Verbindung geben, überlegte sie. Sie meinte allmählich, dass sie den Fall aus einem völlig falschen Winkel betrachtet hatte. Irgendwas fehlte, aber sie konnte einfach nicht festmachen, was das war.

»Na, dann hoffen wir mal, dass Ben das alles aufklärt«, sagte Megan.

Langsam kamen mehr Kunden ins Café. Viele hatten von Suzy und dem Gemälde gehört und waren voller Fragen. Keeley spürte, dass sich ein Kopfschmerz anbahnte, zog sich zum Kochen in die Küche zurück und überließ Darla die Arbeit an der Theke. Sie bereitete gerade ein Omelett zu, als sie hinter sich Stiletto-Absätze klappern hörte.

»Hast du's schon gehört?«, fragte Raquel. »Suzy ist wieder frei.«

»Sie ist eigentlich gar nicht verhaftet worden«, meinte Keeley. »Ich glaube, Ben wollte ihr nur ein paar Fragen stellen.«

Raquel schnaubte verächtlich. »Na, wir wissen doch alle, was das heißt«, sagte sie düster. »Ben hat mich zu einer Befragung gebeten, und schon hielt mich ganz Belfrey für die Mörderin. Jetzt ist eben Suzy an der Reihe. Zumindest hat endlich jemand was rausgefunden. Du warst ja nicht gerade eine große Hilfe«, ließ sie abschätzig fallen. Keeley biss sich auf die Unterlippe, um sich eine rasche Antwort zu verkneifen, und holte dann tief Luft, ehe sie erwiderte: »Ich habe getan, was ich konnte, aber bisher gab es nichts herauszufinden.« Sie würde Raquel auf keinen Fall von Lydia erzählen; irgendwie kam ihr die Nachricht, dass das Mädchen tot war, zu persönlich und vertraulich vor, als dass sie sie jemandem wie Raquel anvertrauen wollte, die so gar kein Mitgefühl mit dem Schicksal anderer aufbrachte. Und ganz sicher würde sie ihr auch nicht verraten, dass sie vermutete, ihre eigene Mutter könne etwas mit der Sache zu tun haben.

»Na ja, wenn wir ein bisschen Glück haben, gesteht Suzy alles. Ich weiß nicht, warum vorher niemand drauf gekommen ist, dass sie es war. Sie ist ja ganz offensichtlich verrückt.«

»Wir wissen nicht einmal, ob sie überhaupt etwas damit zu tun hatte.« Keeley richtete das Omelett auf dem Teller an und trug es zu dem Gast, der es bestellt hatte. Raquel folgte ihr ins Café. Gerade kam Jack herein, dicht gefolgt von Bambi. Er nickte Keeley zu.

»Sieht so aus, als wäre die junge Künstlerin aus dem Schneider. Ich habe gerade gesehen, wie sie in dein Bistro gegangen ist«, fügte er mit einem Blick auf Raquel hinzu.

»Das ist nicht fair«, protestierte die. »Mich hat Ben stundenlang auf der Wache festgehalten.«

»Wie gesagt, sie ist wohl aus dem Schneider«, wiederholte Jack. Raquel funkelte ihn böse an.

»Soll das heißen, ich bin's nicht? Das hab ich dir zu verdanken«, blaffte sie Keeley noch an, ehe sie aus dem Café stöckelte. Keeley schüttelte den Kopf. Ihr reichte es für heute.

Nachdem die letzten Gäste gegangen waren, außer Jack, der sich anscheinend für länger in seiner Ecke heimisch eingerichtet hatte, drehte Keeley das Schild an der Tür auf GESCHLOSSEN und begann aufzuräumen. Dabei beobachtete sie ihre Mutter und grübelte weiter, was die ihr zu sagen haben mochte. Sie fragte sich, ob sie es überhaupt hören wollte. Vielleicht ist es gar nicht so schlecht, wenn man manches nicht weiß, dachte sie. Darla schien den abschätzenden Blick ihrer Tochter zu spüren und schaute geflissentlich weg, während sie ihr beim Aufräumen half. Als Keeley in die Küche ging, um Geschirr abzuwaschen, folgte ihr Darla und machte sich daran, die Arbeitsflächen abzuwischen und zu desinfizieren.

Keeley hatte gerade den letzten Teller weggestellt, als Darla ihr die Hand auf den Arm legte und die angespannte Stille unterbrach, die zwischen ihnen herrschte.

»Ich glaube, jetzt ist es Zeit für unser Gespräch, Keeley.«

Keeley schaute sie an und stellte überrascht fest, dass ihre Mutter entschieden nervös war. So sehr, dass sie an ihrem Haar herumnestelte und die perfekte Frisur ruinierte. Keeley merkte, wie sich ihr der Magen umdrehte, als alle Verdachtsmomente gegen Darla ihr wieder vor Augen traten.

»Also gut«, antwortete sie, lehnte sich an die Spüle und holte tief Luft.

»Ich bin mir nicht sicher, wie ich dir das sagen soll.« Darla rang tatsächlich die Hände. Keeley war einfach nicht fähig, jetzt den Mund zu halten, und platzte heraus: »Hat es mit deiner Affäre mit Gerald Buxby zu tun?«

Darla wich alle Farbe aus dem Gesicht.

Paschimottanasana - Vorwärtsbeugung im Sitzen

Anleitung

- Setze dich auf den Boden, stütze dein Hinterteil mit einer zusammengefalteten Decke ab und strecke die Beine gerade vor dir aus. Drücke die Fersen fest auf den Boden. Verschiebe das Gleichgewicht leicht auf die linke Pobacke und ziehe den rechten Sitzhöcker mit der rechten Hand nach hinten. Wiederhole das auf der anderen Seite. Drehe die Oberschenkel ein wenig nach innen und drücke sie fest in den Boden. Stütze die Handflächen oder Fingerspitzen neben den Hüften auf und drücke fest in den Boden. Hebe dabei das Brustbein nach oben, während sich der Oberschenkel absenkt.
- Ziehe die Leisten tief ins Becken hinein. Atme ein, lasse den vorderen Oberkörper lang gestreckt, beuge dich von den Hüftgelenken nach vorn, nicht von der Taille. Dehne das Steißbein vom Becken weg. Wenn möglich, greife deine Füße seitlich mit den Händen, die Daumen auf den Fußsohlen, die Ellbogen voll gestreckt; wenn das nicht möglich ist, lege eine Schlaufe um die Fußsohlen und halte die fest. Achte darauf, dass deine Ellbogen gestreckt, nicht gebeugt sind.
- Wenn du bereit bist, weiter zu gehen, ziehe dich nicht mit Kraft in eine tiefere Vorwärtsbeugung, ob die Hände nun an den Füßen liegen oder die Schlaufe halten. Verlängere immer den vorderen Oberkörper in die Haltung und halte den Kopf nach oben. Wenn du die Füße festhältst, beuge die Ellbogen zur Seite und hebe sie vom Boden; wenn du die Schlaufe hältst, lockere den Griff und spaziere mit den Händen vorwärts, wobei du die Arme lang hältst. Der untere Bauch sollte die Oberschenkel zuerst berühren, dann der obere Bauch, dann die Rippen und zuletzt der Kopf.

- Bei jedem Einatmen hebe und dehne den Oberkörper ein klein wenig; bei jedem Ausatmen dehne dich ein wenig weiter in die Vorwärtsbeugung. Bleibe zwischen einer und drei Minuten in dieser Haltung. Um dich wieder aufzurichten, hebe zunächst den Oberkörper von den Oberschenkeln und strecke die Ellbogen wieder, wenn sie gebeugt waren. Dann atme ein und hebe den Oberkörper, indem du das Steißbein nach unten und in das Becken ziehst.

Nutzen

Diese Haltung mildert Stress und schlechte Stimmung (wird jedoch nicht für Menschen mit mittleren bis schweren Depressionen empfohlen) und regt die inneren Organe an. Sie dehnt und stärkt die Pomuskeln, kann die Verdauung verbessern und Angstgefühle mildern, außerdem Kopfschmerzen und Menstruationskrämpfe lindern.

Kontraindikationen

Asthma und Durchfall. Frage deinen Arzt, wenn du je Verletzungen am Rücken, an den Schultern oder an der Wirbelsäule hattest.

Kapitel 16

»Woher wusstest du das?« Sie machte nicht einmal den Versuch, es zu leugnen.

»Jemand hat es mir unbeabsichtigt verraten«, sagte Keeley, die die ängstliche Diana Glover vor dem Zorn ihrer Mutter schützen wollte. »Und es war weder Norma noch Maggie«, fügte sie hinzu.

Darla runzelte die Stirn. »Na ja, ich war mir nicht im Klaren, dass es allgemein bekannt ist«, sagte sie steif.

»Ich glaube, das ist es auch nicht«, versicherte ihr Keeley. »Aber wechsle jetzt nicht das Thema, Mum.«

»Das hast doch du gemacht«, blaffte Darla zurück und wirkte schon eher wieder normal. Keeley schaute sie verwundert an.

»Wolltest du nicht darüber mit mir reden?«

»Warum um alles in der Welt sollte ich das? Das ist Jahre her, Keeley.« Darla wirkte verärgert. Keeley legte sich eine Hand an die Stirn und versuchte, ihre Gedanken zu sammeln.

»Weil du es mir nicht gesagt hast«, erwiderte sie leise. »Du hast mir von der Affäre erzählt, aber nie verraten, mit wem du sie hattest, und du hast kaum reagiert, als du von Geralds Tod gehört hast.«

Darla zuckte die Achseln. »Na ja, ich war natürlich betroffen, aber ich kann nicht behaupten, dass es mich sonderlich mitgenommen hätte. Gerald bedeutete mir schon seit ewigen Zeiten nichts mehr. Hat mir eigentlich nie viel bedeutet. Geliebt habe ich immer nur deinen Vater. Ich war nur sehr jung und dumm.«

Typisch für ihre Mutter, dachte Keeley. Geralds Tod hatte keinerlei Auswirkung auf ihr Leben, also ging er Darla nicht sonderlich nahe. Im Nachhinein war sich Keeley nicht sicher, dass sie je etwas Anderes erwartet hatte.

»Verstehe. Ich fand es nur seltsam«, sagte sie. Darla schnalzte missbilligend mit der Zunge.

»Ehrlich, Keeley, warum reitest du so darauf herum? Jeder würde meinen, du glaubst, ich hätte ihn umgebracht.«

Keeley, die genau das gedacht hatte, schaute auf ihre Füße und hoffte, dass ihre Mutter ihr das schlechte Gewissen nicht ansehen würde.

»Was wolltest du mir also sagen?«, fragte sie, eher um Darla abzulenken als aus Neugier. Wieder wurde ihre Mutter nervös, und Keeley schaute mit erneutem Interesse zu ihr auf. Sie hörte Jack draußen im Café husten und deutete mit dem Kopf in Richtung Tür.

»Soll ich ihn bitten zu gehen, damit wir ungestört sind? Ich mach sowieso jetzt zu.«

Zu ihrer Überraschung schüttelte Darla den Kopf und wurde puterrot.

»Nein. Jack wartet auf mich.«

»Warum um alles in der Welt wartet Jack auf dich?«

Als ihre Mutter noch mehr errötete, dann den Blick zu Boden senkte und wie ein ungezogenes Schulmädchen wirkte, dämmerte es Keeley allmählich. Das war also der Grund für das merkwürdige Benehmen und das häufige Verschwinden ihrer Mutter. Sie hatte tatsächlich einen Liebhaber, aber es war niemand, mit dem Keeley gerechnet hätte.

»Du und Jack? Dahin bist du also immer geschlichen?«

Darla schnalzte mit der Zunge. »Ich schleiche nicht, meine Liebe.«

Keeley merkte, wie sich ein Lachen in ihrem ganzen Körper ausbreitete. Sie versuchte, es als Husten zu tarnen, konnte aber nicht verhindern, dass sich ein breites Grinsen auf ihr Gesicht stahl. Ihre Mutter und Jack? Sie vermochte sich ihre adrette und geschniegelte Mutter einfach nicht mit dem grauhaarigen alten Mann vorzustellen. Er war doch mindestens zehn Jahre älter als sie. Und doch ergab es merkwürdigerweise einen Sinn. Das erklärte auch den Weingeruch; Jack war für seine selbstgekelterten Obstweine berüchtigt.

»Du und Jack«, sagte sie noch einmal mit Verwunderung. Schließlich war Jack Anfang sechzig.

»Ja, meine Liebe, du brauchst dich nicht zu wiederholen.« Obwohl Darla die Fassung zurückgewonnen hatte, waren ihre Wangen noch gerötet.

»Na ja, das freut mich wirklich für euch beide«, sagte Keeley und verspürte erneut den unbändigen Drang zu lachen. Ob das der Schock war? »Dann wollen wir mal rausgehen, ja? Ich möchte Jack auch beglückwünschen.«

Sie gingen zusammen ins Café, wo Jack noch an der Theke saß und inzwischen sein drittes Baiser verputzte. Er hielt inne, und sein Blick erfasste Keeley und Darla dicht hinter ihr. Einen Augenblick wirkte auch er nervös, was ihm gar nicht ähnlich sah.

»Du hast es ihr also gesagt.« Seine Stimme klang brüsk.

»Ja.« Darlas Tonfall war unsicher. Keeley war sich bewusst, dass nun beide sie anschauten und auf eine Reaktion warteten. Sie ging um die Theke herum, und ehe sie sich bewusst war, was sie tat, legte sie die Arme um Jack. Zu ihren Füßen bellte Bambi aufgeregt und wedelte mit dem Schwanz. Jack erwiderte die Umarmung verlegen und löste sich dann von ihr. Er wirkte peinlich berührt. Er wischte sich die Augen, und Keeley sah, dass Tränen darin gestanden hatten. Hatte er sich tatsächlich solche Sorgen gemacht, wie sie es aufnehmen würde? Aber da fiel ihr ein, dass er eng mit ihrem Vater befreundet gewesen war.

»Ich bin sehr glücklich für euch beide«, sagte Keeley noch einmal und meinte es von ganzem Herzen.

»Nun, Mädel, da bin ich froh«, sagte Jack und nahm seine Pfeife. Darla stand hinter der Theke und betrachtete sie mit weichem, beinahe liebevollem Gesicht. Allmählich hatte Keeley das Gefühl, heute in einer verkehrten Welt aufgewacht zu sein: erst Suzys Gemälde und dann das hier.

»Wir gehen auf einen Drink ins Wheatsheaf. Möchtest du mitkommen, Keeley?«, fragte Darla. Keeley dachte einen Moment nach, schüttelte dann aber den Kopf. Sie konnte jetzt gut ein bisschen Zeit für sich gebrauchen, um alles zu verdauen.

Ihre Mutter gab ihr als Antwort einen Kuss auf die Wange und schien erleichtert. Keeley schaute den beiden nach. Eine tiefe Ruhe hatte sich in ihr ausgebreitet. So seltsam dieses Paar auf den ersten Blick auch wirkte, hatte sie doch das instinktive Gefühl, dass die beiden gut füreinander waren. Dass ihr Vater damit einverstanden wäre.

Jetzt, da sie die Wahrheit wusste, hatte sie ein schlechtes Gewissen, weil sie ihre Mutter verdächtigt hatte. Darla war auf ihre Weise in den letzten paar Tagen sehr viel offener und ehrlicher zu Keeley gewesen als jemals in ihrem Leben, und trotzdem hatte sie sie insgeheim beschuldigt, eine Mörderin zu sein. Stärker als die Schuldgefühle war jedoch die Erleichterung darüber, dass sie sich geirrt hatte.

Während sie weiter aufräumte, dachte sie über den Rest des Tages nach. Was immer sie vom Kunstfestival erwartet hatte, *das* sicher nicht. Hatte Ben wirklich geglaubt, Suzy wäre die Täterin, nur wegen dieses Gemäldes? Andererseits, wenn sie die Situation so genau dargestellt hatte … Keeley lief es kalt über den Rücken, als ihr das Bild wieder vor Augen trat. Suzy hatte den Augenblick des Todes in allen grausigen Einzelheiten eingefangen: Geralds schreckverzerrtes Gesicht, die Todesangst in seinen Augen. Sie hatte in dem Bild das ungeheure Grauen zum Ausdruck gebracht, das Entsetzen darüber, was mit ihm geschah, dass man ihn in seinem eigenen Wohnzimmer erstach. Zweifellos war Suzy eine unglaublich begabte Künstlerin, sicherlich ziemlich schräg, aber das machte noch lange keine Mörderin aus ihr.

In diesem Fall gingen ihnen langsam die Verdächtigen aus, dachte Keeley, als sie das Café abschloss und die Jalousien herunterzog. Ihre Mutter war es nicht gewesen, und sie glaubte immer noch nicht, dass Raquel als Täterin in Frage kam. Ben hatte ihr erklärt, dass auch der Hinweis auf die Mutter des unehelichen Kindes sich als Sackgasse erwiesen hatte. Vielleicht war es irgendein Psychopath gewesen, und die Tatsache, dass die beiden Mordopfer einander gekannt hatten, war nur Zufall. Doch der Gedanke, dass ein durchgeknallter Serientäter in Belfrey frei herumlief, war nicht nur grauenerregend, er kam Keeley auch irgendwie abwegig vor. Die Morde mussten mit irgendeiner ganz persönlichen Sache zu tun haben. Keeley war sich so sicher gewesen, dass sie mit Geralds Vergangenheit zusammenhingen, speziell mit Lydia, aber Ben schien sich ebenso sicher zu sein, dass dies nicht der Fall war. Dafür hatte er bestimmt seine Gründe. Doch das Motiv fand sie überzeugend: Der Schmerz über den Tod der Tochter konnte sich leicht in Wut auf den Vater verwandeln, der sich nie um sein Kind gekümmert hatte.

Keeley rieb sich die Stirn, als wolle sie diese makabren Gedanken wegwischen, und ging nach oben, um ihre Yoga-Matte auszurollen. Sie konnte ein langes, erholsames Training jetzt gut gebrauchen, danach wollte sie etwas Herzhaftes essen. Die Ziegenkäsequiche war alle, aber sie hatte noch jede Menge Sommerauflauf und Salate für die nächsten paar Tage übrig. Sie begann mit der Berghaltung, die Füße fest in der Erde verwurzelt, reckte ihren Körper nach oben und atmete langsam tief aus, versuchte bewusst, einen klaren Kopf zu bekommen. Dann durchlief sie ein paar Dehnungshaltungen im Stand, merkte, wie die Spannung in Körper und Geist sich löste und abfloss, während sie Hüftdehnungen und Rückwärtsbeugungen machte. Beinahe impulsiv ging sie zu einer Abfolge schwierigerer Gleichgewichtsübungen im Handstand über, kopfüber, die Beine an die Wand gelehnt. Heute war einer dieser Tage, an denen ihre normale Übungsabfolge einfach nicht reichen würde. Also war es gut, die Welt aus einer völlig anderen Perspektive zu betrachten, nach all den Neuigkeiten, die sie heute erfahren hatte. Dass ihre Mutter mit Jack Tibbons verbandelt war, hatte ihr Weltbild buchstäblich auf den Kopf gestellt. Anscheinend zogen sich Gegensätze wirklich an.

Zumindest wusste sie jetzt, dass Darla keine Mörderin war. Sie würde es von heute an besser Ben überlassen, den Täter zu fangen.

Als sie an Ben dachte, verflog ihre gute Laune zeitweilig wieder. Sie ging vom Handstand in die Kindhaltung über, versuchte, alle Bilder von Ben aus ihren Gedanken zu löschen. Sie wusste, dass es ein langer, schmerzvoller Prozess sein würde, über Ben hinwegzukommen, aber zumindest konnte sie sich ein paar Minuten Erholung verschaffen.

Als sie sich gerade in eine Meditationshaltung begeben und mit der Tiefenatmung begonnen hatte, klingelte es an der Tür. Sie schluckte einen Fluch herunter, stand auf, wischte sich mit der Strickjacke, die über der Sofalehne hing, die Stirn und ging nach unten. Wer kam um diese Zeit noch vorbei? Vielleicht Megan.

An der Silhouette erkannte sie, wer es war. Sie machte die Tür auf, und ihr stockte der Atem.

»Hallo, Ben.«

»Darf ich reinkommen? Sieht aus, als wärst du beschäftigt«, sagte er, und seine Augen wanderten über ihr Hemdchen und die enge Yoga-Hose. Sie hatte ihm immer in Yoga-Hosen besonders gut gefallen.

»Ich bin gerade mit dem Training fertig.« Sie hielt ihm die Tür auf und überlegte, was er wohl wollte. Vielleicht hatte er den Mörder gefunden; allerdings wirkte seine Miene eher besorgt als triumphierend. Sie hoffte, dass nicht noch jemand zu Schaden gekommen war, und leichte Panik ergriff sie.

»Können wir nicht nach oben gehen? Es ist wichtig«, sagte er, als sie einen Stuhl an einem der Café-Tische hervorzog. Ihre Panik verstärkte sich. Sie nickte und machte die Tür auf, die in die Wohnung oben führte. Er folgte ihr auf dem Fuß, so nah, dass sie seine Nähe deutlich wahrnahm, seine Größe, seinen Geruch. Einen Augenblick lang vermisste sie ihn so sehr, dass sie beinahe körperlichen Schmerz empfand.

Sobald sie die Wohnung erreicht hatten, wandte sie sich zu ihm um, verschränkte schützend die Arme vor der Brust und wartete darauf, dass er etwas sagen würde.

»Bietest du mir nichts zu trinken an?«, fragte er.

»Sag mir einfach, was los ist, Ben«, blaffte sie aggressiver, als sie beabsichtigt hatte. Ben nickte und schluckte. Er war ziemlich nervös.

»Ich hab dir sehr wehgetan, nicht? Du hast jedes Recht, wütend auf mich zu sein. Ich habe mich wie ein arroganter Idiot benommen.«

Keeleys Augen weiteten sich überrascht. Was sie auch erwartet hatte, das gewiss nicht.

»Du hast mich verletzt, sehr sogar. Aber ich bin sicher, du hattest deine Gründe dafür«, erwiderte sie steif. Falls Ben gekommen war, um sich dafür zu entschuldigen, dass er ihr den Laufpass gegeben hatte, damit er sich wieder besser fühlte, hatte sie nicht die Absicht, ihm das leicht zu machen. So kann er sein Gewissen beruhigen und dann unbeschwert weiterziehen, dachte sie bitter.

»Meine Gründe waren blödsinnig. Und vielleicht ein bisschen egoistisch«, sagte Ben mit plötzlicher Leidenschaft in der Stimme. Keeley biss sich überrascht auf die Unterlippe, ließ ihn aber weiterreden.

»Ich hatte einfach solche Angst, dir könnte was zustoßen, Keeley, ich könnte dich verlieren. Als ich dich da bei Edna gefunden habe, mit den blutenden Kratzern im Gesicht, und als sie dann wenig später tot war, da habe ich immer nur gedacht, die Tote, das hättest du sein können. Und dass ich nicht damit klarkommen würde, wenn ich dich verlöre. Du bist die Welt für mich«, sprudelte es aus ihm hervor.

Keeleys Arme sackten herunter. Sie starrte ihn an, wusste

nicht, was sie sagen sollte, war völlig perplex über diesen plötzlichen Gefühlsausbruch.

»Das ist aber kein blödsinniger Grund, finde ich«, sagte sie vorsichtig. Ben machte einen Schritt auf sie zu, streckte beinahe flehend die Hände nach ihr aus.

»Kannst du mir noch mal verzeihen?«, fragte er mit beschwörender Stimme. »Es war blödsinnig, denn ich habe versucht, die Situation in den Griff zu bekommen, dich unter Kontrolle zu bekommen, und das war falsch. Ich hab mir eingebildet, dass ich dich, wenn ich mit dir zusammen bin, nicht richtig beschützen könnte, weil ich zu nah dran bin, verstehst du? Und egoistisch war es, weil der Gedanke, dass ich dich nicht gegen alles schützen kann, wohl meinen Stolz verletzt hat. Wenn ich ehrlich bin, hat es mir auch durchaus was ausgemacht, dass du Dinge rausgefunden hast, die ich nicht rausgekriegt hatte. Ich bin manchmal so stur.«

Keeley nickte, wollte keinen Millimeter nachgeben, noch nicht, obwohl die Liebe zu ihm wieder in ihr aufwallte und sie die Tränen wegblinzeln musste.

»Aber die letzten paar Tage«, fuhr er fort, »waren die reine Folter. Ich will nicht ohne dich leben, Keeley, und ich liebe dich so, wie du bist, auch wenn du mich manchmal total wütend machst. Meine Worte haben mir leidgetan, sobald ich sie ausgesprochen hatte, aber ich war zu stur, um sie zurückzunehmen. Als ich dann gestern hierherkam und du mich so ziemlich ignoriert hast und mit diesem Maler zusammengesessen hast und ich nur noch eifersüchtig war … Da habe ich mir gedacht, Ben Taylor, willst du wirklich so dämlich sein und dir das Beste, was dir je begegnet ist, durch die Lappen gehen lassen? Also, da bin ich wieder, wenn du mich zurückwillst.«

Einen Augenblick lang zögerte Keeley, sagte sich, dass sie so leicht nicht nachgeben sollte, dass sie ihn ein bisschen länger zappeln lassen sollte, doch dann folgte sie ihrem Herzen und warf sich ihm beinahe in die Arme. Ben presste sie an sich, drückte sie so fest, als wolle er sie nie wieder loslassen.

»Es tut mir leid«, flüsterte er ihr ins Haar. Keeley atmete seinen Duft ein, war von ihren Gefühlen für ihn überwältigt. Von der Gewissheit, dass er noch immer zu ihr gehörte, wenn sie ihn denn wollte.

»Mir tut es auch leid, und du erdrückst mich«, sagte sie mit gedämpfter Stimme an seinem Brustkasten. Er lachte und ließ sie los. Wenn er so lachte, kamen seine Grübchen zum Vorschein, und er sah beinahe wie ein kleiner Junge aus. Detective Constable Taylor hatte frei, und er war nur noch Ben. Ihr Ben.

»Es tut mir leid«, fuhr sie ernster fort. »Ich hätte dir ganz offen sagen sollen, dass ich Raquel helfen wollte. Es kam mir in dem Moment einfach richtig vor, das zu tun; ich habe mir solche Sorgen um sie gemacht. Aber ich hätte vorher mit dir reden können.«

»Nein, Keeley, ich habe dir ja nie eine Chance dazu gegeben. Ich hätte dich nicht aus dem Fall aussperren sollen. Ich wollte nur nicht, dass dir was zustößt. Und ich habe Raquel schlicht nicht getraut und mir Sorgen gemacht, sie könnte dich zu ihren eigenen Zwecken in was mit hineinziehen.«

Keeley seufzte. »Ich verstehe, warum du so denkst, aber ehrlich, manchmal musst du mir einfach glauben, dass ich meine eigenen Entscheidungen treffen kann.«

»Ich werde es versuchen«, versprach er. »Ich will dich schützen, alles im Griff haben und diesen verdammten Fall lösen, da bin ich wohl völlig durcheinander gekommen.«

Keeley nahm ihn an der Hand und führte ihn zum Sofa, wo sie sich nebeneinander hinsetzten, die Finger eng verschlungen.

»Mir ist der Fall im Augenblick völlig egal«, murmelte Keeley, die Augen auf seine Lippen gerichtet. Sie beugte sich zu ihm hinüber und berührte seinen Mund sanft mit ihrem. Sofort hatte er seine Arme um sie gelegt, und seine Lippen pressten sich gegen ihre. Ein paar Minuten verlor sie sich in dem Gefühl, ihn wieder bei sich zu haben. Dann zog sie sich lächelnd zurück. Er blickte ihr ernst in die Augen.

»Ich lasse dich nie mehr los.«

»Gut«, sagte sie scherzend und fuhr dann fort: »Ehrlich, Ben, der Gedanke, dass mit uns Schluss sein sollte, hat mir das Herz gebrochen. Tu mir das nie wieder an, wenn du es nicht wirklich ernst meinst.«

»Das wird nicht passieren«, versprach er und strich ihr mit dem Daumen sanft über den Mund. Sie biss sich auf die Unterlippe, und ihre Augen wanderten automatisch zum Bett. Er folgte ihrem Blick und grinste.

»Dann wollen wir uns mal ordentlich versöhnen, ja?«

Sie nickte und stöhnte dann auf, als er sie mit einer Bewegung auf seinen Schoß zog, dann mit ihr aufstand und sie zum Bett trug und ihr dort bewies, wie sehr sie ihm gefehlt hatte.

Nachher lag sie mit dem Kopf auf seiner Brust, die Hand mit seiner verschlungen. Die Welt stand nicht mehr kopf. Sie erzählte ihm von Jack und ihrer Mutter und lachte, als er völlig verdattert dreinschaute.

»Echt? Die beiden hätte ich niemals zusammengesteckt. Na ja, wenn sie glücklich sind, bin ich für sie glücklich. Da hat sie vielleicht genau ihr Gegenstück gefunden.«

»Ich glaube schon. Sie scheint ihn wirklich zu mögen. Sie hat sich in letzter Zeit ziemlich seltsam benommen. Ich hatte sogar überlegt, ob sie vielleicht die Mörderin sein könnte.«

»Deine Mutter?«, fragte Ben ungläubig. »Warum um alles in der Welt? Ich weiß, sie kann anstrengend sein, Keeley, aber warum hast du das vermutet?«

Sie erzählte ihm von der Affäre mit Gerald, und Ben nickte, als ihm ihre Gründe dämmerten.

»Gerald hatte jede Menge Geheimnisse. Erinnere dich nur an den Fall Terry Smith. In den war er wegen seiner Finanzgeschichten verwickelt, und jetzt scheint es, dass er überall Affären hatte.«

»Wenn er vierzehn Jahre lang für eine heimliche uneheliche Tochter Unterhalt gezahlt hat, waren seine Finanzen vielleicht deswegen so chaotisch«, sinnierte Keeley. Ben schaute sie fragend an, und ihr wurde klar, was ihr da gerade herausgerutscht war.

»Du weißt schon, dass sie mit vierzehn gestorben ist?«, fragte Ben. Keeley seufzte und nickte dann. Wenn sie ihre Beziehung neu aufleben lassen wollten, sollte sie ihm nicht gleich am Anfang eine Lüge auftischen. Sie hoffte nur, er würde nicht wieder wütend werden.

»Ich hab mich ein bisschen umgehört. Ich hatte mir Gedanken wegen Mum gemacht, und ich wollte unbedingt, dass jemand – irgendjemand – anderer der Täter war. Ich tu das nie wieder, ohne dir davon zu erzählen«, versprach sie und korrigierte sich gleich: »Na ja, ich versuch's.«

Ben lächelte schief. »Das glaube ich dir keine Sekunde, Keeley Carpenter. Du hast da eine echte Begabung, vielleicht eine neue Berufung?«, neckte er sie, ehe er ernst sagte: »Wir wollen uns einfach in Zukunft erzählen, was uns bewegt. Ich werde offener über meine Arbeit sprechen, und du rennst nicht los und stellst den Leuten Fragen, ehe du nicht mindestens vorher mit mir gesprochen hast. Vielleicht könntest du eine richtig gute Helferin werden.«

Keeley gab ihm einen schmerzhaften Rippenstoß. »Von wegen Helferin. Aber ja, mit diesem Kompromiss könnte ich leben.« Sie küssten einander, und dann sagte Keeley, als sie gerade wieder mal Atem schöpfte: »Heißt das, dass du mir erzählst, wie du jetzt gerade mit dem Fall vorankommst?«

Ben zog sie erneut an sich. »Du bist ganz schön zäh, was? Ich würde es dir erzählen, wenn es was zu erzählen gäbe. Aber ich bin noch immer nicht weiter. Das Problem ist die Mordwaffe. Wir haben bisher keine gefunden, haben auch eigentlich keine rechte Vorstellung davon, was es gewesen sein könnte.«

Keeley dachte darüber nach. Das war der einzige Aspekt des Falls, von dem sie nicht viel wusste.

»Sie sind beide erstochen wurden, ja? Mit derselben Waffe?«

»Vermutlich ja, aber so wie es aussieht, nicht mit einem gewöhnlichen Messer.«

»Oh?«

Ben verzog das Gesicht. »Nein, wir suchen nach einem sehr kleinen und sehr scharfen Gegenstand – so einer Art Skalpell.«

»Ein Skalpell?« Das deutete doch sicher auf jemanden hin, der etwas mit Medizin zu tun – oder zumindest Zugang zu medizinischen Instrumenten hatte. Sie könnte Diana fragen, überlegte sie; die hatte doch mal eine Ausbildung zur Krankenschwester gemacht.

»Ja. Gerald wurde mit tiefen Stichen in den Oberkörper getötet, nachdem ihm der Täter wohl zunächst direkt ins Herz gestochen hat.«

»Ihr sucht also jemand, der ein Grundwissen in menschlicher Anatomie hat?«

»Zumindest Ansätze davon. Eher Richtung Metzger als Chirurg. Tut mir leid«, fügte er rasch hinzu, als Keeley erschauderte. Dass sie ihrem Vater zugeschaut hatte, wie er Tierkadaver zerlegte, hatte ihr auf Lebenszeit die Lust auf Fleisch genommen.

»Was ist mit Edna? Wurde sie genauso getötet?« Wie traurig, dass jemand die alte Frau so malträtiert haben sollte. Keeley war beinahe erleichtert, als sie hörte, dass Ednas Tod nicht ganz so makaber wie der Geralds gewesen war.

»Dieselbe Waffe, aber man hat ihr in den Hals gestochen. Direkt in die Halsschlagader. Wieder wusste der Mörder also wenigstens ungefähr, wohin er das Messer führen musste.«

»Wer macht so was?« Das wies auf einen eiskalt kalkulierten Mord hin, kein Verbrechen aus Leidenschaft in der Hitze des Augenblicks. Wer immer der Mörder war, er hatte sowohl Gerald als auch seine ehemalige Haushälterin allein in der Absicht besucht, sie umzubringen.

»Na ja, da hänge ich jetzt fest«, sagte Ben mit einem bitteren Lachen. »Alle, die ein Motiv haben, haben auch ein Alibi. Suzy hat im Fall Gerald ein Alibi, das ein bisschen wackelig ist, weil es von ihrem Freund stammt, aber sie hat kein Motiv. Sogar Raquel hat ein Alibi – ein echtes – für die Zeit von Ednas Tod. Aber nicht mal das wird verhindern können, dass man sie des Mordes an Gerald anklagt, wenn die Staatsanwaltschaft sich dazu entscheidet.«

»Sie ist also immer noch nicht aus dem Schneider.« Keeley seufzte. Ihr schien, dass ihre Erkundungen in dieselbe Sackgasse geraten waren wie Bens. Es war auch ihr nicht gelungen, Raquels Unschuld stichhaltig zu beweisen.

»Es wird sich schon irgendwo ein Hinweis ergeben«, sagte Ben und versuchte, Zuversicht zu verbreiten. »Ich muss einfach weiterbuddeln.« Er küsste sie auf den Scheitel. »Ich muss zurück auf die Wache und noch einigen Papierkram erledigen. Ich bin einfach hierhergerannt, ohne im Büro Ordnung zu machen. Wie wäre es, wenn ich dich nachher zum Abendessen abhole?«

»Das wäre wunderbar«, sagte Keeley lächelnd. Sie küssten sich, dann schwang sie die Beine über die Bettkante, stand auf und zog sich an. Sie schaute Ben zu, während er seine Sachen griff, und ihr wurde ganz schwindlig vor Glück. Mein Gott, wie sehr sie ihn liebte!

Sie brachte ihn nach unten zur Tür und war schon halb wieder die Treppe hinauf, als sie ihr Telefon klingeln hörte. Sie rannte die letzten paar Stufen hoch und nahm das Handy von der Theke der Küchenzeile. Raquels Name leuchtete auf dem Display auf. Ob sie Keeley wohl bitten wollte, ihre Erkundungen wiederaufzunehmen?

»Hallo?«

»Keeley? Könntest du vielleicht rüberkommen?« Raquels Stimme klang angespannt. »Ich bin im Bistro.«

»Okay«, antwortete Keeley langsam. »Aus irgendeinem speziellen Grund?«

»Es geht um Gerald. Ich glaube, ich habe da was rausgefunden. Ich kann dir das am Telefon nicht sagen.«

»Ich bin in zehn Minuten da.« Keeley beendete das Gespräch und starrte auf ihr Handy. Irgendwas an Raquels

Stimme war seltsam gewesen. Keeley wurde klar, dass sie sich vielleicht in Gefahr begab, aber trotzdem zu Raquel gehen würde; sie rief also Ben an. Sie fluchte, als sie gleich auf den Anrufbeantworter umgeleitet wurde. Sie hinterließ eine Nachricht, trommelte eine Weile mit den Fingern auf die Theke und überlegte, was sie tun sollte. Das Telefon klingelte erneut; sie schreckte zusammen. Es war Megan.

»Ich hab grade was rausgefunden«, sagte sie aufgeregt.

»Da bist du heute Abend nicht die Einzige.« Keeley erzählte ihrer Freundin von Raquels Anruf und fragte dann: »Und was hast du rausgefunden?«

»Ich bin in Matlock und höre mir die Band eines Freundes an. Seine Mutter kennt Gerald ziemlich gut, kannte, meine ich, und sie hat mir gerade erzählt, dass er anscheinend ein paar Tage vor seinem Tod immer wieder wütende Anrufe von einer jungen Frau bekam, einer Künstlerin, weil Gerald sich dafür eingesetzt hat, dass der Zuschuss für das Kunstfestival nächstes Jahr gekürzt werden soll und es wohl deswegen nicht mehr stattfinden wird.«

»Gut«, antwortete Keeley und überlegte, ob Megan sich absichtlich so vage ausdrückte oder ob sie hier einfach was nicht kapierte. »Was hat das mit seinem Tod zu tun?«

»Na, wie viele junge Künstlerinnen kennen wir denn? Genau eine, die noch dazu größten Gefallen daran zu finden schien, Geralds Tod in allen Einzelheiten zu malen.«

»Suzy. Aber die war mit Christian zusammen. Meinst du, der würde sie wirklich decken?«

»Duane hat es für Raquel gemacht«, erwiderte Megan. »Und Suzy und Christian sind schon viel länger zusammen.«

Keeley erinnerte sich daran, was Ben über Suzy gesagt hatte: Ihr Alibi war nicht ganz wasserdicht, aber sie hatte kein Motiv. War Geralds mangelnder Kunstsinn wirklich ein ausreichendes Motiv? Es klang eher fadenscheinig, aber zweifellos war Suzy eine leidenschaftliche Künstlerin, gelinde gesagt.

»Sie hat aber kein langes dunkles Haar«, wandte sie ein und bezog sich auf Toms Aussage.

»Tom ist völlig verpeilt«, stellte Megan ohne jede Ironie fest. »Der hat mir erzählt, er hätte mal ein Einhorn gesehen. Zu viele Zauberpilze.«

»Ich dachte, du glaubst auch an Einhörner?«

»Nicht, wenn Tom sie sieht«, erwiderte Megan mit Bestimmtheit. Keeley konnte sich gerade noch ein Lachen verkneifen und wandte sich wieder dem Fall zu.

»Ich sage Ben Bescheid. Ich versuche auch, ihn zu erreichen, um ihm von Raquel zu erzählen.«

»Ihr redet also wieder miteinander?«

Keeley berichtete ihr von den Ereignissen des Abends, und Megan stieß einen kleinen Freudenschrei aus. Dann sagte sie, sie würde nach Belfrey zurückkommen und Keeley im Bistro treffen.

»Wenn es Suzy ist, ist sie ja in deinem Haus«, erklärte Keeley. Sie beendete das Gespräch, versuchte es noch einmal bei Ben. Vergebens. Also zog sie ihre Jacke über und machte sich auf den Weg zum Bistro. Unterwegs dachte sie über das nach, was Megan ihr erzählt hatte. Für Suzy war vielleicht Geralds Entscheidung gegen das Festival Motiv genug, aber wie passte Edna da hinein? Und was war mit der Mordwaffe? Woher sollte Suzy ein Chirurgen-Skalpell haben?

Es sei denn, sagte ihre innere Stimme, es war gar kein Chirurgen-Skalpell. Benutzten Künstler nicht auch Werkzeuge, die so ähnlich wie Skalpelle waren? Suzy arbeitete mit Glas und machte auch Stiche und Skulpturen – es lag also durchaus im Bereich des Möglichen, dass sie Werkzeuge benutzte, die scharf genug waren, um damit zu töten. Und Künstler hatten wahrscheinlich zumindest ein Grundlagenwissen in menschlicher Anatomie. Sie hatte das Gefühl, da vielleicht auf etwas gestoßen zu sein. Ihr Herz begann zu hämmern. Das erklärte zwar immer noch nicht, wie der Mord an Edna geschehen war, aber vielleicht hatte Raquel etwas herausgefunden.

Sie war schon beinahe im Bistro. Sie blieb noch einmal stehen, zog das Telefon heraus und versuchte es erneut bei Ben. Nach wie vor keine Antwort. Sie hinterließ eine hektische Nachricht, erzählte, was Megan ihr berichtet hatte, und sprach von ihren Gedanken zur Mordwaffe; dann ging sie auf das Bistro zu. Die Jalousien waren heruntergelassen, aber es sickerte Licht hindurch, und die Tür stand offen. Sie klopfte an und trat ein.

Keine Spur von Raquel. Doch das Bistro war nicht leer. Keeley wurde ganz anders, als sie die junge Frau sah, die da an der Theke lehnte und sie mit selbstgefälligem Grinsen anschaute.

Suzy.

Kapitel 17

Keeley rang sich ein strahlendes Lächeln ab, obwohl sich ihr der Magen vor Angst umdrehte. Wo war Raquel?

»Wie schön, dich zu sehen«, sagte Suzy mit unverhohlenem Sarkasmus. Keeley fragte sich, ob die Künstlerin einen Groll gegen sie hegte, weil sie ihr Gemälde beschädigt hatte. Wenn sie Gerald wirklich nur deswegen umgebracht hatte, weil er gegen das Kunstfestival gestimmt hatte, dann war Keeley vielleicht tatsächlich die Nächste auf ihrer Todesliste. Keeley bewegte sich vorsichtig langsam zurück in Richtung Tür.

»Wo ist Raquel?«, fragte sie. Suzy zuckte ärgerlich mit den Achseln.

»Ich weiß nicht. Sie hat mich angerufen und mich gebeten, mich hier mit ihr zu treffen. Ich denke, sie ist hierher unterwegs.«

Das war seltsam. Keeley atmete ein paar Mal tief durch, um ihre Nerven zu beruhigen, setzte sich dann an den Tisch, der am nächsten beim Eingang stand, und rief sich ins Gedächtnis, dass sie keinen Beweis dafür hatte, dass Suzy die Mörderin war. Vielleicht zählte sie zwei und zwei zusammen und hatte fünfhundert rausbekommen. Doch warum sollte Raquel mit ihnen beiden reden wollen? Sie überlegte, ob sie die Situation völlig falsch eingeschätzt hatte und Raquel ein Geständnis ablegen wollte. Oder vielleicht hatte sie sich mit ihren manikürten Nägeln Christian gekrallt und wollte Suzy das mitteilen, wobei Keeley dafür sorgen sollte, dass die nicht versuchte, Raquel die Augen auszukratzen.

Oder mit dem Skalpell zu bearbeiten. Keeley schauderte. Suzy schaute sie mit zusammengekniffenen Augen an.

»Was ist denn mit dir los? Du siehst aus, als hättest du ein Gespenst gesehen.«

»Mir ist nur kalt«, sagte Keeley, obwohl sie wusste, dass es draußen trotz der hereinziehenden Dämmerung noch immer warm war. Sie fragte sich, ob Raquel überhaupt die Absicht hatte, im Bistro zu erscheinen, und nahm ihr Telefon aus der Tasche. Auch hier wurde sie gleich zum Anrufbeantworter durchgestellt. Keeley war sich sicher, dass Raquel, als sie vorhin mit ihr geredet hatte, gesagt hatte, sie wäre schon im Bistro.

»Wo ist Christian?«, fragte sie. Suzy schaute sie einfach nur an, und kalte Angstschauer überliefen Keeley. Hatte sie dem auch was angetan? Vielleicht hatte Suzy ihn in leidenschaftlicher Umarmung mit Raquel erwischt? Obwohl sie sich eigentlich nicht vorstellen konnte, dass der nette Christian je so was täte.

»Er ist in Matlock und hört sich eine Band an. Wieso fragst du?«

»Mit Megan?« Keeley beantwortete Suzys Frage mit einer Gegenfrage. Megan hatte nicht erwähnt, dass Christian mit ihr dort war, und als Suzy überrascht die Augen aufriss, wurde ihr klar, dass sie die jetzt vielleicht auf dem falschen Fuß erwischt hatte. Sie blickte zur Tür, schätzte den Abstand und die Zeit ab, die sie brauchen würde, um aus dem Bistro zu entkommen, sollte Suzy sich auf sie stürzen. Fünf Minuten wollte sie noch auf Raquel warten, und dann wäre sie weg.

»Ich bin mir nicht sicher«, sagte Suzy langsam, als dächte sie angestrengt nach. Dann funkelte sie Keeley böse an. »Gut, dass du da bist. Ich wollte sowieso mit dir darüber reden. Ich will eine Entschädigung für mein Gemälde.«

Keeley nickte, dachte, es wäre wohl besser, ihr jetzt nicht zu widersprechen.

»Natürlich. Wenn du morgen ins Café kommst, schauen wir mal, was sich da machen lässt. Es tut mir wirklich sehr leid«, sagte sie und hoffte, dass das nicht so unaufrichtig klang, wie es gemeint war.

»O nein, tut es nicht.« Suzy ließ sich keinen Augenblick hinters Licht führen. »Du hast es abscheulich gefunden.«

»Nein, ich denke, dass du unglaublich talentiert bist«, sagte sie mit mehr Ehrlichkeit. »Aber das, äh, Thema war ein bisschen schockierend.«

»Der Tod ist für einen Künstler die tiefste aller Inspirationen«, sagte Suzy ziemlich arrogant. Keeley schaute erneut auf ihr Handy, wünschte sich sehnlichst, Raquel würde endlich auftauchen, besser noch: Ben. Wie lange würde es wohl dauern, bis er ihre Anrufe sah und seine Nachrichten abhörte?

»Da hast du sicher recht. Für die Leute hier war es allerdings ein wenig bestürzend.«

»Ach?«, fragte Suzy sarkastisch. »Ich habe nicht mitbekommen, dass jemand aufrichtig über den Tod des Bürgermeisters getrauert hat. Es gab nur jede Menge Klatsch und bösartige Gerüchte.«

»Edna hat ehrlich getrauert«, sagte Keeley, ohne nachzudenken, und wünschte sich sofort, sie hätte das zweite Mordopfer nicht erwähnt.

»Na, er hat es jedenfalls nicht besser verdient«, sagte

Suzy, und ihre hübschen, wenn auch mürrischen Züge verzerrten sich in kalter Wut zu einer Fratze, die Keeley keinerlei Zweifel mehr daran ließ, dass Suzy durchaus fähig war, einen Mord zu begehen. Ihr wurde am ganzen Leibe eiskalt. Das war's. Die junge Frau würde gestehen. Wo zum Teufel blieb Ben?

»Wie kommst du darauf?«, fragte Keeley nun und bemühte sich, ihren Ton neutral zu halten, versuchte sich zu erinnern, was sie über Gespräche mit mordlustigen Psychopathen gelesen oder in *CSI* gesehen hatte. Suzys Augen glitzerten wütend.

»Der wollte die Subventionen für das Kunstfestival kürzen. Dieses Jahr wäre das letzte Festival gewesen. Kannst du das glauben? Die Künste sind ein lebenswichtiges Element, besonders in einer so kleinen Gemeinde wie dieser!« Suzys Stimme wurde immer lauter.

»Ganz meine Meinung, sie sind sehr wichtig.«

Suzy funkelte sie an. »Sei nicht so verdammt herablassend.« Sie rutschte auf ihrem Stuhl nach vorn, und Keeley sprang mit klopfendem Herzen auf. Suzy lehnte sich wieder zurück, schaute überrascht drein, und alle Wut schien verraucht.

»Ich gehe jetzt, denn es sieht nicht so aus, als würde Raquel noch kommen. Außerdem ist Ben unterwegs. Hierher«, fügte sie rasch hinzu und hoffte, dass Suzy ihr glaubte. Jeder Muskel in ihrem Körper war angespannt, während sie sich bereit machte, loszurennen. Als Suzy nur gleichgültig mit den Achseln zuckte, blinzelte Keeley verwirrt.

»Mach, was du willst«, sagte Suzy. »Ich warte noch ein bisschen. Wenn die mit Christian rumzieht, kann sie was erleben.« Keeley war jetzt völlig verdattert. Hatte sie alles falsch verstanden, und es war gar nicht Suzy gewesen? Aber die hatte doch so gut wie zugegeben, dass sie sich Geralds Tod gewünscht hatte.

»Das macht sie bestimmt nicht. Bis bald.« Keeley drehte sich um und wollte das Bistro verlassen, da stieß sie mit einem Mann zusammen. Sie wollte schon erleichtert aufseufzen, sah aber, dass es nicht Ben war, sondern Christian, der mit seltsamem Gesichtsausdruck von ihr zu Suzy blickte. Keeley tat einen Schritt zurück, um ihn hereinzulassen. Er schloss die Tür hinter sich und stellte sich so davor, dass er den Ausgang versperrte.

»Entschuldigung«, sagte Keeley und warf ihm ein freundliches Lächeln zu. Christian ignorierte sie und wich nicht vom Fleck.

»Wo warst du?«, fragte Suzy vorwurfsvoll.

Christian zuckte die Achseln. »Hab ich dir doch gesagt. In Matlock.«

»Mit Megan?«, fragte Keeley und überlegte, ob Megan mit ihm zurückgekommen war und wo sie jetzt wohl steckte. Vielleicht hatte sie Christian losgeschickt, um Keeley zu holen? Obwohl das irgendwie unlogisch war, da sie doch dachte, dass dessen Freundin die Mörderin sein könnte.

Nun schaute Christian sie endlich richtig an. Er wirkte verärgert. Zum ersten Mal dachte Keeley, dass er eigentlich gar nicht so gut aussah. Seine Haut war verschwitzt, seine Augen waren weit aufgerissen und hatten vergrößerte Pupillen, beinahe so, als hätte er mit Tom verdächtige Zigaretten geraucht.

»Setz dich hin«, blaffte er sie an.

»Wie bitte?«, erwiderte Keeley beleidigt. Nun warf er ihr einen so drohenden Blick zu, dass sie sofort tat, was er verlangt hatte. Eine schreckliche Erkenntnis dämmerte ihr. Nein, das konnte nicht wahr sein. Das ergab überhaupt keinen Sinn.

»Was ist dir denn für ’ne Laus über die Leber gelaufen?« Auch Suzy schien aufrichtig verwundert über Christians Tonfall zu sein. Dann fragte sie misstrauisch: »Warst du etwa mit Raquel zusammen?«

Christian lachte bellend. Das kannte Keeley gar nicht von ihm, aber andererseits kannte sie ihn ja eigentlich überhaupt nicht. Er antwortete nicht auf Suzys Frage, schaute nur zwischen den beiden Frauen hin und her, während ein gruseliges Lächeln auf sein Gesicht trat.

»Sie glaubt, dass du es gewesen bist«, sagte er in einem seltsamen Singsang. »Stimmt doch, Keeley?« Er schaute Keeley fragend an. Die schluckte schwer und antwortete nicht.

»Dass ich was war?«, erwiderte Suzy, bis sie endlich begriff. »Dass ich Gerald umgebracht habe? Das ist ja lächerlich. Selbst dein Freund, der Polizist, hat mich wieder gehen lassen.«

Keeley schaute nicht zu Suzy, sie beobachtete Christian.

»Du warst es«, sagte sie mit ausdrucksloser Stimme. Sie wusste nicht, wie oder warum, aber sie wusste es so sicher wie ihren eigenen Namen. Christian grinste.

»Hast lange genug gebraucht, um draufzukommen, was? Ich habe mir schon Sorgen gemacht, dass du es mit deinem unablässigen Schnüffeln rauskriegst, aber das war vielleicht gar nicht nötig. Ich hätte einfach zulassen sollen, dass du es Suzy in die Schuhe schiebst; das war meine ursprüngliche Absicht. Aber dann ist mir in den Kopf gekommen, dass sie dich vielleicht auch um Hilfe bitten wird, genau wie Raquel das gemacht hat. Und du wärst bestimmt gleich wieder losgerannt und hättest Erkundungen angestellt. Ganz die kleine Amateurdetektivin, was?« Seine Stimme hatte einen hässlichen, gemeinen Unterton.

Suzy, die noch bleicher als sonst aussah, stand auf. Sie zitterte deutlich sichtbar. Keeley war sich nicht sicher, ob es vor Angst oder Wut war.

»Du wollest es mir in die Schuhe schieben?«

»Klar«, sagte Christian, als wäre es das Natürlichste auf der Welt. »Na ja, zuerst nicht, aber dann, nachdem du das Gemälde enthüllt hattest, war die Gelegenheit einfach zu perfekt. Die konnte ich mir doch nicht entgehen lassen. Und da ich ohnehin schon dein Skalpell benutzt hatte, um ihn umzubringen, war es geradezu genial. Deine unglaubliche künstlerische Intuition.« Das sagte er beinahe bewundernd. Keeley schüttelte den Kopf. Der Mann war eindeutig verrückt.

Suzy sah aus, als würden ihr jeden Augenblick die Augen aus dem Kopf springen. Sie spuckte ihm ihre Antwort geradezu hin: »Du. Hast. Mein. Skalpell. Benutzt?«

»Ja. Es war perfekt. Ich wusste, dass du es bei deiner jüngsten Arbeit nicht brauchtest, es also nicht vermissen würdest, solange ich es rasch wieder zurücklegte. Also habe ich es mir genommen, unseren lieben Bürgermeister damit umgebracht, es saubergemacht und zurückgelegt. Für alle sichtbar und doch versteckt.«

Suzy stürzte sich auf ihn, die ausgestreckten Hände wie Krallen, die Keeley an Ednas Angriff erinnerten. Keeley sprang auf die Beine, da sie ihre Chance zur Flucht gekommen sah, zögerte dann aber aus Sorge um Suzy.

Sie hatte zu lange gewartet. Während Suzy auf Christian

zustürzte, hatte sich der eine Keramikkanne geschnappt, die auf Keeleys Tisch stand, und schlug Suzy damit auf den Kopf. Die schwankte ein paar Sekunden, sackte dann bewusstlos auf den Boden. Keeley hörte, wie sich ihrem eigenen Mund ein kleiner Schrei entrang, und rannte auf Suzy zu. Doch Christian baute sich vor ihr auf, drehte sich zur ihr um, versperrte ihr nicht nur den Weg zu Suzy, sondern auch, wie sie mit Schaudern sah, den Weg zur Tür. Er warf ihr ein Lächeln zu, das sie an einen Hai erinnerte.

»Jetzt sind nur noch wir beide übrig«, sagte er.

Kapitel 18

Keeley spürte, wie eine eisige Faust ihren Magen traf. Sie schaute auf Suzy hinunter, die reglos am Boden lag, und betete, dass sie wieder aufwachen würde. Wo zum Teufel war Ben? Oder Megan? Die war doch sicherlich schon wieder aus Matlock zurück? Und wo war Raquel? Denn schließlich hatte doch die Besitzerin des Bistros sie und Suzy angerufen.

Oder man hatte sie dazu gezwungen. Keeley blickte Christian an, und ihr wurde schlecht.

»Was hast du mit Raquel gemacht?«

»Wie kommst du darauf, dass ich etwas mit ihr gemacht habe?«

»Sie hat mich und Suzy angerufen, also musst du sie dazu gezwungen haben.«

Christian lächelte ihr gönnerhaft zu.

»Immer noch Detektivspielchen, was? Vielleicht hast du recht, vielleicht auch nicht. Woher willst du wissen, dass Raquel und ich nicht unter einer Decke stecken?«

Keeley dachte einen Moment darüber nach und hätte beinahe laut losgelacht, wenn die Situation nicht das genaue Gegenteil von lustig gewesen wäre.

»Weil sie dann hier wäre. Auf keinen Fall würde Raquel das große Finale in ihrem eigenen Bistro verpassen und dir den ganzen Ruhm überlassen.«

Christian wirkte entzückt.

»Wie schlau. Und da dachte ich, du wärst nur so eine dusselige Yoga-Tante. Ich konnte mir gar nicht vorstellen, warum dich alle so toll fanden. Vielleicht habe ich dich unterschätzt. Also, Fräulein Klugscheißer, warum sagst du mir nicht, warum ich Gerald umgebracht habe?«

Weil du völlig verrückt bist, dachte Keeley. »Ich habe keine Ahnung. Warum erzählst du es mir nicht?« Wenn sie ihn so lange am Reden halten konnte, bis entweder Ben oder Megan hier auftauchte, dann würde doch noch alles gut … Sie versuchte, nicht auf die zusammengesackte Suzy auf dem Boden zu schauen.

Christian schüttelte den Kopf, und eine Haarsträhne fiel ihm in die Augen. Er strich sie zurück, grinste wieder so, dass er beinahe wie ein Nagetier aussah. Wie konnte sie den bloß je attraktiv gefunden haben?

»Nein, das geht nicht. Ich will, dass du es selbst rauskriegst. Das ist dann der letzte Fall, den du in deinem Leben aufklärst«, sagte er wie nebenher. Es dauerte eine Weile, bis sie das volle Ausmaß seiner Worte begriffen hatte. Er wollte sie umbringen. Sie kämpfte gegen das aufsteigende tödliche Entsetzen an, gegen den Impuls, zu schreien, atmete tief durch die Nase ein und zwang sich, ruhig zu bleiben. Er wollte reden, Spielchen mit ihr treiben, das war gut, und sie konnte keine Waffe sehen, also hatte sie noch eine Chance, ihm zu entkommen.

Wie zur Antwort auf diesen Gedanken griff Christian in die Tasche und zog langsam einen kleinen schmalen Gegenstand heraus, während er den Blickkontakt mit ihr nicht unterbrach. Mit einem bangen Gefühl im Herzen ahnte Keeley, was das war, ehe sie genau hinschaute.

Das Skalpell.

Er warf es beinahe lässig von einer Hand in die andere;

die Klinge funkelte im Licht und hypnotisierte Keeley. Ihr Atem wurde flach, und sie zwang sich, Christian ins Gesicht zu schauen.

»Na?«, sagte er ungeduldig. Einen Augenblick lang konnte sie sich nicht daran erinnern, was er sie gefragt hatte. Gerald. Er wollte, dass sie rauskriegte, warum er Gerald umgebracht hatte.

»War es wegen des Kunstfestivals?«, tippte sie. Christian prustete verächtlich.

»Obwohl ich der Meinung bin, dass er ein absolutes Schwein war, weil er die Subventionen gestrichen hat, würde ich deswegen keinen Mord begehen. Komm schon, Keeley, das kannst du besser.«

Keeley überlegte angestrengt, ging noch einmal alles durch, was sie bisher herausgefunden hatte. Aber nichts ergab einen Sinn.

»Es hat was mit seiner Vergangenheit zu tun, mit seinen Frauengeschichten«, vermutete sie nun und war überrascht, als Christian nickte und plötzlich wütend aussah. Sie zuckte zusammen, verstand dann aber sogleich, dass diese Wut sich nicht gegen sie richtete.

»Sehr gut. Richtig. Also, was habe ich damit zu tun?«

Keeley musterte Christians Gesichtszüge sorgfältig, suchte nach Ähnlichkeiten mit dem unglückseligen Bürgermeister. Vielleicht war er ein weiteres uneheliches Kind? Eines, von dem bisher niemand etwas wusste.

»Ist er dein Vater?«

Wieder das Aufflammen der Wut, aber Christian schüttelte vehement den Kopf.

»Nah dran, aber noch nicht ganz. Du suchst zu sehr nach den offensichtlichen Dingen, Keeley.«

Keeley runzelte die Stirn. Wie konnte es nah dran sein? War Gerald vielleicht sein Onkel? Dann fiel ihr plötzlich ein Fetzen aus einem Gespräch mit Megan wieder ein. »Christian hatte auch eine Schwester.« Hatte, nicht hat. Und Geralds Tochter war mit vierzehn gestorben.

»Deine Schwester«, sagte sie. Christian erbleichte und nickte.

»Gerald war ihr Vater?«

Christian ballte die Fäuste an der Seite, hielt das Skalpell krampfhaft umklammert. Sie versuchte, nicht hinzuschauen.

»Du gibst ihm die Schuld an ihrem Tod«, sagte sie ruhig. Bei diesen Worten huschte reinste, abgrundtiefe Verzweiflung über sein Gesicht, und Keeley verspürte Mitgefühl, das aber schnell wieder abebbte. Sie hätte sicher mehr Mitleid mit ihm gehabt, wenn er nicht gerade Suzy einen Krug über den Schädel gezogen und dann gedroht hätte, sie selbst umzubringen.

»Er war schuld«, knurrte Christian und sah nun noch mehr wie ein Nager aus. »Lydia war ein wunderschönes, liebes Mädchen, zwei Jahre älter als ich. Ich habe sie regelrecht angebetet. Dad ist gestorben, als wir noch Kinder waren, und danach ist Mum eine Weile ziemlich durch den Wind gewesen. Lydia hat alles zusammengehalten. Als sie dreizehn war, hat sie rausgefunden, dass unser Dad nicht ihr richtiger Dad war und dass ihr leiblicher Vater nichts mit ihr zu tun haben wollte. Er hat Mum jeden Monat Geld geschickt, unter der Bedingung, dass sie niemals Kontakt mit ihm aufnahm. Da ist Lydia völlig aus der Bahn geraten, hat sich mit einer üblen Bande rumgetrieben. Gestorben ist sie dann, weil sie mit denen in ein gestohlenes Auto gestiegen ist. Mum hat wieder geheiratet, und es war, als gäbe es mich gar nicht, und nach ein paar Jahren schien es beinahe, als hätte sie Lydia vergessen. Ich habe sie nie vergessen.«

Wieder spürte Keeley, wie sich Mitgefühl in ihr regte.

»Es tut mir leid wegen deines Verlustes«, sagte sie aufrichtig. Sie wusste, wie man sich fühlte, wenn man seinen Vater verlor und mit einer Mutter zusammenlebte, die nicht gerade fürsorglich war. Trotzdem hatte sie deswegen niemanden umgebracht.

Aber er hatte auch noch eine Schwester verloren. Die Trauer kann merkwürdige Dinge mit einem anstellen. Sie klammerte sich an dem bisschen Mitgefühl fest, wie flüchtig es auch sein mochte, und versuchte, es zum Ausdruck zu bringen. Wenn er glaubte, dass sie ihn verstand, würde er vielleicht nicht so sehr darauf aus sein, sie umzubringen.

»Es muss schrecklich gewesen sein. Ich habe meinen Vater verloren, und ich vermisse ihn noch immer jeden Tag.«

Christian nickte. »Ich vermisse meinen auch. Und Lydia; die vermisse ich so sehr. Sie war so hübsch; du hast ihr Bild gesehen.«

»Wirklich?« Da erinnerte sich Keeley an die Skizze, die aus Suzys Mappe gefallen war. Deswegen hatte Christian so seltsam geschaut, als sie ihm das Blatt gab. Suzy hatte diese Skizze also gar nicht gemacht; sie stammte von ihm.

»Du hast dieses Porträt gezeichnet.« Deswegen, begriff sie nun, war ihr das Gesicht so vertraut vorgekommen. Das Mädchen hatte Gerald geähnelt.

»Ja. Also verstehst du. Du verstehst, warum ich ihn umbringen musste. Aber jetzt ist alles völlig außer Kontrolle geraten. Es tut mir leid, Keeley.« Er machte einen Schritt auf sie zu, hob die Hand mit dem Skalpell. Keeley fuhr zurück.

»Warte«, sagte sie, doch es kam nur ein verängstigtes Quietschen heraus. »Du hast mir den Rest noch nicht erzählt.«

Christian hielt inne und blickte verwirrt. »Den Rest?«

»Warum du bis jetzt gewartet hast, um ihn umzubringen?« Keeley redete schnell, versuchte, ihn aufzuhalten, und war sich sicher, dass er ihren Plan durchschauen würde. Doch zu ihrer Erleichterung senkte er die Hand, und seine Haltung entspannte sich. Sie blickte über seine Schulter auf die Tür. Während er sich ihr näherte, hatte er sich ein wenig vom Eingang entfernt, und zwischen ihm und der Tür war nun ein kleiner Abstand. Wenn sie es schaffte, um den Tisch herumzurennen, ohne dass er sie erwischte, hätte sie vielleicht eine Chance, wenn auch nur eine winzige.

»Ich habe erst vor ein paar Wochen rausgefunden, wer er war«, antwortete Christian. »Ich habe sein Foto im *Amber Valley Telegraph* gesehen, und das Bild war aus einem bestimmten Blickwinkel aufgenommen …, da sah er genauso aus wie sie. Ich habe Mums Sachen durchsucht und alte Fotos von ihr gefunden, wo sie auf Partys ist. Er war auch drauf. Sie waren natürlich niemals zusammen drauf, aber die Tatsache, dass sie einander um die richtige Zeit kannten, und dann die Ähnlichkeit …, da habe ich Mum gefragt, und sie hat es zugegeben. Sie meinte, es wäre an der Zeit, die Vergangenheit ruhen zu lassen.« Christian schüttelte den Kopf, und Tränen des Zorns traten ihm in die Augen. »Wie konnte sie nur? Lydia ist seinetwegen gestorben.« Er unterbrach sich, seine Augen blickten ausdruckslos in die Ferne.

»Also hast du den Plan gefasst, ihn zu töten?« Keeley versuchte, ihre Stimme leicht und interessiert zu halten, vielleicht sogar Bewunderung auszudrücken. Damit er weiterredete, damit er ruhig blieb.

»Nein. Aber ich wollte es tun. Dann erwähnte Suzy, dass sie beim Kunstfestival mitmachen wollte und bei einer Freundin wohnen könnte. Ich habe wirklich nicht geplant, ihn umzubringen, jedenfalls zunächst nicht, oder ich wusste vielmehr, dass ich es tun wollte, hatte aber keine Ahnung, wie ich das anstellen sollte. Dann war ich hier, als er und Raquel sich draußen auf der Straße gestritten haben, und habe meine Chance erkannt.«

Keeley nickte. »Verstehe. Also bist du zu seinem Haus gegangen?«

»Es lief perfekt. Ich hatte mit Raquel gesprochen, wusste, dass sie allein zu Hause war und dass Gerald wahrscheinlich auch allein sein würde, weil er ja Edna gefeuert hatte. Also habe ich mir Suzys Skalpell geschnappt, eine Perücke aufgesetzt und einen langen Mantel angezogen, beides noch aus meinen Theatertagen am College. Und dann habe ich dem Bürgermeister einen kleinen Besuch abgestattet.« Er beendete seinen Bericht in triumphierendem Ton.

Eine Perücke, dachte Keeley, das erklärt Toms Aussage.

»Aber was ist nun mit Edna? Was hatte die dir denn getan?«

»Ich habe gehört, wie du dich mit Megan unterhalten hast, kurz nachdem du bei Edna gewesen warst. Ich wollte gerade zur Hintertür hereinkommen. Sie hatte dir von Lydia erzählt. Ich wusste nicht, wie viel Geralds Haushälterin über unsere Familie wusste oder was sie vielleicht der Polizei erzählt hatte. Ich musste sie loswerden. Ich wollte auch dich und Megan zum Schweigen bringen, besonders dich mit deinem Ruf als Schnüfflerin.«

Trotz des Ernstes der Lage war Keeley beinahe beleidigt, dass er sie als Schnüfflerin bezeichnete.

»Aber das hast du nicht gemacht.«

»Na ja«, sagte Christian mit einem Schulterzucken, »ich konnte ja nicht einfach alle umbringen, oder? Das hätte dann doch ein bisschen verdächtig ausgesehen.« Es lag keine Spur Ironie in seinem Tonfall.

»Aber was ist jetzt? Ich, Suzy, Raquel? Alle auf einmal? Das sieht auch ein wenig verdächtig aus, findest du nicht?«

Christian grinste sie an. »Sollte man meinen, nicht? Außer dass man mir gar nicht die Schuld zuschieben wird. Suzy hier« – er deutete auf seine bewusstlose Freundin – »wird dich und Raquel umbringen und sich dann mit dem Skalpell die Pulsadern aufschneiden. Poetische Gerechtigkeit, was?«

Er würde damit vielleicht sogar durchkommen, dachte Keeley mit neuem Entsetzen, falls er es schaffte, seinen Plan auszuführen und abzuhauen, ehe Ben und Megan eintrafen. Verdammt, Ben, schau auf dein Telefon! Ihr gingen langsam die Fragen aus, mit denen sie Christian aufhalten konnte.

»Raquel lebt also noch«, sagte sie, nachdem sie seine Worte kurz überdacht hatte. »Denn du hast gesagt, Suzy *wird* sie und mich umbringen.«

»Genau«, sagte Christian mit einem Achselzucken. »Sie ist hier. Im Keller, genauer gesagt. Ich hatte keine Zeit, sie zu erledigen, ehe du und Suzy aufgetaucht seid. Und sie musste ja vorher die Anrufe für mich machen. Aber dazu brauche ich nicht lange, mach dir keine Sorgen. A propos …« Er zwinkerte ihr doch tatsächlich zu, als er wieder das Skalpell erhob.

Keeley rannte los. Sie flitzte um die andere Seite des Tisches herum und auf die Tür zu, als er sie am Arm packte und zu sich herumwirbelte, das Skalpell immer noch hoch über den Kopf erhoben. Keeley trat nach ihm, traf ihn schwer, aber er grunzte nur leise vor Schmerz und hielt sie noch fester. Sie versuchte verzweifelt, sich aus dem Weg des nun herabsinkenden Skalpells zu winden, und fiel dann zur Seite, als er sie plötzlich losließ.

Die eindeutig nicht mehr bewusstlose Suzy hatte ihn von hinten angesprungen, hatte ihre Hände in seine Augen gekrallt, und nun taumelte Christian herum, ruderte mit dem Skalpell durch die Luft, versuchte, Suzy abzuschütteln. Als Keeley sich gerade wieder aufgerichtet hatte, schaffte es Christian, Suzy gegen einen der Tische zu schleudern. Er hatte das Skalpell immer noch in der Hand und ging damit nun auf Suzy los, das Gesicht zu einer wütenden Fratze verzerrt. Keeley stürzte sich auf ihn, aber er versetzte ihr einen Schlag mit dem Handrücken, dass sie nur so durch die Luft flog. Sie krachte gegen die Wand, und der Schmerz des Aufpralls raubte ihr den Atem. Sie schrie, teils aus Angst, teils aus Wut, als sie sah, dass er das Skalpell auf Suzys Hals zuführte.

Da flog die Tür auf, und Ben kam hereingerast, nahm Christian von hinten in einen Rugby-Tackle und schleuderte ihn zu Boden. Das Skalpell flog Christian aus der Hand und landete auf den Fliesen. Suzy schnappte es sich und barg es in ihren Armen wie ein Baby. Ihr Blick traf sich mit Keeleys, die gerade erleichtert auf die Knie gesunken war, nachdem Ben Christian die Arme auf den Rücken gedreht und ihn mit Handschellen gefesselt hatte.

»Danke«, sagte Keeley.

»Na, ich wollte ja nicht, dass er noch jemand mit meinem Werkzeug umbringt«, sagte Suzy mit einem schwachen Lächeln. Sie schauten beide zu Ben, der den inzwischen schluchzenden Christian wieder auf die Füße zerrte. Ben blickte Keeley mit undurchdringlicher Miene an.

»Was um alles in der Welt geht hier vor?«

»Er war's«, sagte Keeley und verspürte plötzlich einen unwiderstehlichen Drang zu kichern. Es musste der Schock sein. Suzy wedelte mit dem Skalpell. »Und das da ist die Tatwaffe«, fügte Keeley noch hinzu.

Ben starrte sie nur an.

»Keeley Carpenter«, sagte er beinahe mit Bewunderung, »du erstaunst mich doch immer wieder.«

Makarasana - Drehung im Liegen

Eine sanfte, aber sehr wirkungsvolle Entspannungshaltung, die oft am Ende einer Übung benutzt wird oder immer, wenn du dich steif fühlst und/oder Entspannung nötig hast.

Anleitung

- Lege dich auf den Rücken und strecke die Arme in Schulterhöhe horizontal zur Seite. Beuge die Knie an und bringe die Füße nah an die Hüften. Die Fußsohlen sollten ganz auf dem Boden aufliegen.
- Schwinge die Knie so weit nach links, dass das linke Knie den Boden berührt (das rechte Knie und der rechte Oberschenkel ruhen auf dem linken Knie und Oberschenkel). Gleichzeitig drehe den Kopf nach rechts und schaue auf deine rechte Handfläche.
- Achte darauf, dass deine Schulterblätter den Boden berühren. Während der Körper so verdreht ist, hebt sich leicht einmal ein Schulterblatt vom Boden. Du musst dagegen arbeiten, damit die Dehnung wirksam wird.
- Spüre die Dehnung in den Oberschenkeln, im Lendenbereich, in den Armen, im Nacken, im Bauch und Rücken, während du diese Pose hältst. Entspanne dich bei jedem Ausatmen tiefer in die Haltung hinein.
- Nach ein paar Minuten kannst du den Kopf langsam wieder in die Mitte drehen und den Oberkörper und die Beine wieder gerade ausstrecken. Mache die Übung spiegelverkehrt zur anderen Seite.

Nutzen

Eine sehr wirkungsvolle Dehnung für das Rückgrat und die Hüften, für Entspannung von Nacken, Rücken und Schultern, für verbesserte Verdauung und ein Gefühl tiefer Entspannung. Lindert Stress und senkt den Blutdruck.

Kontraindikation

Vermeide diese Übung, wenn du niedrigen Blutdruck oder Verletzungen am Rücken oder der Wirbelsäule hast.

Epilog

Keeley blickte zu ihren Freunden hinüber, die lachend vor einem Teller mit Sommer-Baisers saßen, und lächelte vor sich hin. Nach den Ereignissen der vergangenen Wochen tat es gut, Lachen im Yoga-Café zu hören. Das Café war wieder so luftig und hell wie früher, nachdem Suzys Bilder abgehängt waren und die gequälten Gesichter keine dunklen Schatten mehr über den Raum warfen.

Suzy selbst war zunächst wieder nach Bakewell zurückgegangen, obwohl sie Megan erzählt hatte, dass sie vorhätte, sich in Belfrey niederzulassen. Christian saß im Gefängnis und wartete auf sein Urteil, nachdem er sich schuldig bekannt hatte. Duane war bei Megan in den frei gewordenen Raum unter dem Dach eingezogen. Nun saßen alle zusammen am Tisch, dazu noch Ben und Jack, der Bambis wuscheligen Kopf sanft vom Tisch schob, weil der große Hund ein gieriges Auge auf die Baisers geworfen hatte. Das Bild wäre vollständig gewesen, dachte Keeley leicht melancholisch, wenn Raquel hier bei Duane gesessen hätte, aber die glänzte nur noch durch Abwesenheit, seit sie etwas mit einem älteren, reichen Mann aus Matlock angefangen hatte. Ihre kurze Gefangenschaft in ihrem eigenen Keller im Bistro hatte ihr offensichtlich Belfrey für eine Weile verleidet. Es war komisch, aber irgendwie vermisste Keeley sie beinahe. Zum Glück schien Duane es gelassen hinzunehmen, dass Raquel sich mal wieder abgesetzt hatte. Er hatte sich bereits mit einer Kollegin aus dem Fitnessstudio verabredet, einer angenehmen jungen Frau, deren Sonnenbräune es sogar mit seiner aufnehmen konnte.

Keeley wischte sich die Hände an der Schürze trocken und ging zu ihren Freunden hinüber. Sie nahm auf einem Stuhl neben Ben Platz und musste lächeln, als er unter dem Tisch ihre Hand drückte und ihr mit dem Daumen über die Handfläche streichelte. Sie würde diese Woche offiziell bei ihm einziehen, und vorläufig würde Darla in der Wohnung über dem Café wohnen bleiben, obwohl Keeley für sich dachte, dass es nur eine Frage der Zeit war, bis ihre Mutter ihren ständigen Wohnsitz zu Jack verlagerte.

Ben hatte sie eine Woche nach Christians Verhaftung mit schüchterner Miene gefragt, ob sie bei ihm einziehen wolle. Keeley war verdutzt gewesen. »Bist du sicher, dass du das nicht nur machst, um mich besser im Auge behalten zu können?«, hatte sie misstrauisch gefragt. Darüber hatte Ben lachen müssen. »Wenn ich glaubte, ich könnte dich so aus allen Schwierigkeiten raushalten, dann würde ich das vielleicht versuchen«, hatte er gesagt und mit sanfter Stimme hinzugefügt: »Ich wünsche mir eine Zukunft mit dir. Und ich möchte, dass sie jetzt gleich anfängt.« Keeley hatte mit Ja geantwortet, ohne auch nur eine Sekunde zu zögern.

Die Glocke an der Tür ging, und Keeley blickte auf. Diana Glover kam herein, einen Korb unter dem Arm. Keeley stand auf, um sie zu begrüßen, und Diana schenkte ihr ein schüchternes Lächeln, das nicht bis ganz zu ihren Augen reichte, die trauriger und gehetzter wirkten als je. Manchmal dachte Keeley, sie würde alles geben, um einmal ein bisschen Freude auf dem Gesicht dieser Frau zu sehen.

»Ich bringe die Eier und den Käse, die Sie bestellt haben.

Und dann hatte ich noch ein Blech Muffins zu viel, die habe ich gleich mit reingetan.«

»Danke.« Keeley ging zur Kasse, um das Geld für den Käse und die Eier herauszunehmen. Sie reichte es Diana, und ihr fiel auf, wie zerbrechlich und klein die Hände der Bäuerin wirkten.

»Möchten Sie eine Tasse Tee auf Kosten des Hauses?«, bot ihr Keeley an. »Dann können wir gleich Ihre köstlich aussehenden Muffins probieren.«

Diana sah aus, als erwöge sie dieses Angebot, schüttelte dann aber den Kopf. »Nein, ich mache mich besser auf den Rückweg. Ted erwartet mich zu Hause.« Sie huschte davon, ohne die anderen auch nur anzuschauen. Keeley blickte Diana mit einem Seufzer hinterher und wünschte sich, sie könnte ihr irgendwie helfen. Als sie die Augen hob, hatte Jack die Augen auf sie gerichtet.

»Dieser Ted Glover könnte es vertragen, dass ihn mal jemand ordentlich zurechtstutzt«, sagte er und paffte an seiner Pfeife. »Und ich denke, der wird früher oder später sein Fett schon noch abkriegen.«

»Das will ich hoffen«, erwiderte Keeley leise. »Um Dianas willen.«

»Glaub mir«, sagte Jack mit einem energischen Nicken, »eines schönen Tages gibt's da oben auf der Farm Mord und Totschlag.«

Rezepte aus dem Yoga-Café

Sommer-Obst-Smoothie

Für 1 Person

Zutaten

225 g frische Brombeeren
225 g frische Himbeeren
225 g frische Heidelbeeren
1 reife mittelgroße Banane, in Stücke geteilt
150 ml Naturjoghurt
150 ml Milch
1 EL Puderzucker nach Geschmack

Sommereintopf

Für 4 Personen

Zutaten
1,5 kg gehackter grüner und gelber Sommerkürbis
1 Zwiebel, gehackt
4 TL gehacktes frisches Rosmarin
1 TL Basilikum
1 TL Oregano
1 TL gehackter frischer Knoblauch
1 kg Süßkartoffeln, zerkleinert
6 Tassen Gemüsebrühe
Olivenöl und Butter
Meersalz und schwarzer Pfeffer nach Geschmack

Zubereitung

1. Zwiebel in Olivenöl und Butter bei starker Hitze etwa fünf Minuten dünsten, dann auf mittlere Hitze zurückschalten, Knoblauch, Rosmarin, Basilikum und Oregano hinzufügen und weitere drei Minuten mitbraten.
2. Gemüsebrühe hinzufügen und sieben Minuten kochen.
3. Kürbis und Süßkartoffeln hinzufügen, auf kleiner Flamme etwa 30 Minuten köcheln, bis das Gemüse weich geworden ist.
4. Mit Pfeffer und Salz abschmecken und mit frischem Brot und geriebenem Parmesan reichen.

Sommersalat mit Halloumi

Für 4 Personen

Zutaten

250 g Halloumi-Käse, in dünne Scheiben geschnitten
Fleisch von 1 kg Wassermelone, in Scheiben geschnitten
200 g feine grüne Bohnen, gekocht
Kleines Bund Minze, fein geschnitten
Saft einer Zitrone
Olivenöl (1 EL für Salat, mehr zum Träufeln)
Getoastetes Pita-Brot

Zubereitung

1. Grill auf die höchste Stufe aufheizen. Käsescheiben nebeneinander auf ein Backblech legen, dann je Seite 2 Minuten grillen, bis sie goldbraun sind.
2. Wassermelone, Bohnen und Minze mit dem Zitronensaft und dem Olivenöl vermischen, gut abschmecken und mit dem Halloumi auf Tellern anrichten.
3. Nach Wunsch noch mit etwas zusätzlichem Olivenöl beträufeln und mit getoastetem Pita-Brot reichen.

Quiche mit Ziegenkäse, Zitrone und Walnüssen

Für 4 Personen

Zutaten
1 EL Olivenöl, plus extra Olivenöl zum Beträufeln
25 g Butter
2 mittelgroße Stangen Lauch, in Ringe geschnitten
2 EL gehackte Thymianblätter
Abrieb von 2 Zitronen und Saft einer Zitrone
375 g Fertigblätterteig
200 g weicher Ziegenkäse
50 g Walnüsse, gehackt
Gehackte Petersilie

Zubereitung

1. Ofen auf 220° vorheizen. Olivenöl in einer großen Pfanne erhitzen, dann die Butter hinzufügen. Sobald die Mischung heiß ist, Lauch hinzufügen und bei mittlerer Hitze braten, bis er glasig, aber nicht gebräunt ist. Den Thymian und die Hälfte des Zitronenabriebs unterrühren, dann die Temperatur erhöhen. Zitronensaft hinzufügen und noch etwa eine halbe Minute kochen, bis der Saft reduziert ist. Dann gut abschmecken. Vom Feuer nehmen und leicht abkühlen lassen.
2. Blätterteig aufrollen und auf ein mit Backpapier ausgelegtes Backblech legen. Mit der Spitze eines scharfen Messers etwa einen Zentimeter vom Rand ringsum eine Kante ziehen, dann den Teig mit einer Gabel einstechen.
3. Den Zitronenlauch innerhalb der markierten Kante auf

dem Blätterteig verteilen. Den Käse darüberkrümeln und mit den Walnüssen bestreuen, dann mit Pfeffer und Salz würzen. Noch etwas Olivenöl darüberträufeln, auch die freien Kanten mit etwas Olivenöl bestreichen. Quiche im Ofen 15 bis 20 Minuten backen, bis der Blätterteig an den Ecken schön aufgeht und goldbraun geworden ist. Mit Petersilie und dem restlichen Zitronenabrieb bestreuen. Heiß, lauwarm oder kalt servieren.

Omelett mit roter Paprika, Spinat und Kartoffeln

Für 4 Personen

Zutaten

550 g mittelgroße, festkochende Kartoffeln
¼ Tasse Olivenöl
1 Zehe Knoblauch, klein geschnitten
1 kleine rote Paprika, in dünne Streifen geschnitten
1 kleine gelbe Zwiebel, in dünne Ringe geschnitten
Meersalz und schwarzer Pfeffer nach Belieben
2 EL Basilikum, in feine Streifen geschnitten
8 Eier, verrührt
2 Tassen Baby-Spinat
3 EL ungesalzene Butter, in Würfel geschnitten

Zubereitung

1. Etwa 3 cm Wasser in einem Topf mit Dämpfaufsatz zum Kochen bringen. Die Kartoffeln zugedeckt dämpfen, bis sie weich sind (etwa 1 Stunde). Bei Bedarf mehr Kochwasser nachgießen. Abkühlen lassen, dann pellen und in dünne Scheiben schneiden.
2. Grill im Backofen vorheizen. Öl in einer ofenfesten beschichteten Pfanne bei mittlerer Temperatur erhitzen. Knoblauch, Paprika und Zwiebel dünsten, bis sie weich sind, etwa 3 bis 4 Minuten. Spinat hinzufügen, dünsten, bis er zusammengefallen ist, etwa 1 Minute. Die vorbereiteten Kartoffeln, die Butter, Salz und Pfeffer untermischen. Die Hälfte des Basilikums und die verquirlten Eier hinzufügen und auf mittlere Hitze herunterschalten. Braten, bis die Unterseite goldbraun

ist, 8 bis 10 Minuten. Dann unter dem Grill gratinieren, bis das Omelett auch oben goldbraun ist, etwa 3 Minuten. Mit dem restlichen Basilikum garnieren.

Sommer-Sahne-Baisers

Für 4 Personen

Zutaten
3 Eiweiß
100 g Feinzucker
250 g Erdbeeren
100 g Heidelbeeren
150 g Himbeeren
500 g Crème fraîche, halbfett
85 g Puderzucker, gesiebt
2 EL geröstete Mandelblättchen

Zubereitung

1. Baiser zubereiten: Backofen auf 150° vorheizen (Umluft 130°). Eiweiß mit elektrischem Handmixer steif schlagen, dann nach und nach beim Schlagen Zucker hinzufügen, bis das Eiweiß dick und glänzend ist und ein Löffel darin stehenbleibt. Backpapier mit einem Tupfer Eiweiß am Backblech fixieren, dann das Eiweiß in 5 oder 6 Nestern auf das Backblech häufen. Im Ofen 20 Minuten backen, den Ofen ausschalten und die Baisers weitere 40 Minuten im Ofen trocknen lassen. Aus dem Ofen nehmen, auf einem Drahtgitter auskühlen lassen.
2. Obst waschen, Erdbeeren halbieren oder vierteln. Einige Beeren zum Garnieren zurücklegen. Crème fraîche und Puderzucker in einer großen Schüssel vermischen. Beeren hinzufügen. Baisers leicht zerbrechen und alles zusammenrühren. In Gläsern oder Schälchen servieren, mit den restlichen Beeren und den Mandeln garnieren.

LESEPROBE

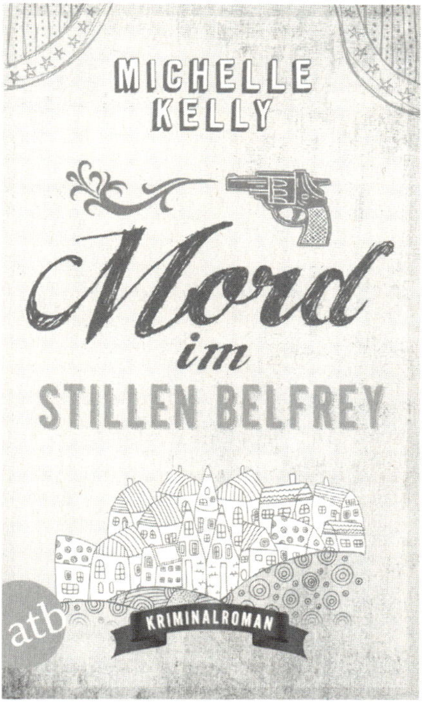

335 Seiten. Broschur. ISBN 978-3-7466-3264-3
9,99 € (D). Auch als E-Book erhältlich

Kapitel 1

Brot im Backofen und Pferdeäpfel.

Das war das Erste, was Keeley roch, als sie an der Blechhaltestelle, die in Belfrey, Derbyshire als Bahnhof herhalten musste, aus dem Zug stieg. Sie war zu Hause.

Außer dass es ihr gar nicht so vorkam, als wäre sie wieder zu Hause, nachdem sie so lange fort gewesen war und sich so bereitwillig ans Stadtleben gewöhnt hatte. Trotzdem erinnerte sie sich an diese Gerüche, als sie ihr Gepäck mühsam über die Steinstufen bugsierte, die zur High Street hinaufführten. Der Hauch der Pferdeäpfel wehte von den umgebenden Bauernhöfen herüber, die sich an die Anhöhen und in die Vertiefungen der hügeligen Landschaft schmiegten. Der Brotduft kam von der High Street mit ihren verschiedenen Geschäften, Cafés und altmodischen Süßigkeitenläden, die hier dicht gedrängt miteinander wetteiferten.

Keeleys Mund war trocken. Sie ließ das schicke Café links liegen, auch das eher traditionelle Gasthaus mit seiner Auswahl an regionalen Speisen und Getränken, stattdessen hielt sie geradewegs auf den Pub, das Tavern, zu, der auf halber Höhe der Straße lag. Das Lokal war ein wenig heruntergekommen und hob sich unangenehm wie ein nikotingelber Daumen von den althergebrachten Ladenfronten und dem Kopfsteinpflaster der Straße ab, die noch mit den Wimpelgirlanden des Osterfestivals geschmückt war.

Die Sohlen ihrer Segeltuchschuhe pappten am abgewetzten Teppich, als sie den Pub betrat. Sie seufzte vor Erleichterung, dass sie am Bahnhof auf die Idee gekommen war, ihre Pumps besser auszuziehen. Das feine Leder der Schuhe und der biergetränkte Kneipenboden des Tavern vertrugen sich nicht gut.

Keeley stellte ihr zebragestreiftes Gepäck ab und richtete sich auf, als die Tür der Bar hinter ihr zuschlug und sie im plötzlich dämmerigen Licht blinzeln musste. Sie grinste in die Dunkelheit hinein und wartete auf das begeisterte »Willkommen zu Hause«.

Fehlanzeige. Nur eine einzelne mürrische Stimme war aus einer Ecke zu vernehmen.

»Alles in Ordnung, Mädel? Hast dich wohl verlaufen?« Das Gesicht des Mannes drückte echte Besorgnis aus, obwohl man seine Miene zwischen den Falten seines sonnengegerbten Gesichts kaum ausmachen konnte. Er war klein und drahtig, mit der mageren Kraft und dem geraden Rücken, die in Belfrey typisch für Männer eines gewissen Alters waren.

Keeley blinzelte in das vertraute Gesicht, versuchte verzweifelt, sich an einen Namen zu erinnern, eilte dann zu dem Mann und setzte sich ihm gegenüber an den Tisch. Da fiel es ihr wieder ein.

»Jack Tibbons?« Keeley strahlte ihn an, fragte sich, wie sie den alten Mann hatte vergessen können. Er saß nicht nur am selben Tisch wie immer, wenn sie mit ihrem Vater ins Tavern gekommen war, sondern er war auch der beste Freund ihres Vaters gewesen. »Ich bin's, Keeley. George Carpenters Tochter!«

Ihr Vater war jahrelang der einzige Fleischer in Belfrey gewesen – sogar der einzige Fleischer in einem Umkreis von zehn Meilen – und hatte das Geschäft von seinem Vater übernommen, wie sein Vater vom Großvater und der von seinem Vater. Jedermann in Belfrey kannte George Carpenter. Am Tag seiner Beerdigung war es ihr vorgekommen, als wäre die ganze Stadt auf den Beinen.

Auf Jacks Gesicht spiegelte sich Überraschung, dann Erkennen, während er Keeley von Kopf bis Fuß musterte. Sie konnte es ihm nicht übelnehmen, überlegte sie, dass er sie nicht gleich erkannt hatte. Nach acht Jahren in London, einiger Zeit in einem Aschram in Indien, gefolgt von einem zweijährigen Aufenthalt in New York, wo sie Gruppen von eleganten, stromlinienförmigen Geschäftsleuten Hot-Yoga-Unterricht gegeben hatte, war sie schlanker und braun gebrannt und hatte eine gelassene Haltung, die sie gewiss nicht besessen hatte, als sie hier fortging.

»O ja. Nun, dann lad ich dich besser auf einen Drink ein. Tom!« Er rief es in die leere Bar hinein. »Bring dem Mädel einen Drink, ja?«

Ein Typ etwa in ihrem Alter mit langen Haaren und Bart sowie einem Metallring in der Nase, der Keeley schon beim bloßen Anschauen zusammenzucken ließ, kam hinter dem Tresen durch eine Tür herein und schaute gelangweilt, bis sein Blick auf Keeley fiel. Er stutzte, und Keeley begriff, dass sie nicht die Einzige war, die sich während ihrer Abwesenheit verändert hatte. Als sie Tom, den Sohn des Wirts, zum letzten Mal gesehen hatte, war er ein kurzhaariger Teenager mit einem engelgleichen Gesicht gewesen. Als sie nun aufstand und zum Tresen ging, fiel ihr auf, dass er beinahe zweimal so groß war wie damals. Sie verrenkte sich den Hals, um ihn anzuschauen, und wünschte sich beinahe, sie hätte ihre hochhackigen Schuhe anbehalten.

»Ein kleines Glas Weißwein, bitte«, sagte sie.

»Bist also wieder da?« Es klang fast so, als wäre er verstimmt, verärgert, weil sie so lange fort gewesen war. »Ich dachte, du wärst zu irgend so ’nem schicken Ort in Indien abgehauen?«

»Ich habe mich dort mit Yoga und Ernährung beschäftigt«, erklärte Keeley ihm und überlegte, dass man den Aschram, in dem sie sich aufgehalten hatte, wohl kaum als »schick« bezeichnen konnte. Sie hatte sechs Monate lang auf einer Matratze am Boden geschlafen und war jeden Morgen um fünf Uhr aufgestanden. »Ich bin jetzt zertifizierte Yogalehrerin und Ernährungsspezialistin. Ich habe in New York gearbeitet, und jetzt möchte ich hier ein Lifestyle-Café aufmachen.« Nach den letzten paar Worten gestattete sie sich ein selbstzufriedenes Lächeln. Das Yoga-Café würde für diese englische Kleinstadt etwas ganz Neues sein, und sie war ziemlich stolz auf die Idee, obwohl es natürlich nicht ganz allein ihre war, sondern von der Saftbar inspiriert war, deren Stammgast sie in Manhattan gewesen war.

»In New York?« Jack schaute verdutzt, während Tom die Hand nach einem Glas ausstreckte und es mit einem sichtlich schmuddeligen Geschirrhandtuch bearbeitete. Sein Gesichtsausdruck war betont leer. Keeley seufzte. *Der* würde jedenfalls nicht im Eilschritt in eine von ihren Yogastunden rennen, auch nicht mal schnell auf einen Tofu-Burger mit Quinoa in ihrem Café vorbeischauen.

»Nein«, erklärte sie Jack geduldig. »Hier in Belfrey. Genau da drüben.« Sie deutete mit dem Arm in Richtung Straße. »Im alten Laden meines Vaters.«

Die Fleischerei Carpenter war ihr Erbe, das in den letzten Jahren in den nicht gerade liebevollen Händen ihrer Mutter gelegen hatte. Die hatte mit alldem nichts zu tun haben wollen, nicht nur mit dem Laden, sondern auch mit Belfrey, und so war eine widerstrebende Keeley von ihr gleich am Tag nach der Beerdigung nach London entführt worden. Der Laden war noch eine Weile eine Fleischerei gewesen, in der Jack Tibbons die Geschäfte führte, bis er Arthritis bekam und das Hackbeil nicht mehr schwingen konnte. Dann waren die Ladenräume an ein Handarbeitsgeschäft verpachtet gewesen, bis das von der Rezession hart getroffen wurde. Nun stand der Laden seit beinahe einem Jahr leer. »Mach was damit«, hatte ihre Mutter sie während einer ihrer monatlichen Anrufe bei Keeley in New York angeblafft (ihre Mutter tat nicht einmal so, als wolle sie ein »freundschaftliches« Verhältnis mit ihrer Tochter pflegen). »Sonst verkaufe ich den Laden.« Und nun war Keeley also hier.

Sie begriff durchaus, dass es einer gewissen Ironie nicht entbehrte, dass sie einen ehemaligen Fleischerladen in ein Café verwandeln wollte, in dem vegetarisches Essen verkauft wurde. Aber sie hoffte, dass ihr Vater sie ermutigt hätte, ihre Träume zu verwirklichen.

»Ich biete dort vegetarische Speisen, gesundes und leckeres Essen an. Und abends gebe ich Yogaunterricht ...« Sie verstummte, als sie sah, dass Jack und der Barmann sie entsetzt anschauten. Sie hatte einige Verwirrung erwartet, vielleicht sogar Abscheu oder Gleichgültigkeit, aber nacktes Entsetzen? Das erschien ihr doch ein wenig übertrieben, selbst für einen ehemaligen Fleischer und einen Heavy-Metal-Freak, der aussah, als badete er gelegentlich in Schweineblut.

»Dann weißt du es nicht, Mädel? Ich dachte, deswegen wärst du zurück.« Jack tätschelte ihr mitfühlend den Arm. Keeley schaute ihn stirnrunzelnd an.

»Ich weiß *was* nicht?«

Ehe Jack antworten konnte, ging die Tür auf, und ein Lichtstrahl fiel herein, der Keeley kurz blendete, als sie sich umdrehte, um den Neuankömmling anzuschauen. Wer immer es war, bei seinem Anblick hatten jedenfalls sowohl Jack als auch Tom plötzlich Haltung angenommen. Eine Männergestalt zeichnete sich als Silhouette vor dem strahlenden Sonnenlicht ab, wurde langsam deutlicher, als die Tür knarrend zufiel und Keeley zwinkerte, um besser zu sehen. Vor ihr stand ein Typ, der so ziemlich das tollste Exemplar von Mann war, das sie seit langem zu Gesicht bekommen hatte. Kurzgeschnittenes schwarzes Haar, ein perfekt durchtrainierter Körper, ein Grübchen im starken Kinn, der Alpha-Mann, den man sich als Plakat an die Wand hängte. Schade, dass er ein Dämlack war.

Nicht dass sie genau wusste, ob er ein Dämlack war oder nicht, aber wenn jemand so aussah, war das wohl unvermeidlich. Er war genau der Typ Mann, um den sie den größten Teil ihres Erwachsenenlebens einen großen Bogen gemacht hatte. Sie hatte die sensiblen Künstlertypen vorgezogen, mit denen sie sich über Philosophie und dergleichen unterhalten konnte. Sie war immer stolz darauf gewesen, nicht oberflächlich zu sein und nicht gleich völlig aus dem Tritt zu kommen, nur weil beim Anblick eines Mannes ihre Hormone verrücktspielten. Das war ihr einmal passiert, bei ihrem ersten ernsthaften Freund im zarten Alter von achtzehn bis einundzwanzig, und das war Grund genug gewesen, diesem Männertyp seither aus dem Weg zu gehen.

Nur einmal vor ihrer unglückseligen ersten Liebe war sie bis über beide Ohren in einen solchen Typen verknallt gewesen. Das war damals in ihrem ersten Jahr an der Belfrey High School gewesen, als sie Benjamin Taylor aus der Ferne angehimmelt und inständig gehofft hatte, er würde sie bemerken. Das hatte er nie, ganz egal, wie oft sie in der Schulkantine an seinem Tisch vorbeilief und seine Aufmerksamkeit erregen wollte oder wie nah sie ihren Stuhl im Matheunterricht an seinen schob. Während die anderen Jungs in der Schule sie gehänselt und ihr »Dickmadam« nachgerufen hatten, hatte Ben Taylor nie das geringste Anzeichen dafür gegeben, dass er auch nur ihre Existenz wahrgenommen hatte.

Als nun dieses neue Ebenbild stolzer Männlichkeit auftauchte, bemerkte Keeley, dass Jack ihm mit offensichtlichem Respekt zunickte und Tom in sich zusammenzusinken schien, beinahe, als erwartete er eine Bestrafung. Wer war der Kerl?

»Hallo, Ben«, sagte Jack etwa in dem Tonfall, als hätte er ihn mit »Eure Hoheit« begrüßt. Keeley war einen Augenblick verwirrt, ehe ihr die schreckliche Erkenntnis dämmerte. Wie konnte sie nicht bemerkt haben, dass *er* es war? Das Grübchen im Kinn hätte ihr das sofort verraten müssen.

Benjamin Taylor! Sofort fühlte sich Keeley wieder wie das schüchterne, moppelige elfjährige Mädchen und merkte, wie sie von den Haarwurzeln bis zu den perlmuttrosa lackierten Fußnägeln errötete. Sie holte tief Luft und atmete mit gerollter Zunge in kleinen Stößen aus. Diese Atemtechnik sollte unerwünschte Emotionen herunterkühlen. Zum ersten Mal funktionierte das heute nicht; stattdessen brannten Keeleys Wangen nur noch heißer, während sie gleichzeitig aus Versehen noch ein leises Pfeifen ausstieß, das ganz so klang, als hätte sie Ben gemustert und Gefallen an dem Anblick gefunden.

Ben wandte sich ihr zu und zog belustigt eine Augenbraue in die Höhe.

»Ich hab dir nicht hinterhergepfiffen«, sagte sie rasch. »Ich habe, äh, nur meine Atemübungen gemacht.«

Jetzt schaute Ben nicht nur belustigt, sondern auch noch verwundert. Jack schaltete sich ein, ehe Keeley sich weiter blamieren konnte.

»Das ist George Carpenters Mädel. Die hat den alten Laden übernommen.«

Bildete Keeley sich das nur ein, oder schwang wirklich ein bedeutungsvoller Ton in Jacks Stimme mit? Es war, als wüssten alle irgendwas, von dem sie keine Ahnung hatte. Jetzt schaute Ben sie an, und seine Miene war grimmig geworden. Keeley spürte, wie ihr das Herz in die Hosen rutschte. Hier stimmte ganz entschieden was nicht. Ben hielt ihr einen Gegenstand vor die Nase, und sie brauchte einen Augenblick, um zu begreifen, was das war: eine Polizeidienstmarke.

»Ich bin Detective Constable Taylor«, sagte Ben, »und ich muss Ihnen ein paar Fragen stellen.«

»Äh, worüber?« Diese Heimkehr verwandelte sich langsam in eine Folge von *The Twilight Zone*. Ben schaute überrascht.

»Sie weiß es nicht«, erklärte Jack kopfschüttelnd.

»Miss Carpenter«, sagte Ben, und seine Worte fielen ihr wie Wackersteine vor die Füße. »Letzte Nacht hat jemand versucht, Ihr Ladengeschäft niederzubrennen.«